版权声明

Published by arrangement with The Guilford Press

Cognitive-Behavioral Therapy for OCD and Its Subtypes

(Second Edition)

强迫症及其亚型的认知行为治疗

(原著第二版)

[加] 戴维·A. 克拉克(David A. Clark)/ 著

孟繁强　王鹏翀　罗　佳　等 / 译

李占江 / 审校

中国轻工业出版社

图书在版编目（CIP）数据

强迫症及其亚型的认知行为治疗：原著第二版／（加）戴维·A. 克拉克（David A. Clark）著；孟繁强等译. —北京：中国轻工业出版社，2022.11

ISBN 978-7-5184-4009-2

Ⅰ. ①强… Ⅱ. ①戴… ②孟… Ⅲ. ①强迫症-行为疗法 Ⅳ. ①R749.990.5

中国版本图书馆CIP数据核字（2022）第094559号

总 策 划：石　铁
策划编辑：戴　婕　　责任终审：张乃柬　　责任校对：万　众
责任编辑：戴　婕　朱胜寒　　责任监印：刘志颖

出版发行：中国轻工业出版社（北京东长安街6号，邮编：100740）
印　　刷：三河市鑫金马印装有限公司
经　　销：各地新华书店
版　　次：2022年11月第1版第1次印刷
开　　本：710×1000　1/16　印张：27.5
字　　数：246千字
书　　号：ISBN 978-7-5184-4009-2　定价：108.00元
读者热线：010-65181109，65262933
发行电话：010-85119832　传真：010-85113293
网　　址：http://www.chlip.com.cn　http://www.wqedu.com
电子信箱：1012305542@qq.com
如发现图书残缺请与我社联系调换
220159Y2X101ZYW

Cognitive-Behavioral Therapy for OCD and Its Subtypes

(Second Edition)

强迫症及其亚型的认知行为治疗

(原著第二版)

[加] 戴维 · A. 克拉克 (David A. Clark) / 著

孟繁强 王鹏翀 罗 佳 马 云 米 丝 宋敏捷
刘 欢 孟丽敏 刘海滢 张 萍 杨祥云 / 译

李占江 / 审校

中国轻工业出版社

译 者 序

记得刚进入精神专科进行临床实践工作的时候，老前辈常说精神科有几种特别难治的疾病，常常让医生在治疗中有很强的挫败感，其中强迫症就是一种。在传统的药物治疗下，患者获得了一些改善，但很遗憾的是，无论患者还是医生对这些改善都不太满意，很多患者在服药后依旧残留大量的症状，社会功能的恢复也不够理想。患者常说，通过药物治疗，自己的情绪有所好转，但强迫症状方面仍没有太大的改善。越来越多的医生意识到，强迫症不仅存在生物学基础，还与社会 - 心理因素有非常大的关系，因此心理治疗的重要性也不断被提及。

随着循证医学的不断发展，认知行为治疗（Cognitive Behavior Therapy，CBT）被认为是治疗强迫症最有效的心理治疗方法。我的导师李占江教授在 CBT 的临床实践、科学研究以及推广普及方面做了大量的工作，打造了中国 -WHO[1]、中国 - 贝克等国家级特色继续教育培训项目。我们围绕强迫症进行了大量实践与研究，探究了 CBT 治疗强迫症的临床效果、作用途径以及关键靶点。基于前期的实践基础，北京安定医院建立了强迫症专病门诊以及心理治疗特色心理病房，并在 2019 年获批了强迫症诊疗示范基地，形成了一体化的强迫症诊疗服务系统。我在李占江教授的指导下，从十年前开始强迫症认知行为治疗的实践、科研与培训工作。然而，在不断实践和培训的过程中，我发现市面

---

[1] 英文全称“World Health Organization”，中文为“世界卫生组织”。——译者注

上专业的学习与培训教材非常有限，且更多的是 CBT 普适性教材，针对强迫症专病治疗的书籍非常少。目前国内针对强迫症 CBT 的治疗师书籍只有一本，其主要侧重点在暴露与反应预防，对于强迫症的认知行为理论模型、个案概念化以及认知策略的介绍存在缺失，这让治疗师对强迫症的了解不够深入、在治疗过程中不够灵活，且单纯的行为策略易导致大量的治疗脱落。《强迫症及其亚型的认知行为治疗》是戴维 · A. 克拉克（David A. Clark）教授的力作，首版于 2004 年推出，之后便经常作为标准教材出现在国外的培训中，但很遗憾的是一直没有中文版。在对强迫症认知基础的理解和治疗有了进一步的发展后，克拉克教授对本书进行了全面的修订。当我们看到这一版时非常兴奋，因为这正是我们需要的。终于，在中国轻工业出版社“万千心理”的大力支持下，该版本的中文版权得以引进，本书也得以在国内翻译出版。

本书共有四个部分，包括十三章，围绕强迫症的认知行为治疗展开了全面的描述。第一部分讲述了强迫症的本质，包含精神病理学的相关知识以及对强迫思维和强迫行为的批判性解释，这部分内容经常被心理治疗师忽视——许多心理治疗师沉浸在“技术”的精进或对于患者成长环境的挖掘上，忽略了理解强迫症疾病本身的重要性。第二部分详细阐述了强迫症的认知行为理论模型以及暴露与反应预防技术，从理论起源到临床实践娓娓道来。第三部分阐释了强迫症认知行为治疗的完整流程，分别介绍了治疗关系、评估与个案概念化、治疗目标、心理教育、认知干预以及经验性假设—检验实验，让心理治疗师在实践过程中能够获得更高的掌控感。第四部分讨论了强迫症不同亚型的个案概念化与治疗策略，强迫症本身是一种异质性疾病，不同亚型都有其独特的认知与行为模式，理论模型与治疗策略也各不相同，本部分能够使心理治疗师在临床实践中对不同亚型提供更有针对性的干预。

本书由李占江教授的硕士、博士研究生们共同翻译完成，翻译过程比想象的要艰难，但整个过程美妙而难忘。翻译小组会在每周末的晚上组织读稿会，在对翻译过程中的难点进行讨论的同时，大家也都感觉自己对强迫症认知行为治疗的认识得到了一定程度的提升。最终，全稿由李占江教授进行了专业、细致的审校。

尽管翻译团队力争还原作者原意，但由于能力有限及文化差异的存在，译作中难免有不足之处，敬请各位专家和读者批评指正。

孟繁强

2022 年 4 月于北京安定医院

前　言

15 年前，《强迫症的认知行为治疗》(*Cognitive-Behavioral Therapy for OCD*, 1st Edition) 首次出版，对 "强迫症的当代认知行为理论、研究和治疗进行了整体论述" (Clark，2004，p. viii)。那时，强迫症的心理学研究在继往根深蒂固的行为视角中经历了重生，正如 Salkovskis、Rachman、Freeston 及同事所提出的，研究人员开始转向强迫思维认知评价模型的关键方面。基于认知评价模型的认知干预与已知的**暴露与反应预防** (exposure and response prevention，ERP) 的有效性相结合，希望扩大现有治疗方案的适用范围和疗效持久性。一个国际科研合作组织——强迫认知工作组 (the Obsessive Compulsive Cognitions Working Group，OCCWG)，发起了一个研究强迫症认知基础的协同项目，与此同时，也有其他杰出的研究人员认为，强迫症是一种异质性障碍，可以从更聚焦的症状亚型干预的发展中获益。从很多方面来说，2004 年前后是强迫症的**认知行为治疗** (cognitive-behavioral therapy，CBT) 视角的高光时期。

如果说 21 世纪初是 CBT 治疗强迫症的巅峰时期，那么接下来的几年又该如何评价呢？有些人可能会说，CBT 的进展有限，它的观点停滞不前。而其他人可能不这样认为，他们指出，在强迫思维和强迫行为的认知基础方面出现了几项新发现，现在人们对认知策略在强迫症治疗中所起的作用有了更深的理解。正是在这种背景下，《强迫症的认知行为治疗》得以修订。它的指导目标是深入研究过去 15 年中 CBT 观点的进展和活力，批判性地评估理论、研究和治疗的发展。在阅读第二版之后，你可以判定强迫思维和强迫行为的 CBT 观点是否仍然具有进步和创新的特征。

不可否认的是，在2016年首次开始修订过程时，我认为在过去10年左右的时间里变化不大。认知评价模型的基本原理已经建立，认知重评和行为实验等策略仍然是CBT治疗强迫症的主要方法。ERP仍然是治疗强迫症最好的循证疗法。当然，正念疗法（mindfulness-based therapy）、接纳与承诺疗法（acceptance and commitment therapy），以及最近的慈悲聚焦疗法（compassion-focused therapy），都是新近进入强迫症治疗领域的疗法，但它们的附加价值还有待确定。事实证明，我最初的假设是错误的。认知研究和强迫症的治疗已经发生了很大的变化，为了捕捉过去15年里出现的所有理论发展、研究发现和治疗建议，我们需要彻底重写。由于对强迫症的认知基础的理解和治疗有了实质性的发展，第二版与第一版几乎没什么相似之处。

然而，就像上一版一样，第二版从强迫症的精神病理学总结以及对强迫思维和强迫行为现象学的批判性解释开始。强迫症因其症状的异质性、长期性以及与人格特征的同步性而成为一种难治的疾病。在提供治疗之前，心理健康专业人员需要了解强迫症的精神病理学知识，同时也需要对强迫症的认知和行为方法有一定的理论和经验基础。本书的第一部分提供了有效治疗强迫症所需的这些关键基础。治疗师经常在强迫症的治疗中失败，不是因为治疗技巧不足，而是因为对这种障碍不够了解。第二部分为读者更新了当前的强迫症理论和研究，包括ERP。第三部分对如何进行强迫症的认知行为治疗提供了详细、实用、逐步的指导。为增强其临床基调和结构，我大幅重写了这一部分。它强调了强迫症特有的治疗主题，解决的问题包括如何建立治疗联盟、对患者进行认知模型的教育、设定治疗目标，以及在治疗过程中保持参与。最后一部分包括四个关于强迫症症状亚型的新章节。每一章都重复了全书的总体结构，从每种亚型的现象学开始，然后是认知概念化和研究，最后是对该亚型的特定治疗策略的考虑。

更具体地说，第 1—3 章阐述了强迫思维、强迫行为及其相关现象的临床特征。第 4 章与 ERP 有关，展示了将基于暴露的策略纳入治疗方案的实践指导、建议和资源工具。抑制学习的新部分提供了一个更现代的 ERP 版本。第 5 章介绍了一般的 CBT 模型，并对核心猜想和假设进行了批判性的回顾。第 6—9 章描述了强迫症的认知行为治疗的基本组成部分，并配备了详细的临床指导和以患者为中心的资源材料。这几章还对治疗关系、认知个案概念化、心理教育、目标设定、认知重评和基于暴露的行为实验在强迫症中的具体应用进行了解释。最后，第 10—13 章讨论了强迫症四种症状亚型的独特特征：身体和心理污染；怀疑、检查和重复；令人厌恶的强迫思维；对称 / 排序。这些章节提供了特定亚型的认知个案概念化和治疗建议，使治疗师能够针对不同的症状表现提供更有效的针对性认知行为治疗。

书中报告的强迫症认知行为治疗视角的进展，是许多有才华、有活力且高产的临床研究人员的成果。我很荣幸能以宝贵的朋友、同事或合著者的身份与他们中的许多人一起工作。这个杰出的集体包括 Jonathan Abramowitz、Amparo Belloch、Martine Bouvard、Meredith Coles、Guy Doron、Mark Freeston、Randy Frost、Gemma García-Soriano、Mujgan Inozu、Michael Kyrios、Richard Moulding、Christine Purdon、Adam Radomsky、Claudio Sica、Gregoris Simos、Gail Steketee 和 Wing Wong。他们对强迫症及其治疗的洞察力和创造力渗透在本书的每一章。我们非常感激 Paul Emmelkamp、Edna Foa、Isaac Marks 和 Paul Salkovskis 的开创性工作，他们为强迫症的行为和认知治疗奠定了基础。近年来，Jonathan Abramowitz、Marl Freeston、Kieron O'Connor、David Tolin 和 Eric Rassin 在阐明强迫思维和强迫行为的认知基础方面做出了重要贡献。但对强迫症的 CBT 研究和治疗贡献最大的，当属 Stanley Rachman 教授。如果真有“强

迫症的认知行为治疗之父”，那么非 Rachman 教授莫属。他的才华、求知欲和创造力使他在推进对强迫症症状学的新认识方面比同时代的人走得更远。他对强迫症现象学的深入分析，以及他的认知行为机制的刺激模型和创新的治疗策略，启发了一代强迫症研究人员和临床工作者。我也很感激 Rachman 教授让我对强迫症有所了解。20 世纪 80 年代初，我有幸作为一名研究生在伦敦精神病学研究所跟随他学习。我要感谢 Rachman 教授和我的博士论文导师 Padmal de Silva 博士，感谢他们的善良、理解和智慧，这些是我 35 年来坚持探索强迫症的重要开端。Rachman 教授和 de Silva 教授是我的导师，此外还有亚伦・A. 贝克（Aaron T. Beck）博士，是他教我如何利用研究和实践之间的协同作用，他的临床智慧和技能使我不断成长。

编写这本修订版的过程比我预想的要长得多，也困难得多。如果没有吉尔福特出版社（The Guilford Press）的高级编辑 Jim Nageotte 的鼓励、耐心和理解，这个项目可能永远不会完成。我非常感谢 Jim 的建议和他对编写强迫症临床手册不可思议的洞察力。与 Jim 共事过的人都知道，他有一种惊人的能力，能专注于事情的核心。谢谢你，Jim，谢谢你对这个项目的坚持。我还要感谢吉尔福特出版社的高级助理编辑 Jane Keislar，她在发现和纠正原稿中的错误和不一致的方面表现出惊人的坚韧和精确。她的重要贡献确保这本书的准确性和一致性达到了高标准。我还要感谢 Guilford 的工作人员：Laura Specht Patchkofsky、Oliver Sharpe 和 Paul Gordon，他们的技能和专业精神对第二版的最终出版做出了重大贡献。最后，也是最重要的，我深深感激与我相伴 41 年的伴侣 Nancy Nason-Clark—— 一位成就卓著、受人尊敬的社会学家，她的耐心、智慧和鼓励使这个项目得以真正完成。

目　　录

第一部分　强迫症的本质

第二部分　理论、研究与实践

第三部分 强迫症的认知行为治疗基础

第四部分 强迫症亚型的治疗方案

第一部分

强迫症的本质

第1章

诊断、现象学及共病

强迫症（obsessive-compulsive disorder，OCD）在临床心理学和精神病学的发展史上有着特殊的地位，是最令人困扰又使人衰弱的情绪障碍之一。一方面，强迫症患者被重复出现的与令人恐惧的可能性有关的想法、图像或冲动所折磨，尽管他们意识到这种可能性微乎其微，只是被夸大了；另一方面，他们又无法停止进行刻板的仪式，以减少痛苦或“魔法”般地阻止某种可怕结果的发生。

强迫症的矛盾性在路易丝（Louise）——一位37岁的母亲——身上体现得非常明显，她害怕身体被污染。她14岁的时候在夏令营经历了一次令人不快的事件，之后就开始担心自己被污染。当时夏令营里爆发了虱子，需要消除虱子以阻止感染进一步蔓延。从营地回来后，路易丝开始害怕家里、学校和公共场所的灰尘和污染。她开始反复洗手、长时间洗澡，并且避免接触任何看起来脏的东西。几十年后的今天，路易丝仍然被清洁问题困扰。随着时间的流逝，她的强迫性恐惧经常发生变化。在最近的5年里，她一直担心自己会患上癌症。她明知自己不会“感染”癌症，但每当她接触到别人碰过的东西时，她还是会感到强烈的焦虑。她的强迫思维是“如果一个癌症患者碰过这个东西怎么办？”同样，“那看起来很脏”的想法也会引起她的恐惧，因为在她看来，脏的东西会增加患癌的风险。由于各种关于污物和疾病的想法，路易丝大部分时间都很焦虑，尽管她尽了很大的努力来避免接触潜在的污染物，并保持她的个人环境一尘不染。

每当路易丝感到焦虑时，她就去清洗。她会用力搓手，直到皮肤开裂，甚至流血。她在家中到处使用强力消毒剂，并随身携带抗菌湿巾。某些日常活动，包括如厕、处理垃圾、处理脏衣服、做饭、接触水龙头和门把手，都会诱发她的强迫症。尽管服用了药物，也尝试了传统的心理咨询，但她对污染的恐惧仍丝毫未减。最后，强迫症的压力让她无法承受，家人对她的过度清洁也失去了耐心，丈夫提出要分居一段时间。此外，路易丝刚被诊断出患有抑郁症，她觉得自己的心理健康在逐渐失控。她感觉没有出路，开始出现自杀的念头，并坚信如果没有自己，家人会生活得更好。

许多疲于与强迫症斗争的患者都有着和路易丝类似的经历。强迫症会毁掉患者的人生、拆散他的家庭，让一个聪明、尽责、足智多谋的人成为令人困扰的非理性思维和不可遏制的欲望的牺牲品。强迫症与一系列负性情绪有关，如内疚、羞耻和尴尬，但最常见的是恐惧和焦虑。

焦虑及其核心情绪——恐惧，是一种普遍的人类体验，在适应和生存中起着重要作用。恐惧的主要功能是发出信号，提示威胁或迫在眉睫的危险（Barlow，2002）。在一大群观众面前演讲或等待工作面试时的焦虑感是可以理解的，因为这些可能意味着社会的不认可和公然的羞辱。但如果这些恐惧与自己的想法有关呢？如果这些想法是关于那些虽然并非绝对不可能、但概率极小的行为或状况呢？在应对这种强烈的焦虑时，人们会发现，某些仪式或习惯性的反应方式似乎能暂时缓解他们的痛苦，尽管这些反应可能与恐惧并没有逻辑上的联系。但焦虑的减少强化了强迫性恐惧与“**中和反应**（neutralizing response）”或强迫行为之间的联系，进而引发了我们称为**强迫症**的恶性循环。

在《精神障碍诊断与统计手册》（第五版）[*Diagnostic and Statistical Manual of Mental Disorders*, 5th Edition (DSM–5); American Psychiatric Association (APA),

2013］出版之前，强迫症一直被认为是一种焦虑障碍。在 DSM–5 中，它被归为一个单独的诊断类别，即“强迫及相关障碍”。这里的强迫症是一种原型疾病，与躯体变形障碍（body dysmorphic disorder，BDD）、囤积障碍（hoarding disorder，HD）、拔毛障碍（trichotillomania，TTM）和抓痕（皮肤搔抓）障碍（excoriation disorder/skin picking disorder，SPD）一起被称为“谱系障碍（spectrum conditions）”。这种重新分类引起了相当大的争论，下文我将对此进行总结。尽管诊断有所改变，但该障碍的特征仍然是相同的：存在重复的强迫思维或强迫行为，且严重耗时，或给日常生活带来显著的痛苦或干扰（APA，2013）。理解和治疗强迫症可能是心理健康从业者面临的最大挑战之一，因为强迫性恐惧具有异质性、高度持续性和非理性的特点。

当遇到严重的强迫症病例时，临床工作者可能会认为强迫现象与人类的正常功能没有对应关系。然而，大多数人都有不同程度的强迫思维和强迫行为。那种突然出现在脑海中，没有明显原因的、非意愿的侵入性思维、图像或冲动，谁又没有过呢？例如，即使没有自杀倾向，你也会想在一辆驶近的火车前跳下去，或是想对刚认识的人脱口而出一句粗鲁或令人尴尬的话。此外，还有为了缓解焦虑而采取的迷信的、重复性的行为，例如棒球运动员在第一次投球前以固定的次数敲击投手板，或者一个人在坐下来参加考试前可能会做的惯例动作。

强迫思维和强迫行为既可以是正常现象，也可以是异常现象。那么，它们什么时候会变成病态的呢？当它们引发了显著的个人痛苦并干扰日常功能时，我们如何能够进行有效治疗呢？这是贯穿本书的两个主要问题。我通过对强迫症认知基础的研究来探讨这些问题。新兴的理论和研究让认知行为治疗师对强迫思维、强迫行为及各种亚型有了更深入的了解，并能实施更有效的治疗。

强迫症的诊断

强迫症的基本特征是反复出现使人痛苦或损害功能的强迫思维和/或强迫行为（APA，2013）。**强迫思维**（obsessions）是非意愿的、不可接受的、不断重复的侵入性的想法、图像或欲望，这些想法、图像或欲望令人抗拒且难以控制，通常会让人产生痛苦，尽管人们可能在不同程度上认识到这些想法是过度的或无意义的（Rachman，1985）。这些思维内容令人不安、反感，甚至荒谬至极，其主题往往聚焦于污染、攻击、怀疑、不可接受的性行为、宗教，或是秩序、对称及精确。

强迫行为（compulsions）是与主观的迫切需要相关的重复性的行为或心理活动，目的是避免可怕的后果或减轻通常由强迫思维引起的痛苦（APA，2013）。强迫行为通常伴随着一种非常强烈的执行仪式的欲望，这使得阻止仪式的自主控制能力被削弱（Rachman & Hodgson，1980）。虽然通常会有主观的抵抗，但人们最终还是会屈服于完成仪式的强烈欲望。清洗、检查、重复特定的行为或短语、排序（重新整理物品以恢复平衡或对称），以及心理仪式（即重复某些迷信的单词、短语或祷文）是最常见的强迫行为。强迫性的仪式是过度的，对于强迫思维来说甚至是毫无意义的反应，并且倾向于遵循一套自我强加的严格规则（APA，2013）。

强迫症的DSM-5诊断

自DSM-Ⅲ（APA，1980）出版以来，强迫症一直被归类于焦虑障碍。行为和认知行为的理论、研究和治疗都接受了这一分类，因其考虑到强迫症以恐惧为基础、有减轻焦虑的反应（即强迫行为）和回避行为，而这些也是其他类型焦虑障碍的特征。行为研究者强调，强迫症的症状与广泛性焦虑障碍（generalized anxiety disorder，GAD）、特定恐惧症（specific phobias）和疑病障碍（hypochondriasis）相似，这表明它们可能存在某种共同的特质（如 Brown，1998；de Silva，1986）。

尽管重新分类是有争议的，DSM–5 只对强迫症的实际诊断标准做了微小的改动（见 Abramowitz & Jacoby，2014；Van Ameringen，Patterson & Simpson，2014）。在强迫思维的定义中，**冲动**（impulse）一词被改成了**欲望**（urge），**不适当的**（inappropriate）变成了**非意愿的**（unwanted）。此外，DSM– Ⅳ 的标准——强迫思维和 / 或强迫行为必须在某一时刻被认为是过度或无意义的——也被取消了。这一决定意味着，患者对强迫思维和强迫行为的过度可以有不同程度的自知力，超过一半的强迫症被试表示他们对强迫恐惧的合理性是部分相信的，4% 的患者确信他们的强迫恐惧是现实的（Foa et al.，1995）。

此外，DSM–5 还增加了**自知力**（insight）的标注，也就是说，强迫症患者可以:（1）“伴良好或一般的自知力（good or fair insight）”，即能够意识到自己的强迫思维和强迫行为是不切实际的;（2）“伴差的自知力（poor insight）”，即相信强迫性担忧很可能是现实的;（3）“缺乏自知力 / 妄想信念（absent insight/delusional beliefs）”，即坚信强迫性担忧是现实的（APA, 2013）。同样，增加自知力的标注也是一种进步，因为自知力缺乏往往和治疗反应差是相关的。Abramowitz 和 Jacoby（2014）指出，意识到强迫性担忧可能是妄想，可以降低严重强迫症患者被误诊为精神分裂症的概率。最后，还添加了一个新的标注“**抽动相关**（tic-related）”，用以表明个体目前或过去是否患有抽动障碍。增加这个标注的理由是，有无抽动障碍病史的强迫症个体在症状、共病、病程和家族史方面存在差异（APA，2013）。

将强迫症从焦虑障碍中移除的决定是有争议的（见 DSM–5 工作组建

议；APA，2012）。学者们发表了支持和反对DSM–5分类的综述性文章（见Abramowitz & Jacoby，2014；Phillips et al.，2010；Stein et al.，2010；Storch，Abramowitz，& Goodman，2008；Van Ameringen et al.，2014）。赞成重新分类的证据包括：

1. 证据表明，强迫症与躯体变形障碍和囤积障碍有显著的症状相似性，与拔毛障碍和抓痕（皮肤搔抓）障碍有一定的症状相似性。
2. 强迫症与谱系障碍有一个共同的核心症状，即重复行为或强迫行为，这些行为随冲动呈连续性变化（Hollander，1996）。
3. 强迫症与谱系障碍具有相似的临床特征，如发病年龄、病程和家族史，以及在诊断分类中的高共病率。
4. 这些疾病有一个共同的神经回路，即额—纹状体区域（frontal-striatal region）的过度激活，这与焦虑障碍的杏仁核激活明显相反。
5. 强迫症与谱系障碍有相似的治疗反应，尤其是对选择性5–羟色胺再摄取抑制剂（selective serotonin reuptake inhibitors，SSRIs）。

将强迫症与谱系障碍归为一类的主要原因是，它们被认为具有共同的神经生理学发病机制（支持性论证见Phillips et al.，2010）。至少，这种分类是基于这样一种观点：与其他焦虑障碍相比，强迫症与谱系障碍有更多的共同点。

反对将强迫症与焦虑障碍分开的观点也很多（见Abramowitz & Jacoby，2014；Stein et al.，2010；Storch et al.，2008）。

1. 将"强迫性"作为强迫症的核心特征的新关注点是一种误解，因为它忽略了强迫行为的功能本质，即缓解强迫思维的焦虑。此外，DSM–5的分类方法未能正确评价认知在强迫症发病机制中的作用（Storch et al.，2008）。

2. 新的分类假设冲动性和强迫性在同一个连续谱上，然而几乎没有实证证据能够证明这种判断。
3. 重复行为可见于各种障碍，而在令人厌恶或“单纯”的强迫思维中可能不那么明显。因此，这种症状特征作为诊断分类的定义特征缺乏足够的敏感性或特异性。
4. 比起强迫症和其他焦虑障碍，强迫症及谱系障碍并没有更相似的临床病程或更高的共病率。事实上，相较于强迫症与谱系障碍（躯体变形障碍除外）的共病率，强迫症与某些焦虑障碍的共病率更高。
5. 强迫症及谱系障碍是否共享一种不同于其他焦虑障碍的神经回路，相关的实证证据并不一致，且不可靠。
6. 除了躯体变形障碍之外，强迫症和其他谱系障碍的治疗反应也是不同的。例如，ERP 对强迫症有效，但对其他谱系障碍无效，如拔毛障碍或抓痕障碍。

鉴于有学者对 DSM–5 的重新分类提出了令人信服的反对意见，本书将延续强迫症是一种焦虑障碍的主张。我们接受 DSM–5 中强迫症的基本诊断标准，但不同意其诊断分类。

流行病学和人口学

患病率

由于方法上的差异，不同的流行病学研究对强迫症终生患病率的估计也有所不同。根据 DSM–Ⅲ的标准，流行病学责任区研究发现强迫症的终生患病率为 2.5%（Karno，Golding，Sorenson，& Burnam，1988）。随后，美国全国共病调查发现了相似的患病率，估计强迫症的终生患病率和 12 个月患病率分别为 2.3% 和 1.2%（Ruscio，Stein，Chiu，& Kessler，2010）。德国国民健康调查发现，强迫症的 12 个月患病率为 0.7%（Adam，Meinlschmidt，Gloster，& Lieb，2012）。另外两项流行病学研究也报告了 0.7% 的 12 个月患病率（Andrews，Henderson，& Hall，2001；Kringlen，Torgersen，& Cramer，2001）。虽然各研究之间存在一些差异，但我们仍有理由得出以下结论：强迫症在普通人群中的终生患病率为 1% ～ 2%。

更多的人经历着阈下强迫症，或是孤立的强迫思维或行为症状。在美国全国共病调查中，28.2% 的调查对象报告在生活中的某个时刻经历过强迫思维或强迫行为（Ruscio et al.，2010）。在德国的研究中，12 个月阈下强迫症患病率为 4.5%，8.3% 的人报告经历过强迫症状（Adam et al.，2012）。尽管这种温和的强迫状态不像确诊的强迫症那么严重，对功能的损害也没有那么大，但它们本身也是有意义的。这种强迫状态的存在会增加个体罹患符合诊断的强迫症的风险，并与其他精神障碍的共病、更严重的功能损害和更多的医疗资源消耗有关（Adam et al.，2012；Fryman et al.，2014；Ruscio et al.，2010）。如果将强迫症与这些亚临床状态放在一起考虑，那么强迫思维和强迫行为造成的心理健康负担要比从该障碍的流行程度推测出来的更大。

性别、年龄和起病年龄

大多数研究报告女性群体中强迫症的发病率略高。Rasmussen 和 Eisen（1992）在综述中指出，他们的强迫症样本中 53% 是女性，这一性别差异在一些流行病学研究中得到了证实（Andrews et al.，2001；Karno & Golding，1991；Kringlen et al.，2001；Ruscio et al.，2010），而也有其他研究并不支持这一观点

（如 Adams et al.，2012）。男性通常发病时间较早，因此开始治疗的时间也较早（如 Lensi et al.，1996；Rasmussen & Eisen，1992）。然而，目前还不清楚性别是否对强迫症的病程有影响。一些证据表明，症状表现存在性别差异，女性表现出更多的强迫清洗和清洁行为，而男性表现出更多性方面的强迫思维（Lensi et al.，1996；Rachman & Hodgson，1980；Steketee，Grayson，& Foa，1985）。

18—24 岁的青壮年罹患强迫症的风险最高（Karno et al.，1988）。美国全国共病调查报告的平均起病年龄为 19.5 岁（Ruscio et al.，2010）。65% 的人在 25 岁前罹患此病，在 40 岁之后首次发病的人不到 5%（Rachman & Hodgson，1980；Rasmussen & Eisen，1992）。很多成年人报告在儿童或青少年时期发病，而患有严重强迫症的儿童和青少年在此后多年仍体验着强迫症状（Rettew，Swedo，Leonard，Lenane，& Rapoport，1992；Thomsen，1995）。显然，强迫症是一种年轻人的疾病，甚至有证据表明，发病率可能随着年龄的增长而下降（Karno & Golding，1991；Ruscio et al.，2010）。在美国全国共病调查中，35 岁后新发病的情况很少，平均病程为 8.75 年（Ruscio et al.，2010）。

要论证这一障碍的典型起病模式是很难的。很多人经历了逐步发病的过程，另一些人则是急性起病，通常是对某些生活经历的反应（Black，1974；Lensi et al.，1996；Rachman & Hodgson，1980）。有 1/2—2/3 的强迫症患者报告起病前经历了重大生活事件，如失去亲人、严重的躯体疾病或重大经济问题（Lensi et al.，1996；Lo，1967）。最近的一项研究使用半结构化访谈来明确诊断，并确认压力性生活事件的存在。该研究发现 60.8% 的强迫症个体报告了发病前 12 个月内经历过生活事件（Rosso，Albert，Asinari，Bogetto，& Maina，2012）。

在考虑单一的重大生活事件时，这种关系也会得到证实。例如，大量强迫症女性报告在怀孕期间首次发病（Neziroglu，Anemone，& Yaryura-Tobias，1992）。Abramowitz、Schwartz 和 Moore（2003）总结到，有一部分女性强迫症患者在妊娠期或产褥期起病或恶化，但尚不清楚这是否与产后抑郁有关。

近期的一篇系统性综述得出结论，尚没有令人信服的证据表明强迫症的发病与环境风险因素有关（Brander，Pérez-Vigil，Larrson，& Mataix-Cols，2016）。尽管确定了一些潜在的危险因素，如出生时的并发症、生育周期和压力性生活事件，但因为大多数生活事件的测量都是回顾性的，且各研究之间结果并不一致，所以无法得出任何关于强迫症环境因素的确定性结论。尽管诸如怀孕这样的生活状况可能会增加强迫症状的易感性，但许多人并不能识别导致疾病的环境诱因（Rasmussen & Tsuang，1986），这一点也尤为重要。

种族、婚姻状况和家庭卷入

在跨国家和地区协作研究（Weissman et al.，1994）中，患病率、起病年龄和共病情况在7个国家和地区（美国、加拿大、波多黎各、德国、中国台湾、韩国和新西兰）中相当一致。更近的调查显示，强迫症的12个月患病率在中国台湾为0.07%，新加坡为1.1%（Huang et al.，2014；Subramanian，Abdin，Vaingankar，& Chong，2012）。这些比率远远低于美国全国共病调查中0.7%的12个月患病率。在流行病学研究的综述中，Fontenelle、Mendlowicz和Versiani（2006）得出结论，不同国家的强迫症患病率存在显著差异。研究方法的不同可能是造成这种差异的主要原因，但不能排除这些群体的固有特征。

在同一国家的不同种族/民族之间，也可以进行强迫症患病率差异的检验。非裔美国人强迫症的终生患病率可能较低（Karno et al.，1988），但最近的一项全国性的美国生活调查却发现，非裔美国人和非洲加勒比人的强迫症患病率与欧裔美国人没有差异（Himle et al.，2008）。总之，我们并不清楚强迫症在某些种族群体中是否比其他种族群体更为普遍。方法的不一致使不同研究间的比较变得困难。但我们至少可以得出这样的结论：强迫症可能在不同的种族/民族群体中存在差异，而最大的差异与某一特定群体中最普遍的症状亚型有关（Fontenelle，Mendlowicz，Marques，& Versiani，2004）。

强迫症患者的结婚率更低、结婚时间更晚，而且生育率较低（Rachman，1985）。分居或离婚、婚姻失调和性生活不满的比例在强迫症患者中很常见，但与其他焦虑或抑郁障碍相比，这些比例并没有显得更高（Black，1974；Coryell，1981；Fontenelle & Hasler，2008；Freund & Steketee，1989；Karno et al.，1988；Rasmussen & Eisen，1992）。

与重性强迫症患者同住的家庭成员承受着相当大的压力。家庭成员可能通过试图阻止症状或配合患者的仪式性行为而直接卷入这一疾病。家庭成员和亲属要不断地适应个体的仪式性行为，这又反过来加重了家庭压力和功能失调（Calvocoressi et al.，1995）。较多的批评和拒绝性评论可能对症状严重程度有一定的负面影响，而家庭成员的抑郁和焦虑水平也影响着他们对患者的强迫思维和行为做出反应的方式（Amir，Freshman，& Foa，2000）。一项元分析（meta-analysis）得出结论，严重的强迫症状与家庭成员过多的适应行为相关，而且这一相关不受共病、性别或年龄的影响（Wu，McGuire，Martino，et al.，2016）。显然，家庭成员陷入了两难的境地。不管是拒绝被卷入，还是选择适应患者的仪式性行为，他们最终都会体验到与强迫症患者相处的痛苦。毫无疑问，症状严重程度与家庭适应行为之间的关系是双向的，这导致了一个恶性循环：患者的临床症状不断加重，家庭成员的应对成本也不断提高。

生活质量和自杀倾向

人们曾一度认为强迫症患者比其他精神障碍患者更聪明，受教育程度也更高（如 Black，1974）。后来的研究表明，强迫症患者的受教育程度与其他障碍的患者相似，但低于非临床人群（Andrews et al.，2001；Karno & Golding，1991；

Kringlen et al., 2001)。与非临床对照组相比，强迫症患者的标准化智力测试得分只是略高，而且不存在显著差异（Rasmussen & Eisen, 1992）。

强迫症对患者的社会和职业功能有显著的负面影响。一项关于**生活质量**（quality-of-life, QOL）相关研究的系统性综述和元分析发现，强迫症患者在工作、社交、情绪和家庭方面的生活质量得分显著低于健康对照组（Coluccia et al., 2016）。然而，当使用一般就业指数时，与其他精神障碍相比，尚不清楚强迫症是否与更糟糕的就业情况相关。一般来说，强迫症的就业情况和收入水平与其他焦虑障碍并无差异（Antony, Downie, & Swinson, 1998; Karno et al., 1988）；也有研究发现了相反的结果，即与其他情感障碍相比，强迫症患者的失业率更高、收入更低（Steketee, Grayson, & Foa, 1987; Torres et al., 2006）。

现在人们已经认识到，自杀倾向的增加是强迫症的一个重要问题。两项大型的社区研究发现，在诊断为强迫症的人群中，有 36% ～ 63% 的患者在一生中的某个时刻有过自杀想法，11% ～ 26% 的患者一生中有过自杀尝试（Torres, et al., 2006; Torres, Ramos-Cerqueria, Fontenelle, do Rosário, & Miguel, 2011）。性或宗教相关的强迫思维以及共病重性抑郁都可能增加自杀风险。一项基于 48 项研究的元分析发现，自杀倾向与强迫症之间存在显著相关（Angelakis, Gooding, Tarrier, & Panagioti, 2015）。严重的强迫思维以及共病焦虑和抑郁预示着自杀倾向的增加。一项基于丹麦人群的前瞻性研究表明，即便控制了抑郁、焦虑和物质使用障碍的影响，强迫症仍与死亡率的增加有关（Meier et al., 2016）。显然，强迫症给患者带来了相当大的风险。

显而易见，强迫症对患者的生活质量和职业成就有相当大的损害。但这种损害是否比其他精神障碍更大尚不清楚。重度强迫症对患者造成的损害更具有破坏性，他们往往在起病后不久就无法进行日常工作或社会活动（Pollitt, 1957）。而且，临床工作者必须注意，共病抑郁障碍、物质使用障碍以及冲动控制障碍的重度强迫症患者往往具有更高的自杀风险（Torres et al., 2011）。

病程和结果

寻求治疗

大多数强迫症患者寻求治疗的时间延迟长达数年，而且延迟时间的差异很大，从 2 年到 7 年不等（Lensi et al., 1996; Rasmussen & Tsuang, 1986）。在新加坡精神卫生研究中，治疗延迟的中位数为 9 年，其中 89.8% 有强迫症终生诊断的个体从未寻求治疗（Subramanian et al., 2012）。然而，患者是否寻求治疗受到疾病严重程度和共病的影响。在美国全国共病调查中，93% 的重度强迫症患者在上一年度接受了治疗，而在中度强迫症患者中这一比例为 25.6%（Ruscio et al., 2010）。德国流行病学研究发现，诊断为强迫症的患者寻求治疗的比例为 68.2%，阈下强迫症患者为 36.3%，有强迫症状的个体为 36.6%（Adam et al., 2012）。此外，存在共病的强迫症患者有 55.6% 寻求治疗，而"单纯"的强迫症患者只有 13.9%（Torres et al., 2006）。即使治疗利用率很高，也只有不到 1/3 的重度患者接受了专门针对强迫症的治疗（Ruscio et al., 2010）。

以上研究可以得出几个结论。第一，患有强迫症的个体通常好几年都不寻求治疗；第二，症状较轻的患者不太可能寻求治疗；第三，共病其他障碍（如抑郁障碍）的强迫症患者更有可能寻求医疗服务。然而，即使是那些有重度强迫症的患者，也只有一小部分能够得到针对性的治疗（Pollard, Henderson, Frank, & Margolis, 1989; Ruscio et al., 2010）。这种求治率低下的现象使人联想到精神障碍治疗中更为普遍的宣传不足的问题（McHugh & Barlow, 2010）。对强迫症患者来说，由于他们甚至没有意识到强迫状态需要特异性治疗，使有限的循证治疗机会更加恶化。

自然病程和结果

对任何疾病自然病程的研究都充满了方法学上的挑战，在横跨数十年的随访期间，任何治疗都会使疾病的自然病程产生偏差。但尽管有这些阻碍，我们还是可以对强迫症的自然病程做一些观察。Skoog 和 Skoog（1999）发现，强迫症倾向于发展为慢性病程，症状在人的一生中时轻时重。这项纵向研究十分值得关注，因为其随访期长达几十年（$M = 47$ 年）。他们的强迫症样本中有 1/2（$n = 122$）持续存在明显的临床症状，另外 1/3 也存在亚临床特征（尽管在 40 年的随访中 83% 得到了改善）。该样本中完全康复的只有 20%。其他研究结果也与此完全一致，这些研究表明强迫症的发作期往往是漫长的，症状的自发缓解也很少见（Demal，Lenz，Mayrhofer，Zapotoczky，& Zitterl，1993；Foa & Kozak，1996；Karno & Golding，1991）。最近的一项研究对寻求治疗的强迫症患者进行了 5 年的随访，结果显示，只有 17% 的患者完全缓解，59% 的患者部分或完全缓解后又再次发作（Eisen et al.，2013）。

人们曾试图描述强迫症的典型病程。大多数强迫症患者都经历了慢性、持续性的病程，仅有少数个体（10%）会随着时间的推移而恶化。另一些患者经历了间断性病程，强迫症状时轻时重，这可能是对压力性生活经历的反应（Demal et al.，1993；Lensi et al.，1996；Rasmussen & Tsuang，1986）。

虽然很难明确强迫症的自然病程，但我们认为大多数的强迫症患者早在青春期或成年早期起病，但其起病隐匿，强迫症状可能只在应激时出现，而在相对稳定的时期自行消退。这种症状的起伏可能持续数年，直到症状严重到患者最终寻求治疗为止。

共　病

诊断性共病（diagnostic comorbidity）是指"在一个人身上同时出现两种或两种以上现患或终生的精神障碍"（Brown，Campbell，Lehman，Grisham，& Mancill，2001，p.585）。共病很重要，因为共病的存在通常与更严重的症状、更低的治疗反应和更差的预后有关（Bronisch & Hecht，1990；Brown & Barlow，1992）。强迫症有很高的诊断性共病率，1/2—3/4 的人至少有一个额外的现患障碍（Antony et al.，1998；Brown et al.，2001；Karno & Golding，1991；稍低的共病率见 Yaryura-Tobias et al.，2000）。当考虑终生性共病时，仅有不到 15% 的病例被诊断为单一强迫症（Brown et al.，2001；Crino & Andrews，1996）。在美国全国共病调查中，90% 的终生强迫症患者符合另一种终生障碍的诊断标准（Ruscio et al.，2010）；而在 2000 年英国国家精神障碍发病率调查中，62% 的强迫症患者有一种或多种现患性共病（Torres et al.，2006）。强迫症的共病率明显高于"其他神经症性障碍"。

强迫症与其他障碍的共病是不对称的。虽然抑郁障碍或其他焦虑障碍作为附加诊断在强迫症中有很高的发生率，但即使考虑到终生患病率，强迫症作为重性抑郁或其他焦虑障碍的共病诊断也并不常见（Antony et al.，1998；Brown et al.，2001；Crino & Andrews，1996）。此外，不同障碍之间终生共病的时间顺序可能不同。Brown 及同事（2001）发现，共病的焦虑障碍倾向于在强迫症的先兆之前出现，而共病的抑郁障碍倾向于在强迫症发病之后出现。在美国全国共病调查中，强迫症与焦虑障碍共病时，焦虑障碍倾向于先出现；而与抑郁共病时，二者先出现的比例相当（Ruscio et al.，2010）。一旦强迫症状开始发作，在发作期间，个体出现焦虑、心境障碍、进食障碍和抽动障碍的风险就会增加

（Yaryura-Tobias et al.，2000）。

抑郁障碍

几十年来，临床研究人员已经认识到强迫症和抑郁障碍之间的密切关系（如 Lewis，1936；Rosenberg，1968；Stengel，1945）。在强迫症患者中，抑郁发作共存的概率很高，从 30% ～ 50% 不等（Bellodi，Sciuto，Diaferia，Ronchi，& Smeraldi，1992；Brown，Moras，Zinbarg，& Barlow，1993；Karno & Golding，1991；Lensi et al.，1996）。终生患病率甚至更高（65% ～ 80%，见 Brown et al.，2001；Crino & Andrews，1996；Rasmussen & Eisen，1992）。最近的流行病学研究证实了这些早期发现，这些研究表明，25% ～ 50% 的强迫症患者目前或终生共患抑郁障碍（Huang et al.，2014；Ruscio et al.，2010；Subramanian et al.，2012；Torres et al.，2006）。在多数研究中，抑郁障碍是最常见的共病，其次是广泛性焦虑障碍和物质使用障碍。美国全国共病调查报告了一个稍有不同的、基于终生患病率的共病模式。焦虑障碍最常见（76%），其次是情感障碍（63%）、冲动控制障碍（56%）和物质使用障碍（39%）（Ruscio et al.，2010）。

虽然抑郁障碍和强迫症在共病状态中的出现顺序尚无一致结论，但更常见的模式是强迫症导致继发性抑郁障碍的形成（Demal et al.，1993；Rasmussen & Eisen，1992；Rickelt et al.，2016；Subramanian et al.，2012；Welner，Reich，Robins，Fishman，& van Doren，1976）。在这些研究中，从强迫症状发展到抑郁障碍的情况是相反模式的 3 倍。同样，Rickelt 及同事（2016）发现他们的强迫症样本中 74% 的患者有继发性抑郁障碍。虽然在抑郁障碍患者中可以发现强迫症状和强迫症的情况，但发生率低于强迫症样本中抑郁障碍的发生率（Kendell & Discipio，1970；Lewis，1936）。

当强迫症共病抑郁障碍时，患者症状更严重、生活质量更差、功能损害更多。在荷兰强迫症协会的研究中，1 年随访期内共病抑郁障碍与更严重的强迫症状相关（Rickelt et al., 2016）。与此同时，Huppert 及同事发现，共病抑郁障碍是强迫症患者生活质量差和功能受损的主要原因（Huppert, Simpson, Nissenson, Liebowitz, & Foa, 2009）。

抑郁障碍对强迫思维的负面影响可能大于对强迫行为的影响（Ricciardi & McNally, 1995）。McNally、Mair、Mugno 和 Riemann（2017）对 408 名寻求治疗的强迫症患者的强迫症状和抑郁症状进行了**贝叶斯网络分析**（Bayesian network analysis）。他们发现，强迫思维和强迫行为引起的功能障碍的水平，以及强迫思维有关的痛苦的程度，都与共病抑郁障碍有关。此外，当悲伤情绪被强迫思维相关的痛苦激活时，诸如内疚感、快感缺失和自杀行为等抑郁症状就会出现。这些发现表明，先治疗强迫思维引起的痛苦，可能有助于预防悲伤情绪的增加以及随后发展为抑郁障碍的风险（McNally et al., 2017）。其他研究表明，强迫症共病抑郁障碍的个体更倾向于曲解侵入性思维的意义（Abramowitz, Storch, Keeley, & Cordell, 2007）。因此，功能失调的认知加工可能是强迫症状严重程度与抑郁障碍之间的另一个中介因素。

共病抑郁障碍的强迫症患者可以获得显著的临床疗效，虽然其治疗后症状的水平要显著高于无抑郁障碍共病的患者（如 Abramowitz & Foa, 2000）。Olatunji、Davis、Powers 和 Smits（2013）在 CBT 治疗强迫症的元分析中发现，抑郁症状的严重程度与治疗效果的大小无关。其他学者也得出结论，共病抑郁障碍与治疗结局并没有显著的相关性（Knopp, Knowles, Bee, Lovell, & Bower, 2013）。然而，抑郁症状的严重程度可能决定了它对治疗的影响。Abramowitz（2004）认为严重的抑郁症状确实会降低治疗效果，因此建议采用认知治疗来解决抑郁程度严重的强迫症患者的相关问题。尽管在不同的综述中存在一些不一致的地方，但最保守的结论是抑郁症状会对治疗效果产生负面影响，而轻度到中度的抑郁对治疗结局可能不太有实质性的影响（Abramowitz，Franklin，Street，Kozak & Foa，2000；Keeley，Storch，Merlo & Geffken，2008）。

焦虑障碍

在 DSM–5 对强迫症的重新分类中，强迫症与焦虑障碍之间的关系引发了激烈的争论。早期研究发现，社交焦虑障碍与强迫症的共病率最高（35% ～ 41%），其次是特定恐惧症（17% ～ 21%）。关于共病惊恐障碍的研究结果较为复杂，一些研究显示了较高的共病率（29%），而另一些报告了较低的共病率（12%）；共病广泛性焦虑障碍是极少发生（7%）还是很少发生（12%），目前暂不清楚（见 Antony et al.，1998；Brown et al.，1993，2001；Crino & Andrews，1996）。

关于焦虑障碍的共病率，最近的流行病学研究显示了更多不一致的结果。在美国全国共病调查中（Ruscio et al.，2010），终生共病率最高的是社交焦虑障碍（43.5%），然后分别是特定恐惧症（42.7%）、分离焦虑障碍（37.1%）、惊恐障碍（20%）和广泛性焦虑障碍（8.3%）。然而，在基于国际疾病分类（International Classification of Diseases，ICD）第十版（ICD–10）诊断标准的英国流行病学研究中，GAD 的共病率为 31.4%，惊恐障碍 / 广场恐惧为 22.1%，社交焦虑障碍为 17.3%，特定恐惧症为 15.1%（Torres et al.，2006）。德国的流行病学研究与美国全国共病调查的发现更为一致，只是 GAD 的共病率更高（21.1%），34% 的强迫症患者经历过惊恐发作（Adam et al.，2012）。一项基于瑞士人群的研究报告显示，终生共患 GAD 的比例为 50%，社交焦虑障碍的比例为 40%，单一恐惧症的比例为 20%，惊恐障碍的比例为 16.7%（Fineberg et al.，2013）。Torres 及同事（2016）在一项大型的巴西强迫症临床研究中发现，社交焦虑障碍（34.6%）、GAD（34.3%）和特定恐惧症（31.4%）是继抑郁障碍（56.4%）之后最常见的共病。分离焦虑障碍也可在强迫症中出现，终生患病率为 27.2%，而且患者的功能损害更重，治疗反应更差（Franz et al., 2015）。

值得注意的是，随着强迫症状严重程度的增加，共病率也会增加，而且共病焦虑障碍的强迫症与更多的痛苦和心理社会功能损害有关（Fineberg et al., 2013；Hofmeijer-Sevink et al., 2013）。强迫思维和强迫行为常常与其他焦虑症状同时出现，因此患者的焦虑症状越重，其功能受到的负面影响就越大（Welkowitz, Struening, Pittman, Guardino, & Welkowitz, 2000）。共病的焦虑症状严重程度的增加，也是强迫症患者自杀倾向的重要预测因素（Angelakis et al., 2015）。

虽然强迫症常常伴随其他的焦虑障碍，但是当其他的焦虑障碍为主要诊断时，强迫思维和强迫行为就很不明显。例如，Brown 及同事（1993）发现，当 GAD 为主要诊断时，强迫症很少发生（2%）。这种不对称性也体现在症状水平中：41% 的强迫症患者有担忧的主诉，而原发性 GAD 患者中只有 15% 的人伴有强迫思维。最近一项对 57 名 GAD 患者和 58 名惊恐障碍患者的研究也证实了这一趋势（Camuri et al., 2014），只有 7% 的 GAD 患者同时患有强迫症，惊恐障碍患者中这一比例更低（1.7%）。

焦虑症状和焦虑障碍在强迫症中很常见，当它们出现时，往往与更大的个人痛苦、更严重的症状和更多的心理社会功能受损有关。虽然研究结果并不完全一致，但广泛性焦虑障碍、社交焦虑障碍、特定恐惧症都可能出现在强迫症的共病中，较少见的还有惊恐障碍和分离焦虑障碍。从理论上看，共病研究的结果与强迫症是一种焦虑障碍的观点相吻合。显然，个案概念化和治疗的目标设定可能需要一个更广阔的视角，以考虑到其他焦虑障碍和症状的存在。

强迫谱系障碍

强迫谱系障碍（the obsessive-compulsive spectrum disorders，OCSD）和强迫症关系中有两个关键问题：一是它们的共病率，二是它们是否具有共同的表现型或临床表现。在 DSM–5 中，主要的强迫谱系障碍包括躯体变形障碍、拔毛癖（拔毛障碍）、抓痕（皮肤搔抓）障碍和囤积障碍（APA，2013）。最近，ICD–11 的强迫及相关障碍工作组提出了一个扩大的诊断分类，认为应该在 DSM–5 强迫谱系障碍中纳入疑病障碍和嗅觉牵涉障碍（olfactory reference disorder）（Stein et al.，2016）。这一观点与 DSM–5 工作组先前提出的观点类似（APA，2012）。

对于强迫症来说，强迫谱系障碍的共病率远低于人们对同一诊断类别中某一疾病的预期，也低于焦虑障碍和症状的共病率。在强迫症患者中，共病躯体变形障碍的终生患病率为 8.7% ～ 15%，拔毛障碍为 5.3% ～ 11%，抓痕障碍为 17% ～ 31%，囤积障碍或强迫性购物为 7% ～ 11%（Bienvenu et al.，2012；Costa et al.，2012；Lochner et al.，2014；Torres et al.，2016）。有学者认为与囤积障碍的共病率约为 10%（Chakraborty et al.，2012）。然而，在主诊断为强迫谱系障碍的患者中，共病强迫症状和强迫症的比例要低得多。在拔毛障碍中，约有 5% 的人同时患有强迫症（Lochner et al.，2012）；在囤积障碍中，只有一小部分人存在强迫症状（Hall，Tolin，Frost，& Steketee，2013）；早发躯体变形障碍患者的强迫症共病率较高（31% ～ 35%）（Bjornsson et al.，2013）。除躯体变形障碍外，某些焦虑障碍，如社交焦虑障碍、特定恐惧症和广泛性焦虑障碍的共病率显著高于强迫谱系障碍。因此，这一显而易见的强迫症共病模式并不支持以下论点：相对于焦虑障碍，强迫症与强迫谱系障碍的关系更密切。

主张对强迫及相关障碍进行独立分类的学者认为，这些疾病具有共同的核心症状表现（APA，2012；Stein et al.，2016）。Phillips 及同事（2010）在综述中得出结论：强迫症和躯体变形障碍的症状相似度最高，与拔毛障碍的部分症状重叠，而与囤积障碍的症状相似度较低。抓痕障碍与强迫症的直接临床比较显示，在一级亲属中几乎没有症状相似度和相同的患病率（Grant，Odlaug，& Kim，2010）。基于英国成人双胞胎登记处的 6310 名双胞胎自我报告的强迫症和强迫谱系障碍症状，研究者进行了一项多模态建模分析，揭示了一种非特异性的遗传易感因素，其中强迫症伴有躯体变形障碍和囤积障碍，而伴有拔毛癖和抓痕障碍的程度较轻（Monzani，Rijsdijk，Harris，& Mataix-Cols，2014）。第二个疾病特异性遗传易感因素仅包括拔毛癖和抓痕障碍，但强迫症、躯体变形障碍和囤积障碍也证明了疾病特异性的影响。研究显示：环境风险因素往往是疾病特异性的。最后，最近一项关于强迫症状维度和强迫谱系障碍的逻辑回归分析结果显示，**耶鲁－布朗强迫量表**（Yale-Brown Obsessive-Compulsive Scale，YBOCS）维度中的攻击和囤积分量表与抓痕障碍存在相关，而性/宗教维度与躯体变形障碍存在相关（Torres et al.，2016）。因此，特定的强迫症状可能与某种强迫谱系障碍有关。

如前所述，在 DSM–5 中将强迫及相关障碍作为独立类别仍然是一个富有争议的决定。强迫症和强迫谱系障碍之间的关系尚不明确。在患病率和症状相似性方面，强迫症与躯体变形障碍的关系最为密切。囤积症状与囤积障碍在强迫症中并不像既往认为的那么普遍（Hall et al.，2013），而可能与强迫型人格障碍（obsessive-compulsive personality disorder，OCPD）的特质有较高的相关性（Hall et al.，2013）。拔毛障碍和抓痕障碍与强迫症的相关可能很小。对于少数有囤积障碍或躯体变形障碍症状的强迫症个体来说，同时出现强迫谱系障碍预示着更严重的症状、更多的功能受损和更差的治疗反应（Costa et al.，2012；Knopp et al.，2013）。考虑到它们的负面影响，我们建议临床从业者对强迫症患者进行强迫谱系障碍的病理性评估。

抽动障碍

在强迫症患者中，尤其是儿童和青少年中，**抽动或抽动障碍**（tics或tic disorders，包括Tourette综合征）的发生率相对较高（Goldsmith，Shapira，Phillips，& McElroy，1998；March & Mulle，1998）。在239名成年强迫症患者中，19%存在运动和/或发声抽动的终生病史（Holzer et al.，1994）。30%～40%的成年Tourette综合征患者存在强迫症状（Leckman，1993）。事实上，一项基于1374名Tourette综合征患者的大型临床研究发现，强迫症的终生患病率为50%（Hirschtritt et al.，2015）。其他研究也证实了强迫症与抽动障碍存在较高的共病率，终生患病率从仅共病Tourette综合征的12.5%，到共病任一抽动障碍的28%（Lochner et al.，2014；Torres et al.，2016）。DSM-5现在包含了一个“抽动相关”的标注来识别共病抽动障碍的强迫症患者。许多证据表明，有慢性抽动障碍终生病史的强迫症患者，尤其是儿童和青少年，有不同的症状表现和家族史，对SSRIs治疗的反应可能也较差（Leckman et al.，2010）。临床工作者在治疗儿童和青少年强迫症时尤其应该认识到，抽动相关的症状可能会影响该病的临床表现和病程。

精神病性障碍

鉴于病因学的意义，研究人员对强迫症与**精神病性障碍**（psychosis）的终生共病特别感兴趣。早期的精神病学著作提出了强迫思维和精神分裂症中的思维障碍之间的关系（详细讨论见Lewis，1936；Stengel，1945）。然而，只有少数强迫症患者（15%～20%）表现出精神病性症状，这些症状通常表现为缺乏自知力或缺乏对强迫思维的反抗能力（Insel & Akiskal，1986）。少数强迫症患者有符合妄想标准的强迫思维，但发展为精神分裂症的强迫症患者数并不比其他焦虑障碍多（Rachman & Hodgson，1980；Stein & Hollander，1993）。Torres 及同事（2006）发现他们的强迫症患者样本中只有 2.6% 符合 ICD-10 中精神分裂症的诊断标准，而 Adam 及同事（2012）发现 39% 的样本报告了可能的精神病性症状。

物质使用障碍

在强迫症患者中可见**物质使用障碍**（substance use disorders，SUDs），特别是酒精使用障碍。根据美国全国共病调查，38.6% 的强迫症患者终生共病物质使用障碍，其中酒精依赖的共病率（24%）比药物依赖（14%）更高（Ruscio et al.，2010）。然而，大量临床研究发现，物质使用障碍共病率较低。荷兰的一项大型临床研究发现，强迫症样本中，物质使用障碍的终生患病率只有 13.6%（Hofmeijer-Sevink et al.，2013）。在新加坡心理健康的研究中，强迫症样本中酒精滥用的终生患病率为 5.1%，酒精依赖为 2.1%（Subramanian et al.，2012）。Fineberg 及同事（2013）也发现，在强迫症人群中，药物和酒精滥用的终生共病率较低。丹麦的一项流行病学研究发现，物质使用障碍的共病率实际上低于其他精神障碍（Toftdahl，Nordentoft，& Hjorthøj，2016）。

其他研究也发现与美国全国共病调查相似的物质使用障碍共病率。在 2000 年的英国国家精神疾病调查中，34% 的强迫症患者同时存在酗酒问题（Torres et al.，2006）。荷兰的一项流行病学研究发现，强迫症患者中有 54.6% 的男性和 23.5% 的女性终生患有物质使用障碍（Blom et al.，2011）。强迫症患者出现物质使用障碍的风险显著高于健康人群，而男性强迫症患者的物质使用障碍风险高于其他精神障碍患者。然而，强迫症对增加女性物质使用障碍共病的风险有更强的影响。

考虑到相似的现象学，强迫症中物质使用障碍的风险增加并不令人惊讶。DSM-5 强调，**强迫性**（compulsivity）是强迫症的一个核心特征，涉及一种紧迫感和自主控制的减弱，通过重复的、自我抵抗的行为或心理仪式来减少焦虑或痛苦、防止可怕的结果和/或撤销或纠正非意愿的状态（APA，2013；Denys，2011；Rachman & Hodgson，1980）。因此，强迫症被认为是一种“行为成瘾”，强迫行为这种临床特征通常也存在于酒精和药物成瘾中（Koob & Le Moal，2005）。强迫性和成瘾涉及一个共同的神经环路，其特点是腹侧纹状体的奖罚处理机制受损、腹内侧前额叶区域的衰退导致的自我调节能力下降，以及腹侧和背侧额叶—纹状体区域之间的不平衡（Figee et al.，2015）。

强迫症和物质使用障碍之间的关系表现出相当大的差异性。例如，强迫症中的物质滥用大多与酒精有关，而不是药物，正如前文所述（如 Ruscio et al.，2010；Torres et al.，2006）。尽管强迫症对女性物质使用障碍的影响更大，强迫症男性比女性的物质使用障碍共病率更高（Blom et al.，2011）。也有证据表明，物质使用障碍的患病率可能在强迫较轻的患者中更高。随着强迫症状的加重，既往和当下存在酒精或药物滥用的可能性会降低（Cuzen，Stein，Lochner，& Fineberg，2014）。

尽管各研究的结果存在不一致，且强迫症与物质使用障碍之间的关系还有许多悬而未决的问题，但对临床工作者来说，在评估时询问强迫症患者既往和现在的酒精及药物使用情况是很重要的。在任何精神状态下，酒精或药物滥用的存在都与不良的预后和较差的治疗反应有关（Drake，Mueser，Brunette，& McHugo，2004；Toftdahl et al.，2016）。

强迫型人格障碍和人格障碍

最后一个值得一提的共病问题是强迫症和人格障碍之间的关系，尤其是强迫型人格障碍（OCPD），这是一种持续倾向于过分关注秩序、完美和控制，同时又回避经验灵活性与开放性的人格障碍（也见 DSM-5；APA，2013）。

强迫型人格障碍的概念来源于弗洛伊德关于肛欲期人格（anal personality）的概念，其特征是吝啬、固执和有序的倾向（Freud，1908/1959）。最初，强迫型人格或肛欲期人格被认为是强迫症的病前人格，一些早期研究表明强迫症的症状与强迫型人格特征之间存在着密切的联系（Ingram，1961b；Kline，1968；Sandler & Hazari，1960）。

20 世纪 70 年代和 80 年代的实证研究挑战了传统精神分析认为 OCPD 和 OCD 之间存在病因联系的观点。当时的研究结果表明，强迫型人格特征与强迫症状有很大不同，且大部分强迫症患者并没有病前强迫型人格（相关评论见 Pollak，1979；Rachman & Hodgson，1980）。尽管人格障碍的共病率很高，但强迫症中最常见的人格障碍其实是依赖型和回避型，OCPD 的共病率远低于人们的预期（相关评论见 Summerfeldt，Huta，& Swinson，1998）。因此 Rachman 和 Hodgson（1980）这些行为学研究者得出的结论是，OCPD 与 OCD 之间的相关比精神分析学派最初认为的要低。

最近，一些强迫症研究者重新检验了强迫型人格障碍是否可能是强迫症的一个重要因素。与之前的研究相反，强迫型人格障碍在一些强迫症样本中是最普遍的人格障碍。例如一项纳入 72 名强迫症患者的研究发现，有 32.4% 的患者共病强迫型人格障碍，然后是回避型人格障碍（11.3%）和自恋型人格障碍（6.9%）（Samuels et al.，2000）。另一项纳入 420 名门诊强迫症患者的研究表明，共病强迫型人格障碍的患者比例为 9%，依赖型人格障碍为 7.6%，边缘型人格障碍为 5.6%，回避型人格障碍为 4.6%（Denys，Tennessee，van Megen，de Geus，& Westenberg，2004）。一项关于焦虑障碍共患人格障碍的元分析研究中，强迫型人格障碍在强迫症样本中的患病率是最高的，其次是回避型和依赖型人格障碍（Friborg，Martinussen，Kaiser，Øvergård，& Rosenvinge，2013）。该研究结果与近期的共病研究结果一致（如 Bulli，Melli，Cavalletti，Stopani，& Carraresi，

2016；Melca，Yücel，Mendlowicz，de Oliveira-Souza，& Fontenelle，2015）。

如果采用更严格的临床访谈，强迫型人格障碍的共病率甚至可能超出预期。Gordon、Salkovskis、Oldfield 和 Carter（2013）研究发现，45% 的强迫症患者符合 DSM- Ⅳ中强迫型人格障碍的诊断标准，而惊恐障碍组的共病率则为 14.7%。此外，共病强迫型人格障碍的患者饮酒量更高、症状更严重，并且表现出更多的抑郁症状。

强迫型人格障碍与某些强迫症状（如怀疑和检查）的相关性可能高于其他症状（如清洗）（Gibbs & Oltmanns，1995；Tallis，Rosen，& Shafran，1996）。排除强迫型人格障碍的研究发现，共病可能主要是由于囤积、完美主义和对细节的专注，而不是 DSM- Ⅳ中的其他标准，比如僵化、不灵活的道德准则、对工作的过度投入等等（Eisen et al.，2006；类似结果也见 Gordon et al.，2013）。此外，Coles 等学者研究发现，强迫症共病强迫型人格障碍可能是一个特殊亚型，该亚型发病年龄更早、共病焦虑和回避型人格障碍的概率更高、某些强迫症状出现的频率更高，功能受损也更严重（Coles，Pinto，Mancebo，Rasmussen，& Eisen，2008）。正如预期的那样，共病人格障碍与较差的治疗结果相关（Keeley et al.，2008；Thiel et al.，2013）。

虽然实证研究并不支持强迫型人格障碍是强迫症的人格决定因素这一观点，但早期的行为学研究可能低估了它的重要性。Rasmussen 和 Eisen（1992）关于强迫型人格障碍的结论仍然是恰当的：（1）强迫型人格障碍发生在许多从未患过精神障碍的人身上；（2）人格障碍的症状通常发生在强迫症以外的精神疾病中；（3）55% ～ 75% 的强迫症患者并未患有强迫型人格障碍。然而，出现强迫型人格障碍的强迫症患者可能构成一个独特的亚组，他们经历的临床症状更严重、功能受损更多，治疗反应也更差。因此，治疗强迫症患者的临床工作者应定期评估患者的强迫型人格障碍特征，并调整他们的治疗方案，以处理完美主义、过度疑虑和其他可能对疾病进程和治疗产生消极影响的强迫性特征。

症状亚型

强迫症是一种具有多种症状表现的异质性疾病。尽管强迫症被认为是一个统一的诊断结构，患者却可以有完全不同的症状表现——这一问题给诊断的有效性和临床实用性带来了挑战（Bloch，Landeros-Weisenberger，Rosario，Pittenger，& Leckman，2008）。但也因此带来了一种可能性，即，如果强迫症可以被分为更多同质的亚型，诊断的明确性和治疗的有效性都可能得到提高。鉴于这种可能性，目前研究者已经为污染 / 清洁（Rachman，2006）、怀疑 / 检查（Rachman，2002）和令人厌恶的强迫思维（Rachman，2003）制定了具体的认知行为治疗方案。这种区分亚型的方法在强迫症领域有着悠久的历史，从早期对强迫行为差异的临床研究开始，发展到对症状清单的多元分析，以及最近对可能区分不同类型强迫症的潜在心理过程的研究。

早期研究

对亚型的研究始于对强迫行为差异性的系统临床观察和实验。Rachman 和 Hodgson（1980）比较了强迫清洁和检查的临床表现。强迫清洁具有更强的恐惧成分，包括逃避（即减少与感知到的污染物相关的恐惧），而强迫检查则常与伴有主动回避行为的怀疑和犹豫（即检查可以防止将来出现一些负性结果）有关。与强迫清洁相比，仪式性检查需要花费更长时间去完成，而且开始缓慢、会唤起更多的内在抵抗，并伴有更多的愤怒和紧张感。另外，强迫检查的患者更难获得他们需要的确定感或保证，即，未来可能发生的消极事件已经被避开了。Steketee 等学者（1985）也发现在有强迫清洁和强迫检查的患者中，症状和恐惧结构存在显著差异。

有些强迫症患者存在强迫性思维反刍，但没有明显的强迫行为（Akhtar, Wig, Varma, Pershad, & Verma, 1975; Ingram, 1961a; Rachman, 1985; Rasmussen & Tsuang, 1986; Welner et al., 1976）。这种亚型的患病率可能高达20%（Freeston & Ladouceur, 1997a），但Foa、Steketee和Ozarow（1985）也指出，大多数“单纯强迫思维”患者会表现出心理强迫（行为）。这在DSM-Ⅳ现场试验中得到了证实，该试验中只有2.1%的强迫症患者在没有强迫行为的情况下存在强迫思维（Foa et al., 1995）。由于外在和内在（心理）强迫行为与**中和行为**（neutralization）在强迫症中表现出相同的作用和功能，目前尚不清楚强迫性思维反刍是否有别于其他强迫症亚型。

Rasmussen和Eisen（1992, 1998）对1000多名美国强迫症患者进行了研究，这可以算是最大规模的临床研究之一。结果显示最常见的强迫思维是害怕污染（50%）和病理性怀疑（42%），而最常见的强迫行为是洗涤/清洁（50%）和检查（61%）。宗教/亵渎神明（10%）的强迫思维和囤积（18%）并不常见。

这项关于强迫症亚型的早期研究对从业者如何处理强迫症状的异质性产生了深远影响。大部分强迫症研究和治疗专家认为强迫症包括五个症状维度：污染/清洁、对称/秩序/重复/计数、囤积、伤害（攻击）观念和检查、性/宗教观念（Mataix-Cols, Pertusa, & Leckman, 2007）。然而，这种方法存在几个问题。首先，它假设强迫症患者有一个主要的强迫思维或强迫行为，而事实上大多数患者有多种超越亚型范畴的强迫思维和行为（如Akhtar et al., 1975）。其次，大多数强迫症患者的强迫症状会随着时间的推移发生实质性的变化（Skoog & Skoog, 1999）。大多数亚型相关研究的横断面性质忽略了强迫症状的变化性。此外，早期亚型研究的分类不符合独立且有效的精神疾病亚型建立的关键标准（Rowsell & Francis, 2015）。考虑到这些困难，研究人员转向症状清单的多元分析，以寻求连贯可靠的症状模式。

多元症状维度

维度视角并不假定个体可以被分为特定的症状亚型。相反，在不同的症状维度上，个体会有不同程度的差异。这些维度通常通过强迫症状测量的因素或聚类分析来确定。近年来，这类研究大多依赖于对耶鲁－布朗强迫量表（YBOCS）中强迫症状清单的多元结构分析（multivariate structural analysis，Goodman et al.，1989a，1989b）。

在 YBOCS 症状清单的早期结构性分析中，常出现 4 个症状维度。这些症状维度被标记为：(1) 攻击、性、宗教、躯体相关的强迫思维 / 强迫性检查；(2) 对称、精确相关的强迫思维 / 强迫性计数或排序；(3) 脏、污染相关的强迫思维 / 强迫清洁；(4) 囤积（Baer，1994；Leckman et al.，1997；Summerfeldt，Richter，Antony，& Swinson，1999）。一项纳入了 12 个 YBOCS 因素分析（factor analysis）研究的综述表明，4 个症状维度解释了大部分的症状差异：对称 / 秩序、囤积、污染 / 清洁和强迫思维 / 检查（Mataix-Cols，do Rosario-Campos，& Leckman，2005）。此外，这一划分显示出时间稳定性的证据以及明确的共病模式、神经相关性和治疗反应。随后，一项纳入了 21 个 YBOCS 因素分析研究的元分析基本上验证了这一方案（Bloch et al.，2008）。作者的结论是，尽管在如何划分躯体和其他强迫思维及强迫检查方面存在一些不确定性，这 4 个维度仍解释了强迫症状异质性的绝大部分。

也有许多研究报告未能复制四因素结构（如 Summerfeldt et al.，1999）。Calamar、Wiegartz 和 Janeck（1999）对 YBOCS 症状清单进行了聚类分析（cluster analysis），确定了 5 个患者亚组：伤害、囤积、污染、确定性和强迫思维。然而，一项重复研究的结果不支持 5 个亚组的方案，而是发现 7 组分类法更具有解释性（Calamari et al., 2004）。作者指出，一些亚组（如污染和伤害）比较稳定，而另一些亚组（如强迫思维、对称性和确定性）则不太一致。在强迫症状和认知的分类分析（taxonomic analysis）中，Haslam、Williams、Kyrios、McKay 和 Taylor（2005）发现，只有包括“对重要性的信念（beliefs about the importance）”和“思维控制（control of thoughts）”这两个特征的亚型符合独立分类的标准，而过分的责任感、完美主义、检查以及污染亚型从本质上来说更符合维度论。

尽管在亚型研究中显而易见地存在许多方法学的问题，但有足够的实证证据表明研究者已经确定了可靠有效的症状亚型，这对强迫症的研究和治疗具有潜在的临床应用价值。在综述中，McKay 及同事（2004）得出结论，污染 / 清洁、检查、囤积和对称 / 秩序这 4 种症状亚型一直是强迫症的主要维度。Sookman、Abramowitz、Calamari、Wilhelm 和 McKay（2005）建议针对特定的症状亚型制定专门的认知行为治疗方案，以提高治疗的有效性。Radomsky 和 Taylor（2005）提出质疑，讨论是否可以通过考虑症状功能及相关的心理过程（如强迫症的认知方面）来完善症状亚型。另一些人则认为，如果研究人员采取维度而不是分类的方法，那么亚型可能会更成功（如 Clark, 2005; Mataix-Cols et al., 2005）。

不断扩大的研究基础支持了基于症状的亚型分类的实证和临床效用。最近，使用**强迫维度量表**（Dimensional Obsessive-Compulsive Scale, DOCS; Abramowitz et al., 2010）进行的验证性因素分析发现，强迫症的症状异质性能够通过一般性的强迫症状因素来说明，这一因素与四个特定症状维度共存：污染、对伤害的责任、不可接受的强迫思维以及秩序 / 对称（Olatunji, Ebesutani, & Abramowitz, 2017）。在最初对 DOCS 的心理测量研究中，Abramowitz 及同事（2010）对强迫症、焦虑障碍和非临床样本的数据进行了探索性和验证性因素分析，来支持 DOCS 的四维度结构。这四个症状维度可以在不同的样本间重复、具有可接受的会聚效度和区分效度，且对治疗效果敏感。在洗涤、不可接受或被禁止的强迫思维、检查以及秩序 / 对称方面发现了明显的基因相关性（López-Solà et al.，2016）。

基于症状的强迫症亚型可能对治疗有不同的反应。大多数研究发现，某些症状维度（如囤积、未伴有明显强迫行为的不可接受的强迫思维）对治疗的反应较差（Keeley et al.，2008；Mataix-Cols et al.，2005；Sookman et al.，2005），但也有研究发现症状维度间不存在治疗反应差异（Chase，Wetterneck，Bartsch，Leonard，& Riemann，2015）。除了囤积（在 DSM–5 中被列为一种独立的障碍），Knopp 及同事（2013）在对治疗研究的综述中得出结论，强迫症症状维度和治疗结果之间的关系是不可靠的。

Rowsell 和 Francis（2015）在最近一次对强迫症亚型的批判性综述中得出结论：大多数基于症状的亚型缺乏效度。尽管没有任何亚型符合 Robins 和 Guze（1970）提出的建立有效性（establishing validity）的所有 6 项标准，但作者总结到，Lee 和 Kwon（2003）提出的强迫行为的自主和反应分类（autonomous versus reactive classification）是最有效的，符合 6 项标准中的 5 项。这种分叉分类（bifurcated classification）并不完全基于症状，因为认知现象也包括在它们定义的维度中。

替代亚型

如前文所述，一些人认为强迫性是强迫症的核心症状。Gillan 和 Sahakian（2015）提出了强迫症的**习惯假说**（habit hypothesis），认为强迫行为是强迫症的核心特征，而强迫思维仅仅是一种副产品。在这个概念中，强迫行为反映了一种以神经生物学为基础的目标导向行为和自动习惯的破坏，表现为过度的习惯学习。Rodgers及同事根据强迫性的概念建立了两个亚型：单纯强迫行为组与强迫思维－强迫行为混合组（Rodgers et al., 2015）。这种亚型来源于三个具有代表性的瑞士社区样本，单纯强迫行为组由有强迫行为但没有强迫思维的个体组成，混合组由具有强迫思维（伴或不伴有强迫行为）的个体组成。在被诊断为强迫症的人群中，混合亚型往往更为普遍，尽管有26%～49%的人属于单纯强迫行为组。此外，混合亚型患者经历了更多的童年挫折、家庭负担更重，与其他疾病的共病率也更高。

基于强迫行为存在与否建立的亚型会使人想起早期的行为差异［如，清洁者（washers）和检查者（checkers）］。在临床样本中，单纯强迫行为可能是一种比较罕见的临床表现。基于YBOCS的强迫思维与强迫行为严重程度评分（Foa et al., 1995），DSM-Ⅳ的现场试验中只有不到1%的强迫症患者以强迫行为为主。然而，当区分（differentiation）是基于那些最困扰个体的东西时，50%的人表示强迫思维和强迫行为都有，20%主要是强迫行为，30%为强迫思维。一项针对1086名接受过住院或门诊治疗的强迫症患者的回顾性研究发现，94.4%的患者同时存在YBOCS中的强迫思维和强迫行为（Leonard & Riemann, 2012）。

显然，仅分析那些只有强迫行为的患者可能并没有什么帮助，因为它在强迫症样本中患病率很低。同样，“单纯强迫行为”可能代表强迫症发展的早期阶段（Rodgers et al., 2015），或这些人可能缺乏对强迫症状的了解（Leonard & Riemann, 2012）。其他研究人员认为，考虑强迫症的认知特征可能有助于亚型的划分（Radomsky & Taylor, 2005）。大部分研究都是基于强迫症认知工作组（OCCWG, 1997, 2001）提出的6种适应不良的强迫症相关信念，即：过分的责任感（inflated responsibility）、高估威胁（overestimated threat）、想法的重要性（importance of thought）、思维控制（control of thoughts）、完美主义（perfectionism）和无法忍受不确定性（intolerance of uncertainty）。然而，基于功能失调信念来确定可靠有效的强迫症亚型的初步尝试并不乐观。Haslam 及同事（2005）在分类分析中得出结论，“过分的责任感”“高估威胁”和“完美主义”在本质上更偏维度性，只有“想法的重要性”这一信念和强迫行为症状可以归为一个类别，并作为潜在的候选亚型。一些研究人员提出了一个简单的分叉分类法，即分为高强迫信念组与低强迫信念组（Taylor et al., 2006），但另一项研究未能重复这两种亚组分类（Calamari et al., 2006）。虽然研究结果参差不齐，但有理由得出结论：责任和威胁信念与污染 / 洗涤相关；重要性和思维控制与伤害的强迫思维有关；完美主义和确定性信念与秩序、对称和精确有关（Julien, O'Connor, Aardema, & Todorov, 2006; Tolin, Brady, & Hannan, 2008）。

其他试图通过神经心理学差异、共病模式或病程来划分强迫症亚型的尝试未能可靠有效地区分强迫症（综述见 McKay et al., 2004; Rowsell & Francis, 2015）。尽管强迫症亚型的研究存在不一致，但强迫症症状的异质性是不可否认的，因此寻找有效强迫症亚型分类的研究仍在继续。基于这些考虑，本书的后四章介绍了针对 4 种具有可靠实证支持的症状亚型的治疗方案：污染 / 洗涤、怀疑 / 检查、伤害 / 性 / 宗教强迫思维和对称 / 秩序。

结 论

强迫症是一种复杂的疾病，于青年期起病后持续存在，通常会持续一生且症状会间歇性恶化，因此会对患者的日常生活和个人成就产生严重的、相当普遍的负面影响。尽管人们常常能意识到他们的恐惧是不合理的、仪式是徒劳的，但他们似乎无力克服他们的强迫。从强迫症的现象学中可以得出一些治疗的启示。

- 尽管 DSM-5 认为强迫症在诊断上有别于焦虑障碍，但强迫状态和其他的焦虑状态有共同的症状表现、高共病率、相同的心理机制和相似的治疗反应。因此，认知行为的观点依然认为强迫症是焦虑障碍的一种变式。

- 慢性和可能不愿意寻求治疗的情况是可以预料的，尤其是强迫症状的严重程度在轻度到中度的范围内。
- 治疗师应该探讨强迫症对生活质量、家庭关系、职业成就和情绪功能带来的负面影响，以加强患者的治疗动机。
- 在治疗期间，必须持续监测自杀风险，特别是在重度强迫症或共病抑郁、焦虑障碍的情况下。
- 评估应包括主要生活事件对强迫症状严重程度的影响。同时，治疗师应当考虑到，症状的改善可能是由于生活压力的减轻，而不是真正的治疗反应。
- 由于抑郁症状很常见，因此在评估强迫症时，必须包括对抑郁的全面评估。如果是抑郁障碍，那么治疗方案可能需要修改，以处理显著的消极情绪、低动机和绝望。
- 临床工作者可以预期，许多强迫症患者可能会存在社交焦虑、恐惧、分离焦虑、病理性担忧（即广泛性焦虑障碍）和/或惊恐发作。因此，必须要进行全面的评估，以确保在个案概念化时不忽视焦虑共病。
- 在治疗患有强迫症的青少年和青年时，临床工作者应该认识到可能存在的躯体变形障碍和抽动障碍共病史。同样，从强迫症状发展到精神病性障碍的情况虽罕见，但仍存在可能。
- 临床工作者应该询问患者过去和现在的酒精使用情况，特别是轻度到中度的强迫症患者。
- 在治疗强迫症时，应考虑到人格特征，尤其要特别关注强迫型人格障碍的特征，如完美主义、专注于细节、过度控制与僵化。我们可能需要对治疗进行一些改进，以考虑那些对治疗效果有负面影响的人格特征。

- 临床工作者应该找出每个患者主要的强迫思维和强迫行为，以确定最适合某一患者的认知行为治疗方案。

强迫症的任何理论、研究或治疗的基础都始于对强迫思维和强迫行为的深刻理解。然而，由于共同特征的多样性，很难将这种现象学与其他病理学经验区分开来。接下来的两章将介绍这一挑战，并概述关于强迫思维、强迫行为的本质以及二者关系的最新研究。

第2章

强迫思维、侵入性思维及其相关

当个体出现非意愿的、持续的、重复的消极想法时，很难确定这种认知困扰是一种强迫思维，还是一些其他形式的适应不良的想法，如担忧、负性自动思维或是思维反刍。这种困难可以在如下的例子中看到：(1)一位感染艾滋病病毒（human immunodeficiency virus，HIV）的男性满脑子都在想自己是否有让其他人感染 HIV 的风险；(2)一位女性在丈夫每次外出旅行时都会经历强烈的焦虑，担心他卷入致命的事故；(3)一位青少年反复扫描自己的身体，寻找疾病的迹象，担心自己会呕吐；(4)一位学生在学习时总是被微弱的背景噪音分散了注意力。在这几个案例中，强迫症都是主要诊断，但是案例中患者的负性重复思维里都混合了强迫思维、担忧、思维反刍和自我批评。想确定哪种类型的认知困扰是最相关的，还要取决于思维过程的背景和功能特征。

本章探讨了强迫思维的本质，提出了强迫现象的关键特征以及强迫思维与正常的非意愿的侵入性思维之间的区别。同时，还将超价观念、妄想性思维内容与强迫性思维反刍进行了对比。此外，本章还讨论了强迫思维、担忧和负性自动思维之间的异同。自始至终，本章的重点都在于识别强迫思维的关键特征，这也是在构建强迫症个案的认知概念化时必须考虑的。

强迫思维的内容

多重性

大多数强迫症患者会体验到多种多样的强迫思维，因此对临床工作者来说，选择最成问题的强迫思维进行治疗是很重要的。早期研究表明，1/2—3/4 的强迫症患者有多重强迫思维（Akhtar et al.，1975；Rasmussen & Eisen，1998）。伊朗的一项研究发现，99% 的成人强迫症患者拥有不止一种强迫思维（Ghassemzadeh et al.，2002），88% 的儿童强迫症患者拥有多种强迫思维和强迫行为（Bernstein，Victor，Nelson，& Lee，2013）。事实上，多重强迫思维和行为的情况是非常普遍的。因此，当被调查者完成 YBOCS 症状检查表时，他们被要求选择三个主要的强迫思维和强迫行为（Goodman et al.，1989a，1989b）。

时间不稳定性

大多数强迫症患者不仅有多重强迫思维，主要的思维内容也会随着时间的推移而改变（Skoog & Skoog，1999）。同样，他们出现强迫症状的时间会比完全符合诊断标准要早几年。在一项涉及小样本强迫症患者的回顾性研究中，所有人都报告了持续数年的强迫症状，但期间没有明显的痛苦或功能损害（Coles，Hart，& Schofield，2012）。有趣的是，压力的增加、对“恰如其分”的追求，以及对自己想法的更多关注，都是导致症状全面升级为强迫症的重要因素。表 2.1 提供了临床实践中最典型的强迫思维内容的样例。

表 2.1 不同类型强迫思维的临床样例

强迫思维的类型	临床样例
肮脏 / 污染	● “也许我接触了图书馆的这些书就会弄脏自己。” ● “我穿的衣服碰到了地板，所以我也被污染了。” ● “我身处的公共场所被其他人身上的细菌污染了，所以我可能会生病。”
伤害自我或他人	● “我是不是不小心杀了人？” ● “有一幅拿着一把刀刺向旁边的人的画面。” ● “我一直有失控和性侵女性这样令人厌恶的想法。” ● “我有个想法，我的两个最好的朋友可能会被谋杀。” ● “我一直被反复出现的问题所困扰，比如我 4 岁时是否被保姆猥亵过。” ● “我可能无意把什么人锁在冰箱里了。” ● “我有一种预感，如果我不完成侵入性思维产生时正在做的那项任务，我的家人就会受到伤害。” ● “我开车不小心撞到别人了吗？”
病理性怀疑	● “我是不是碰过店里的这些东西并把它们弄坏了？” ● “我是不是犯错了？还是我完整地完成了这项任务？” ● “或许我在寄出申请之前没有诚实准确地填报信息。” ● “我把厨灶的燃烧器完全关了吗？”
对称 / 精确	● “如果我过多地使用右侧身体，我必须多使用左侧身体来弥补。” ● “数字 14 是不吉利的，必须避免。” ● “我必须避免使用权力（power）、世界（world）和收获（harvest）这三个词，因为它们会让我想起过去，这使我心烦意乱。” ● “我不完全理解我刚刚读到的内容。”
无法接受的性	● “我是不是出于性的目的故意碰了一个孩子？” ● “我对孩子有性吸引力吗？” ● [一位年轻的异性恋女性担心自己会被女性性唤起。] ● [一位已婚男性有与其他男性发生口交或肛交的侵入性思维。]

续表

强迫思维的类型	临床样例
宗教	●［一位妇女在阅读《圣经》时，脑海中频繁出现咒骂上帝或性谩骂的侵入性思维。］ ●［当个体产生有关宗教或道德的想法时，就会同时出现“该死的（god damn）”这个短语。］ ●“我冒犯了上帝吗？”或者“我今天一定得罪了上帝。” ●“我没有做出尊重上帝的正确决定，所以上帝的精神（the Spirit of God）离开了我，我被判入地狱。”
躯体 / 健康问题	●“我脑海中反复出现呕吐的画面。” ●“我反复产生生病的想法。”

强迫思维的内容是高度个性化的，由个人经历、社会文化影响和关键生活事件所塑造。此外，在强迫思维内容上似乎存在性别差异，男性报告更多的是性、对称和精确相关的强迫思维，而女性更多的是与肮脏、攻击和性侵害有关的侵入性思维或强迫思维（Byers，Purdon，& Clark，1998；Lensi et al.，1996）。在强迫症患者中，与污染有关的强迫思维和强迫清洗行为在女性中更多见，而与性 / 宗教有关的强迫思维在男性中更多见，至少在东方国家是这样（Cherian et al.，2014）。

文化的影响

文化最显著的影响可能在于，某些特殊内容在强迫思维中占主导地位。多数跨文化研究的结论是，污染、伤害 / 攻击和病理性怀疑是跨国家存在的最普遍的主题（如 Ghassemzadeh et al.，2002；Girishchandra & Khanna，2001；综述见 Sasson et al.，1997）。然而，在其他类型的强迫思维中可以发现明显的不同。例如，与宗教相关的强迫思维和对不洁的担忧在东方宗教文化中比西方更加普遍（如 Cherian et al.，2014；Girishchandra & Khanna，2001；Okasha，Saad，Khalil，Dawla，& Yehia，1994）。Fontenelle 和同事（2004）对来自几个国家的强迫症样本进行回顾性综述后得出结论：攻击性和与宗教有关的强迫思维在巴西和中东国家的样本中占主导。后来在六个欧洲国家进行的一项流行病学研究也发现了差异：法国样本中报告了更多伤害和宗教 / 性相关的强迫思维，而意大利报告了更多与躯体相关的强迫思维（Fullana et al.，2010）。荷兰样本在多数症状维度上的发生率都显著更低。一项跨国的非临床研究考察了 11 个国家样本的非意愿侵入性思维，结果发现，最普遍的侵入性思维内容存在显著差异，其中涉及性、宗教和伤害的侵入性思维差异最大（Radomsky，Alcolado，et al.，2014）。

创伤相关的强迫思维

个人生活经历和消极情绪状态也会影响强迫思维的内容。共病抑郁障碍的强迫症患者可能有很明显的攻击倾向（Rachman & Hodgson，1980；也见 Fullana et al.，2010）。在强迫症发作之前，可能发生了一些与强迫思维内容相关的创伤或关键事件（de Silva & Marks，1999；Rhéaume，Freeston，Léger，& Ladouceur，1998）。这在 de Silva 和 Marks（1999）描述的案例中很明显：一位女性在经历了持刀抢劫后，为了避免自己或母亲被进一步伤害而产生了祈祷的强迫思维。

一些研究发现了创伤性生活事件和强迫症状之间的联系，尽管这是由共病创伤后应激障碍（posttraumatic stress disorder，PTSD）引起的（Morina et al.，2016）。在一系列创伤相关强迫症的案例研究中，症状在功能上彼此相关，即，特定的强迫症状越多，特定的 PTSD 症状就越少（Gershuny，Baer，Radomsky，Wilson，& Jenike，2003）。Cromer、Schmidt 和 Murphy（2007）也报告了创伤性生活事件与强迫症状严重程度之间的一个显著相关，尤其是强迫思维 / 检查和对称 / 排序。Dykshoorn（2014）指出强迫症和 PTSD 的 CBT 模型中存在大量的症状重叠和共性，她在综述中总结道："创伤对强迫症的影响是无可辩驳的"（p.526）。她描述了一个创伤后强迫症亚组，这个亚组应该会对传统的 CBT 有所反应，因为后者旨在促进重新解释与创伤相关的侵入性思维。然而，正如第1章所述，Brander和同事（2016）在他们的系统性综述中得出结论：环境因素在强迫症病因中的意义仍然不确定。但这项研究至少表明，生活经历——尤其是严重的负面事件或创伤——可以对临床过程产生影响，应在规划治疗时予以考虑。

强迫意象

多数情况下，强迫思维是一种思想上的体验，强迫意象（obsessional imagery，7%）和冲动（17%）的报告频率较低（Akhtar et al.，1975）。Rachman（2007）指出，强迫意象具有如下特征：（1）与强迫思维内容相似；（2）完整地出现，并且在不同情况下高度一致；（3）生动但简短；（4）被认为是高度不可控的。初步分析表明，反复出现的令人厌恶的意象会引发心理污染的感受（Rachman，2007）。

在一项专门评估心理意象是否存在的研究中，81%的强迫症样本报告说意象与他们的强迫症状有关（Speckens，Hackmann，Ehlers，& Cuthbert，2007）。反复出现的意象在视觉上非常清晰，而且34%集中在早期不良事件上。经历过心理意象的个体会体验到更多的强迫症状和焦虑、出现更多的心理中和行为，对责任化信念的认同程度也更高。作者推测意象再体验和意象评估的认知重构可能有助于CBT针对强迫意象的工作。

De Silva（1986）对强迫意象进行了最全面的分析。他的结论是，意象形态的强迫现象与强迫思维很不一样，它可能有不同的病因，因此需要不同的治疗方法。但对强迫意象的研究很少，所以多数临床医生依然使用与干预强迫思维相同的方式来干预强迫意象。

强迫思维的核心特征

几个世纪以来，强迫思维一直被认为是一种扭曲的宗教体验，直到 19 世纪医学理论的出现。尽管**强迫**（obsession）这个术语是由 Morel 在 1866 年提出的（Black，1974），但在 1838 年 Esquirol 就描述了第一个强迫症病例。1878 年，德国神经病学家 Karl Westphal 给出了“强迫思维”一词最早的综合性定义之一。他强调，强迫思维是一些进入意识的想法，这些想法违背个人意志、难以控制或抑制，而且被人们认为不正常，与个体的特征也不相符（Black，1974；Rosenberg，1968）。

当代对强迫思维的定义在不同程度上强调了表 2.2 中总结的四个核心特征。这些特征没有任何一个在定义强迫思维的过程中是充分或必要的，但它们共同确定了重复思维的特征，而这些特征决定了强迫思维的性质。

表 2.2　强迫思维的典型特征

典型特征	解释
侵入性	思维、意象或冲动以一种无意识的、不自觉的方式反复进入意识；即，它违背个体的意志。
不可接受性	重复的侵入性思维被认为是非意愿的或不希望的，或达到引起反对的程度。
抵抗	通过回避、心理控制策略或强迫仪式来抵制、抑制、消除或阻止强迫思维的强烈欲望。
感知到的不可控性	在感觉到对不可接受且具有威胁性的强迫思维的控制力减弱时的心理评估。

侵入性

强迫思维的一个基本特征是具有**侵入性**（intrusiveness）。虽然强迫思维常常是由外界刺激引起的，但它还是会违背人的意志侵入意识。对那些本来就担心会失去对自己心理状态控制能力的强迫症患者来说，这种非自愿的特征尤其令人苦恼。强迫思维的侵入性是所有与刺激无关或自主产生的认知活动所固有的，比如走神、与任务无关的想法、白日梦，等等（Christoff，2012；Killingsworth & Gilbert，2010；Smallwood，2013）。此外，非意愿的想法（如强迫思维）有一个独特的神经基础，其特征是右脑背外侧前额叶皮质的连接性降低，而左脑纹状体的活动性增强（Kühn，Vanderhasselt，De Raedt，& Gallinat，2014）。作为一种意料之外的、自发的认知活动的产物，强迫思维通过过分占用有限的注意资源来打断正在进行的活动。侵入性的一个临床含义是，在治疗过程中，许多强迫症患者会忍受自主产生的强迫思维，但在日常环境中出现相同的强迫思维时，他们会将其体验为一种突然的心理侵入，并感到难以忍受。

不可接受性

非意愿的心理侵入或强迫思维的另一个重要特征是它们**不可接受**（unacceptability）、不受欢迎或被反对的性质（如 England & Dickerson，1988）。这一特征涉及那些非意愿的侵入性思维的个人意义。一个侵入性思维可能因为以下原因不被接受：（1）它威胁或不符合个体的核心价值观；（2）它的发生降低了自我价值；（3）它与过高的主观痛苦有关。Parkinson 和 Rachman（1981a）在他们最初关于非意愿的侵入性思维的研究中发现，被认为不可接受的侵入性思维更令人痛苦，也更难控制。Freeston 和 Ladouceur（1993）的研究表明，如果侵入性思维出现的概率很低，但会引发高水平的抵制，那么这样的思维会更多地与使用非适应性的逃跑或回避控制策略有关。另外，关于自我的强迫症研究表明，强迫思维之所以令人痛苦，可能与它会威胁到人们根植于心的价值观有关（见 Ahern & Kyrios，2016；Doron & Kyrios，2005；Garcia-Soriano & Belloch，2012）。因此，显著的不一致或对自我价值的威胁是评估不可接受性程度的另一个因素。

抵抗

在 DSM–5 中，努力忽视、抑制、反复出现中和行为和持续的想法，是强迫症的主要特征（APA，2013）。在 Rachman 和 de Silva（1978）的研究中，这种特征被称为**抵抗**（resistance），是临床强迫思维与正常侵入性思维的区别。尽管强迫症患者对强迫思维的抗拒程度各不相同，但他们都有强烈的动机去忽视、抑制或消除这种令人痛苦的想法。想要摆脱这种想法的愿望被一种信念所驱动：如果强迫思维没有被成功地终止，那将会给自己或他人带来糟糕的后果。其他研究表明，与非强迫症的其他临床组和非临床组相比，强迫症患者对控制强迫思维的重要性的评分要高得多（García-Soriano，Roncero，Perpiña，& Belloch，2014；Morillo，Belloch，& García-Soriano，2007）。同样，最令个体苦恼的强迫思维比苦恼程度最低的在重要性和控制性方面评分更高（Rowa，Purdon，Summerfeldt，& Antony，2005）。总的来说，感知到的重要性和抵抗的程度是强迫性体验的重要特征。

感知到的不可控性

尽管有强烈的抵抗动机，但强迫症患者总是认为自己为获得控制所做出的努力短暂而且不足。这导致强迫思维具有高度的主观不可控性。对临床和非临床样本的大量研究表明，侵入性思维和强迫思维的频率、痛苦和**感知到的不可**

控性（perceived uncontrollability）之间都存在很强的相关（如 Clark & de Silva，1985；García-Soriano & Belloch，2013；Morillo et al.，2007；Purdon & Clark，1994a；Rachman & de Silva，1978）。然而，强迫症患者似乎并没有表现出控制强迫思维的能力的下降（Janeck & Calamari，1999；Purdon，Rowa，& Antony，2005；综述见 Magee，Harden，& Teachman，2012）。因此，与强迫思维最相关的特征是对不可控性的感知，而不是实际的心理控制能力。

在强迫思维的四个核心特征（表 2.2）的维度上，特定强迫思维内容会呈现不同的程度或强度。因此，尽管我们认为大多数强迫思维会在不同程度上表现出所有四个特征，但不同的强迫思维在每个特征的构成或相对贡献上是不同的。这些构念在区分强迫思维与其他类型的负面认知，以及与异常强迫思维时是很有用的。

强迫思维与非意愿的侵入性思维

DSM-5（APA，2013）对强迫症提出了明确的观点，也就是说，个体要么符合诊断标准，要么不符合。1978 年，Stanley Rachman 和 Padmal de Silva 发表了一项有争议的研究，挑战了这种对强迫症的分类概念。在两个研究中，他们比较了非临床个体和强迫症患者，以确定两组参与者是否都经历了非意愿的、类强迫的侵入性思维、意象和冲动。结果很惊人。他们发现，84% 的非临床参与者报告了他们存在非意愿的认知侵入，而这些侵入在形式和内容上都与临床强迫思维非常类似。当然，与非临床参与者的侵入性思维相比，临床强迫思维被认为更频繁、更强烈、更难以控制，也更容易与中和反应相关联。在随后的几年中，其他研究人员也重复了这些发现（如 Calamari & Janeck，1997；García-Soriano & Belloch，2013；Morillo et al.，2007）。

许多研究发现，大多数人（80% ～ 90%）都有侵入性的、强迫性的思维、意象或冲动（如 Clark & de Silva，1985；Freeston，Ladouceur，Thibodeau，& Gagnon，1991；Parkinson & Rachman，1981a；Purdon & Clark，1993；Radomsky，Alcolado，et al.，2014；Salkovskis & Harrison，1984）。这些研究中调查的认知现象都被认为是**非意愿侵入性思维**（unwanted intrusive thoughts）。它们被定义为具有如下特征的想法、意象或冲动：（1）中断正在进行的活动；（2）被认为有内在的起源；（3）难以控制（Rachman，1981）。非意愿的侵入性思维通常是由个体当前的担忧和情况诱发的，包括压力经历（如 Horowitz，1975；Parkinson & Rachman，1981b）。因此，非意愿的侵入性思维也是一种跨诊断现象，在其他临床障碍中也有出现，比如抑郁障碍（Brewin，Hunter，Carroll，& Tata，1996；Wahl et al.，2011）、PTSD（Michael，Ehlers，Halligan，& Clark，2005）、进食障碍（García-Soriano et al.，2014）、严重的躯体疾病（Whitaker，Watson，& Brewin，2009）以及广泛性焦虑（Gross & Eifert，1990）。然而，一些特定人群（如被监禁的精神病患者）则不太可能报告非意愿的侵入性思维（O'Neill，Nenzel，& Caldwell，2009）。

一般人群"正常强迫思维"的证据是强迫症 CBT 理论的一个关键部分。从认知的角度来看，当个体误以为侵入性思维是一个必须被消除的、对个体来说很重要的威胁时，正常的非意愿侵入性思维就会发展成病态的强迫思维（Rachman，2003；Salkovskis，1985）。近年来，一些研究人员对 CBT 视角的连续性假设提出了质疑。Julien、O'Connor 和 Aardema（2009）发现，非临床样本的大多数侵入性思维都与环境诱因直接相关，而强迫症患者的侵入性思维则更多与环境背景间接相关。在之后的一项研究中，被判定为与强迫症相关的侵入性思维更有可能缺乏现实基础，而非强迫症相关的侵入性思维更有可能是自我协调的，并且与此时此地相关（Audet，Aardema，& Moulding，2016）。另一些人则认为，正常和异常强迫思维在内容上存在质的区别（Rassin，Cougle，& Muris，2007；Rassin & Muris，2006）。尽管有这些反对意见，已经有相当多的证据表明，强迫症中最常见的强迫思维主题也经常出现在非临床个体的非意愿侵入性思维中（Rachman & Hodgson，1980；Radomsky，Alcolado，et al.，2014）。

正常和异常强迫思维之间的连续性与更普遍的强迫症的维度观点一致。CBT模型坚持认为强迫症的临床和非临床差异在于程度而非种类。以社区为基础的研究报告了2%～20%的阈下强迫症发生率，这对强迫症维度论的支持是显而易见的（综述见 Gibbs，1996）。其他研究也发现，在普通人群中，强迫思维和强迫行为的发生率高于可诊断的强迫症的患病率（Fineberg et al.，2013；Nestadt，Samuels，Romanoski，Folstein，& McHugh，1994；Stein，Forde，Anderson，& Walker，1997；Subramanian et al.，2012；Welkowitz，Struening，Pittman，Guardino，& Welkowitz，2000）。强迫症患者经常报告说他们是逐渐发病的，在这期间他们会经历数年的阈下强迫症状（Coles et al.，2012；Pinto，Mancebo，Eisne，Pagano，& Rasmussen，2006）。

因此，有相当多的证据证明可以从一个连续性的角度来看待强迫思维。无论个体是否患有强迫症，痛苦的侵入性思维对大多数人来说都是令人烦恼的现象（Clark，2018；Forrester，Wilson，& Salkovskis，2002）。正常和异常强迫思维之间的关键区别在于个体如何评价和应对心理侵入，而不在于侵入性思维的具体类型或认知内容上的区别（Gibbs，1996）。表2.3给出了可以用来确定非意愿侵入性认知的临床状态的各个维度。

表 2.3　区分正常和异常强迫思维的标准

正常强迫思维	异常强迫思维
不那么频繁	更频繁
不那么难以接受 / 令人痛苦	更加难以接受 / 令人痛苦

续表

正常强迫思维	异常强迫思维
很少涉及内疚感	明显的内疚感
对侵入性思维很少抵抗	对侵入性思维有很强的抵抗
具备一定控制力	对强迫思维的控制力减弱
被认为无意义的、与自我无关	被认为非常有意义、威胁到重要的自我核心价值观（自我矛盾的）
不能主导个体意识的短暂性侵入	能够主导意识的长时间侵入
较少关注思维控制	高度关注思维控制
较少强调消除痛苦	专注于消除与强迫思维相关的痛苦
对日常生活干扰较少	对日常生活严重干扰

这些差异特征基于直接比较强迫症患者和非临床参与者的研究（Calamari & Janeck，1997；Garcia-Sorianó & Belloch，2013；Julien et al.，2009；Morillo et al.，2007；Rachman & de Silva，1978）。临床工作者可以使用这个表作为一个检查清单，来确定个体的重复消极思维的体验是否符合临床强迫思维的阈值，并适用于后续章节里的 CBT 方案。当然，强迫思维必须与其他需要不同治疗方法的重复性思维区分开，比如妄想、担忧和思维反刍。

自知力、超价观念和妄想

自知力连续谱

早期许多作者认为，一个人对强迫思维的过度或不合理性的自知力是强迫症的定义性特征［如 Jaspers，1963；Schneider，1925，如 Black（1974）所引］。然而，当代研究表明，自知力并不是强迫思维的必要标准。在 DSM- Ⅳ对强迫症的现场试验中，只有 13% 的样本确定他们所担心的后果不会发生（即对他们的强迫思维有自知力），26% 的人几乎可以肯定后果会发生，4% 的人则完全肯定可怕的后果会发生（Foa et al.，1995）。据估计，15% ～ 36% 的强迫症患者自知力较差（见 Alonso et al.，2008）。因此，DSM–5 根据这些差异区分出良好、差或缺乏自知力 – 妄想信念。

大多数强迫症患者都能意识到他们的强迫思维是过度的。强迫症患者常常会惊讶道："我知道这很傻，但是一旦我怀疑灯的开关没关好，我就会很沮丧。"但是，如果一个强迫症患者真的认为电灯开关没有"绝对关着"就会引起电气火灾，那该怎么办呢？在这种情况下，患者可能不会认为他的强迫性怀疑和反复检查电灯开关的行为是不合理的。

众所周知，一个人对强迫思维的自知力是受环境限制的，在没有威胁的情况下自知力最高，在有威胁的情况下自知力较低（Kozak & Foa，1994；Steketee & Shapiro，1995）。例如，如果这个人不在儿童身边，那么猥亵儿童的想法就显得非常荒谬。然而，当有儿童在场的时候，这种强迫性的思维就很有说服力，因为它会持续存在并带来痛苦。因此，自知力是一个动态的结构，会随着时间和情境的变化而变化。

对"过度"的强迫思维和强迫行为的低自知力具有重要的临床含义。几项研究发现，缺乏自知力的个体具有更严重的强迫症状、更高的共病率、更长的病程和更早的发病时间（Alonso et al.，2008；Catapano et al.，2010；Jakuboski et al.，2011；Türksoy，Tükel，Özdemir，& Karali，2002）。尽管研究结果尚不一致，但较差的自知力可能与较差的治疗反应有关（Alonso et al.，2008；Catapano et al.，2010）。此外，对强迫症状的无意义性的认识普遍存在，并在一个连续谱中变化。较差的自知力可能更多出现在宗教和伤害相关的强迫思维中（Tolin，Abramowitz，Kozak，& Foa，2001），并且对强迫行为的治疗影响要高于强迫思维（Neziroglu，Stevens，McKay，& Yaryura-Tobia，2001）。

研究者们对那些长期坚信强迫恐惧合理性的患者非常感兴趣。对这些个体来说，这种强迫思维可能已经发展成为一种超价观念，甚至可能是一种妄想。Insel 和 Akiskal 最初提出强迫症可以随着自知力的连续谱而变化，从强迫思维到超价观念，再到类似精神病的妄想。对于后一种情况，他们建议用**强迫性精神病**（obsessive-compulsive psychosis）这个术语来描述。

超价观念

Wernicke 在 1900 年首次引入了**超价观念**（overvalued ideation，OVI）一词，用来指代个体认为自己合理持有并会强烈影响他的行为的一种特定信念（见 Kozak & Foa，1994）。Jaspers（1963）指出，OVI 还涉及深刻的个人认同和相当强烈的情感。然而，正是 Foa（1979）在针对强迫症的行为治疗失败后进行的研究，重新激起了人们对超价观念及其与强迫症的相关性的兴趣。她发现，在 10 个对行为治疗没有成功反应的强迫症患者中，就有 4 人认为他们的强迫性思维或恐惧是现实的。他们也认为，自己的强迫行为真实阻止了与这种行为相关的负性后果的发生。

最初，有关超价观念的研究受到概念化较差和测量方法不足的阻碍。超价观念与自知力、判断、信念和妄想等概念之间的关系还没有得到清楚的阐明（讨论见 Neziroglu & Stevens，2002）。最被广泛接受的观点是，超价观念是“强烈持有的不合理信念，但不像妄想那么坚定”（Kozak & Foa，1994，p.344）。因此，强迫思维、超价观念和妄想之间的主要区别在于个体对错误观念坚持的程度（即信念的强度或坚定程度）。Veale（2002）为超价观念提供了一个更广阔的认知行为视角。他不仅强调信念的强度，还强调对自我价值（观念）的过度认同或重视，以及对理想化价值的僵化或不灵活程度。

为了提供对超价观念的标准化测量，研究者开发了供两个临床工作者使用的等级量表：**布朗信念评估量表**（the Brown Assessment of Beliefs Scale，Eisen et al.，1998）和**超价观念量表**（the Overvalued Ideas Scale，Neziroglu，McKay，Yaryura-Tobias，Stevens，& Todaro，1999）。超价观念量表具有良好的内部一致性、重测稳定性、会聚效度和区分效度（Neziroglu et al.，1999），尽管这两个量表高度相关（Shimshoni，Reuven，Dar，& Hermesh，2011）。后来的研究使用这些量表以更准确地评估超价观念对治疗反应的影响（如 Alonso et al.，2008；Catapano et al.，2010）。

一些研究发现，高超价观念水平与治疗反应的降低有关（Basoglu，Lax，Kasvikis，& Marks，1988；Foa，1979；Foa，Abramowitz，Franklin，& Kozak，1999；Neziroglu et al.，2001），也有研究没有发现它预测了较差的结果（Lelliott，Noshirvani，Basoglu，Marks，& Monteiro，1988）。Neziroglu 和同事（2001）研究发现，超价观念量表的得分与强迫行为的获益有关，而与强迫思维无关。然而，有证据表明，伴有超价观念的强迫症可以通过认知疗法、行为疗法（Lelliott et al.，1988；Salkovskis & Warwick，1985）或药物（O'Dwyer & Marks，2000）得到成功治疗。

为了确定自知力缺乏或超价观念在何种程度上会干扰强迫症的预后，还需要进行更深入的研究。更长时间的治疗（Catapano et al.，2010）和根据个体对强迫的强烈信念而量身定制的心理干预或许可以取得更好的治疗效果。至少，临床工作者应该评估自知力的水平，并针对以较差的自知力为特征的适应不良信念，引入相应的认知干预。

妄想

妄想是"在证据冲突的情况下依然不能改变的固定信念"（APA，2013，p.87）。DSM-5 强调，强烈持有的信念（即 OVI）与妄想之间的主要区别在于，在面临明显矛盾的证据时，妄想的坚定程度也不会改变（APA，2013）。

早期文献提出了强迫症和精神分裂症谱系障碍（schizophrenia spectrum disorders）之间的联系（Enright，1996；Insel & Akiskal，1986；Stengel，1945）。正如前文提到的，强迫症发展成精神分裂症的可能并不比其他情绪障碍高（Rachman & Hodgson，1980；Stein & Hollander，1993；Torres et al.，2006）。然而，精神病性症状在强迫症样本中更为普遍（Adam et al.，2012），尽管这些症状通常表现为自知力的缺乏和对强迫性恐惧的真实性持有强烈信念（Kozak & Foa，1994；也见 Welner et al.，1976）。

考虑到与强迫症的相关性，区分超价观念和妄想是很重要的。在综述中，Eisen、Phillips 和 Rasmussen（1999）得出结论，强迫思维、超价观念和妄想共同存在于自知力的连续谱中，而妄想性强迫症极其罕见。然而，存在高超价观念的强迫症患者可能表现出与精神分裂症患者相似的认知功能障碍（Kitis et al.，2007），也有其他研究（Jacobsen，Freeman，& Salkovskis，2012）表明，强迫症患者的强烈信念并没有表现出与妄想障碍相同的推理偏差（reasoning bias）。此外，在强迫症并存妄想的罕见案例中，可能是共病的抑郁和分裂型人格障碍促成了妄想的发展（Fear，Sharp，& Healy，2000）。

尽管研究文献中存在不一致，但临床工作者在制定个体化的个案概念化和治疗方案时，仍然面临着鉴别自知力缺乏、超价观念和妄想之间差异的挑战。在以下情况下可以怀疑一个患者有妄想障碍：

- 坚定地相信强迫思维，以至于对明显矛盾的证据完全没有反应。
- 强迫思维是怪异的、让人难以置信的，与日常生活经验毫无关联。
- 强迫思维（即妄想）反复出现，但与之相关的痛苦或困扰很少。

担忧及思维反刍与强迫思维的辨别

重复性是许多不同类型的认知的显著特征，如担忧、思维反刍、列计划、问题解决、认知固着（perseverative cognition）等（Watkins，2008）。重复思维被认为是一个跨诊断的概念，是“对自己和所处的世界仔细、重复或频繁地思考的过程”（Segerstrom，Stanton，Alden，& Shortridge，2003，p.909）。Watkins（2008）指出，重复性思考可以是建设性的，也可以是非建设性的，后者在消极情绪状态下更为突出。担忧和思维反刍是消极重复思维的两种形式，它们分别是焦虑和抑郁的核心认知特征。尽管涉及不同的内容和时间取向，担忧和思维反刍在评价、打断目标和心理控制过程的方面仍有许多相同之处（Segerstrom，Tsao，Alden，& Craske，2000；Watkins，Moulds，& Mackintosh，2005）。因此，在区分强迫思维和其他类型的消极认知时，必须同时考虑思维反刍和担忧。

Watkins（2008）没有将强迫思维纳入他对非建设性重复思维的分类中。强迫思维侵入性和非自愿的特征可能是导致它被排除在外的原因。然而，重复的负性思维和强迫思维有许多相似之处，例如它们的高频率、不可控制性、负性内容、自我关联性，以及对涉及安全、保证或确定性的目标的破坏（见 Ehring & Watkins，2008）。此外，强迫症患者也会体验到高强度的担忧和思维反刍（Calleo，Hart，Björgvinsson，& Stanley，2010；Wahl et al.，2011；也见 Ehring & Watkins，2008）。显然，临床工作者必须能够区分强迫思维、担忧和反刍，才能构建准确的个案概念化。

担忧

人们对未来各种可能的威胁产生心理表征的能力是**担忧**（worry）的基础（Borkovec，1994）。担忧是“一种持续的、重复的、不可控制的思维链，主要集中于未来某些消极或威胁性结果的不确定性，在这种不确定性下，人们预演各种解决问题的方法，但无法减少对潜在威胁的高度不确定感”（Clark & Beck, 2010, p.235）。担忧是心理状态的语言形式，集中于重要生活领域中实际或潜在的未达成的目标（Borkovec, 1994; Eysenck, 1992; Wells & Matthews, 1994）。它处理真实或想象的威胁，这些威胁涉及与安全、保障和个体活力有关的广泛的个人和社会问题。正常的日常经历往往也会成为担忧的内容（Wells, 2005）。所以，担忧与焦虑加剧和不可控的感觉有关。

适应性的担忧的特点是解决问题，从而对生活困境做出有效的反应（Mathews, 1990），病理性焦虑与强迫症更为相关。其主要特点如下：

- 无处不在
- 旷日持久
- 不可控制
- 对威胁的选择性注意
- 关注小事，或遥远但重要的个人威胁事件
- 自主反应受限

因此，病理性担忧与焦虑、痛苦的加剧有关，是广泛性焦虑障碍的主要特征。

病理性担忧在强迫症中尤为突出，从广泛性焦虑障碍的共病率（Adam et al., 2012; Fineberg et al., 2013）和担忧症状的显著性（Brown et al., 1993）中可见一斑。此外，在临床样本和非临床样本中，强迫症状和担忧的测量都具有相关性（Calleo et al., 2010; Freeston, Ladouceur, et al., 1994; Macatee et al., 2016; van Rijsoort, Emmelkamp, & Vervaeke, 2001）。但强迫症和广泛性焦虑障碍存在一些共通的潜在认知过程，如抑制控制（inhibitory control）的缺陷、夸大威胁、无法耐受不确定性、注意力控制能力差和消极的侵入性思维，这些使情况变得

复杂化（Brown, Dowdall, Côté, & Barlow, 1994; Fergus & Wu, 2010; Gentes & Rusico, 2011; Macatee et al., 2016; Nota, Schubert, & Coles, 2016; Turner, Beidel, & Stanley, 1992; Wells, 2005）。那么，如何区分这些认知现象，从而形成精确的个案概念化呢？表 2.4 列出了一些用以区分强迫思维和担忧的特征。

表 2.4　强迫思维和担忧的特征差异

强迫思维	担忧
内容与自我表征的价值领域相反，或者至少不那么相符	内容与自我相关的核心问题高度一致或相符
以各种形式出现，如截然不同的思维、意象或欲望	主要以思维链的形式出现
通常最令人痛苦的是思维发生的重复性	痛苦的主要来源是对现实生活的消极结果的想象
思维与行为融合的证据较多	思维与行为融合的证据较少
对思维有更强的责任感	对思维的责任感可能较少
负面情感与侵入内容有关	强烈的负面情感与现实生活中担忧的问题有关
强烈抵抗（即努力控制心理过程）	适度抵抗
高度侵入性和非意愿	适度侵入性和非意愿
适度的主观不可控性	高度的主观不可控性
坚信思维的重要性和对思维的控制（抑制）	适度相信思维的重要性和对思维的控制
出现相关中和行为的可能性高	出现相关中和行为的可能性中等
被认为高度不可接受	被认为部分不可接受
更可能被看作不可理解的（如怪异、无意义）	虽然夸张但可以理解
不太会顺从理性争论结果	部分顺从理性争论结果

注：基于强迫思维和担忧的对比研究（Calleo et al., 2010; Clark & Claybourn, 1997; Coles, Mennin, & Heimberg, 2001; Fergus & Wu, 2010; Langlois, Freeston, & Ladouceur, 2000a, 2000b; Wells & Morrison, 1994; 也见 Ehring & Watkins, 2008; Wells, 2005）。

不仅担忧和强迫思维本身有很多相似之处，强迫症患者也会在担忧强迫思维类问题（如“如果强迫症恶化，我失去正常的社会功能怎么办？”）的同时，担忧相同类型的生活问题（如“如果我失去工作，不得不宣布破产怎么办？”），而且这些生活问题是先占的、非强迫症的病理性担忧。更复杂的是，强迫思维和担忧之间的许多区别是程度的问题，而不是种类的问题。强迫思维和担忧需要不同的治疗方案，因此正确识别每种形式的病理性思维对治疗的完整性很重要。

为了说明强迫思维和担忧之间的区别，可以回顾第 1 章中路易丝的例子。路易丝患有身体污染强迫症，所以她每天都会出现好几次强迫思维：“我是否因为碰了脏东西而被污染了？”此外，路易丝还为自己的强迫症而担忧，她经常担心自己的强迫症是否会恶化到无法再工作或照顾家人的地步。尽管这两种适应不良的思维都与身体污染强迫症有关，但思维过程却截然不同。当路易丝产生对污染的强迫思维时，这种想法被体验为一种明显的心理侵入，通常由外部刺激诱发，但显然是非意愿的和令人痛苦的。这种想法本身与路易丝对自我的观点不一致，她认为自己是一个谨慎、负责的人，能够规避风险，为自己和他人寻求安全和保障。这种强迫思维的存在本身就是一种极具威胁的体验，暗示她真的可能受到污染。她有强烈的欲望去排斥这种想法，并抵消（中和）焦虑和感知到的不确定性。

路易丝对强迫症后果的担心则完全不同。这种担心就像一个思维链，在这个思维链中，她考虑了强迫症可能恶化并损害功能的所有方式。她关注的不是担忧想法本身，而是如果她在家里和工作中都失去功能，生活会是什么样子。当想到自己因为强迫思维和强迫行为变得更加无能，并可能给家庭带来影响的时候，她感到越来越焦虑和悲伤。当她从一个相关的思维流跳到另一个时，她感到思维无法控制，一直专注于自己如何辜负了家人。她在寻找解决方案，寻找避免这场迫在眉睫的灾难的方法，但找不到。她开始相信自己是一个可怜的妻子和母亲，只能看到未来的痛苦并为家庭心痛，心痛自己引起了问题却无力改变。对路易丝来说，这些担忧是被长期存在的软弱、无助、脆弱的核心信念所激活的，而当前的担忧更多地证明了她的困境的严重性。

思维反刍

思维反刍（rumination）是一种以自我为中心的、重复性的思维，包括试图理解过去某个令人不安的事件或解决某个问题，而这个问题正在造成预期目标与当前状态之间的感知差异（Watkins，2016）。Watkins 指出，反刍是一个正常的思维过程，通常是相当短暂的，由未解决的问题或未实现的目标引发。它会持续直到期望的目标实现或放弃。一些正常思维反刍的例子是：

- 回想一次重要的会议，想知道自己是看起来有胜任力、准备充分，还是不可靠且无能。
- 试图了解最近的癌症诊断的原因和后果。
- 考虑被迫提前退休。
- 想知道为什么成年女儿对自己如此冷淡和疏远。
- 试图了解强迫症恶化的原因以及这对未来意味着什么。

Watkins（2016）指出，思维反刍通常涉及一个转换的过程——试图解决一个被视为挫折的问题和努力评估问题的意义之间的转换。他指出，当（1）重要的人生目标难以实现但又难以放弃；（2）问题解决技能不足以实现目标时，思维反刍就会变得过度。抑郁障碍的研究者对思维反刍最感兴趣，对此 Nolen-Hoeksema（1991）进行了很多开创性工作。许多研究表明，思维反刍与抑郁状态的恶化有关（如 Nolen-Hoeksema，2000；Riso et al.，2003；Spasojevi & Alloy，

2001），它是压力生活事件和抑郁之间的一个中介因素（Michl，McLaughlin，Shepherd，& Nolen-Hoeksema，2013；Nolen-Hoeksema，Parker，& Larson，1994）。

强迫症患者经常出现过度思维反刍。由于大多数强迫症患者会经历抑郁发作并同时出现抑郁症状，因此可能会出现适应不良性思维反刍。此外，在反刍和强迫思维的认知过程中有相当多的重叠，因此如何对二者进行区分是一个重要的临床问题。

值得注意的是，一些作者将无强迫行为的强迫思维称为“纯粹的强迫思维”或**强迫性思维反刍**（obsessional rumination，Clark & Guyitt，2008）。然而，在这一背景下的思维反刍与抑郁障碍文献中的思维反刍有着不同的含义。在讨论性文献中，de Silva（2003）评论到，强迫思维不能被反刍，并因此得出结论：“强迫性思维反刍是一种应对强迫思维的强迫性认知活动”（p.198）。他提供了几个这类现象的临床例子，主要涉及存在问题，如“死后还有生命吗？”“生命的意义是什么？”“我有遗传缺陷吗？”等。

在为数不多的直接比较强迫思维和思维反刍的研究中，Wahl 和同事（2011）调查了强迫症和抑郁障碍的表现。强迫症组报告了频繁和痛苦的思维反刍，但抑郁组报告的强迫思维很少。此外，这两种类型的消极认知在体验上也存在差异，思维反刍更多是过去取向的（past-oriented）和现实的，强迫思维则更多是视觉上的、非理性的，并且与更强烈的行为欲望相关。当然，思维反刍和担忧非常相似，主要区别在于它们的时间取向。担忧是未来取向的（future-oriented），而思维反刍则侧重于过去的经历（Watkins，2016）。表 2.4 中列出的许多区别也可以用来区分强迫思维和思维反刍。

下面的例子说明了，一个有宗教强迫思维的人如何产生思维反刍。可以想象一下，她最主要的强迫思维是“我冒犯了上帝吗？”。每当需要做决定时，这个强迫思维会反复出现，她会想：“我做了一个让上帝不高兴的错误选择吗？”

同时，她因为痛苦的童年记忆而备受折磨。她的父亲冷淡、拒绝且挑剔。她会花好几个小时回想自己的童年，为父亲漠不关心的态度而心烦意乱，想知道为什么他看起来并不爱她。尽管人们可能会试图在“冒犯上帝”的想法和童年的痛苦记忆之间找到相似处，但显然，前者是一种强迫思维，而后者则是一种思维反刍。在这种情况下，治疗师需要采取不同的策略，来改变患者关于宗教的强迫思维和对童年经历的思维反刍。

结　论

强迫症的 CBT 相当重视强迫思维的治疗。因此，深入了解强迫思维是进行有效治疗的前提。然而，强迫思维的形式和内容千差万别，与强迫症患者经历过的其他类型的重复性负性思维既有共同特点，又有明显差异。本章提出的几点建议应纳入认知个案概念化和治疗计划中。

- 大多数强迫症患者都有多种随着时间的推移而改变的强迫思维，并受到文化、个人经历和重大生活事件的影响。重要的是，临床工作者要选择当前给患者带来最大的痛苦和功能损害的**主要强迫思维**（primary obsession），同时认识到它可能随着时间和生活环境的不同而改变。
- 评估应包括过去的创伤经历及其在强迫思维的病因和维持中的作用。如果存在创伤性强迫思维，应将以创伤为中心的干预措施纳入 CBT 方案。
- 强迫思维的特点是侵入性、不可接受性、抵抗性和不可控制性。当频率和痛苦增加、与现实的脱节越多、对日常生活的干扰越大、中和的欲望越强时，它就变得病态，而且越来越耗时。
- 对强迫思维是否过度的自知力水平是治疗准备就绪的一个指标。所以，需要对认知治疗的成分进行调整，以配合自知力较差的情况。

- 在极端情况下，可采用标准化测量来识别超价观念和妄想障碍的可能性。如果存在超价观念，则需要更长的治疗过程，并进行认知重建，以解决关于强迫思维真实性的适应不良信念。
- 在评估和个案概念化的过程中，需要考虑担忧和思维反刍是不是临床表现的重要特征。如果存在不同类型的重复性负性思维（如强迫思维、担忧、思维反刍），治疗师必须能够进行区分。

在过去的 20 年里，CBT 更强调强迫思维而不是强迫行为。后者被认为是对强迫思维的一种反应，并且已经使用 ERP 进行了有效的治疗。强迫思维似乎对标准的行为治疗反应不那么敏感，尤其是没有明显强迫行为的强迫思维（Rachman，1983）。有学者将认知治疗引入标准 ERP，旨在解决行为治疗对强迫思维效果较差的情况。然而，钟摆可能摆得太远，这促使几位研究者主张更多地关注强迫行为（Bucarelli & Purdon，2015；Wahl，Salkovskis，& Cotter，2008）。下一章将讨论那些作为强迫症主要发病因素的强迫行为及相关过程。

第3章

强迫行为、中和反应和控制

如果个体反复采取某种行为以中和强迫思维、减轻痛苦或是预防 / 消除可怕的后果，那么任何用于应对强迫思维的反应都可能变成一种强迫行为。请思考以下例子。

- 一名女性每天用研磨清洗剂使劲搓洗双手数十次，因为她觉得自己很脏，而且受到了有毒化学物质的污染。
- 一名男性花几个小时反复阅读过期的超市传单，担心错过一个商品或没有完全理解他所读的内容。
- 一名学生认为只有达到某种“知道的感觉”，才可以停止学习。
- 一名工程师每周花费数小时搜索互联网和其他资源，只是为了寻找世界末日的证据。
- 一名女性不停地询问家人和好友，自己看起来是否患了什么疾病，尽管知道他们会因为自己没完没了的问题而心烦。

强迫行为——更专业的表述为**中和反应**——在强迫症的发病机制中与强迫思维同样重要，因此在强迫症的认知行为治疗中也值得同等的重视。新手治疗师可能认为强迫行为比强迫思维更容易治疗，但事实并非如此。强迫行为本身的矛盾性使治疗充满挑战。一方面，人们因体验到不可抗拒的欲望而执行仪式化行为（即强迫行为），这些行为对日常生活造成了实质性的干扰和损害；但是另一方面，他们往往能意识到这些行为是非理性的，甚至是毫无意义的。在一位52岁的政府官员身上能够很明显地观察到这一点。他有一种重复出现的想法，认为自己要对发生在他人身上的致命事故负责，因此他觉得必须要反复查看报纸和其他信息来源，以确定自己是否在无意中伤害了他人。在另一个例子中，一位41岁的家庭主妇有一种不可抗拒的欲望，需要反复检查自己的冰箱以确保没有人被关在里面，尽管她能意识到这是个愚蠢的想法。强迫症患者经常会感到沮丧，因为他们在明知自己的行为非常荒谬的情况下，还要继续做出这种自欺欺人的强迫行为。

本章将集中于强迫行为及相关问题。包括不同类型的强迫思维应对方式的性质和作用，包括强迫性仪式、回避行为、内在的中和反应、认知回避和过度寻求保证。此外，还涉及决定强迫行为循环何时结束的“停止标准”的相关研究。本章的最后讨论了强迫症中的思维抑制和心理控制的重要性。在治疗强迫症患者时，治疗师可以使用本章提供的临床建议和资源材料，以便更充分地评估患者的中和反应和控制。

行为层面的强迫行为

强迫行为是“个体对某种情境表现出的过度且不恰当的持续性和重复性行为”（Berlin & Hollander，2014，p.62）。这种广义的定义认为强迫行为的范围可以从高级的认知反应（如祈祷或在心里反复演练刚刚说过的话）到简单的行为反应（如重复敲击、检查或洗涤）（Berlin & Hollander，2014）。Berlin和Hollander（2014）认为强迫行为是一个跨诊断的构念，在多种精神障碍中有不同程度的表现，包括孤独症（autism）、病理性赌博（pathological gambling）和注意缺陷与多动障碍（attention-deficit/hyperactivity disorder，ADHD）。在广泛性焦虑障碍和疑病障碍患者中，强迫行为（如检查和寻求保证）表现得很明显（Fallon，Javitch，Hollander，& Liebowitz，1991；Schut，Castonguay，& Borkovec，2001）。然而，强迫行为在强迫症中表现最突出，在强迫症的现象学中起着决定性的作用。

普通人也会出现强迫行为。许多非临床个体会偶尔或频繁表现出仪式性行为，包括：（1）检查；（2）清洁、洗涤、排序；（3）“魔法”般的保护行为；（4）回避特定对象（Muris，Merckelbach，& Clavan，1997）。此外，某些特定人群（如产后妇女）也有较高的强迫症状发生率，即使他们并不符合强迫症的诊断标准（Miller，Hoxha，Wisner，& Gossett，2015）。此外，强迫行为症状诱发程序能够使健康被试产生与强迫行为相关的认知和情绪变化（Deacon & Maack，2008；Radomsky，Dugas，Alcolado，& Lavoie，2014；Radmonsky，Gilchrist，& Dussault，2006；综述见 Abramowitz et al.，2014），但相比于强迫症的临床样本，这种诱发症状的影响更微弱（de Putter，Van Yper，& Koster，2017）。从现象学上来看，临床强迫行为发生的频率更高、强度更大，会引起更多抵抗和不适，而且往往是针对令人痛苦的想法或消极情绪状态的行为反应。

定义特征

强迫症的强迫行为有一些特征，这有助于将其与其他类型的持续性反应进行区分。工作表 3.1[*] 提供了一份检查表，可用于区分强迫症的强迫行为与其他类型的持续性反应。该检查表中列出的特征来自多种临床强迫行为（如 Berlin & Hollander，2014；Chamberlain，Fineberg，Blackwell，Robbins，& Sahakian，2006；

---

[*] 每章提到的工作表均附在该章末。

Rachman & Shafran，1998）。强迫行为可能会在不同程度上表现出这些特征，存在的特征越多，符合临床强迫行为的可能性就越大。下面这个关于秩序和排列行为的例子说明了该检查表的临床效用。

查尔斯（Charles）是一个很整洁的人，工作一丝不苟。尽管经常被批评过于迟钝和迂腐，但是他依然为自己的高标准而自豪。在生活中，查尔斯重视秩序和平衡，难以容忍任何形式的混乱、不规律或者个人生活空间的杂乱。他在家经常要把东西收拾得整整齐齐，以至于无法安静待着或者放松，也不能享受生活。此外，他花了太多时间来梳理工作，导致经常无法在重要期限前完成。当然，整洁有序是一种积极的品质，因此目前的挑战在于判断这种行为是不是强迫行为。

在评估过程中，临床工作者可以从询问查尔斯关于他的"整理"经历开始，同时牢记工作表 3.1 中的各种陈述。查尔斯说自己有一种强烈的欲望，想要整理任何看起来凌乱或不合适的东西。他无法放松，除非把一切都整理到自己觉得"恰如其分"的程度（即中和反应的一种形式）。多数时候，他认为自己对整洁的关注是合理的；但他也意识到，有时候这种整洁会变得过度和无法控制。查尔斯的行为与威胁回避无关，但他的整理发展成了一种重复性行为，因此他经常一遍又一遍地做同样的事情。他试图不让自己去"整理"书籍、杂志和其他物品，但实在难以抗拒。显然，查尔斯的整理行为符合工作表 3.1 中列出的几种临床强迫行为的标准，包括：（1）强烈进行该行为的欲望；（2）想要达到"恰如其分"的状态以起到中和的作用；（3）对行为不合理性的自知力水平是变化的；（4）有高度重复和刻板的行为特征；（5）反应抑制（response inhibition）功能的受损；（6）缺乏认知灵活性。

临床强迫行为的本质特征是进行某种反应的强烈欲望，与冲动障碍［如偷窃癖（kleptomania）、病理性赌博（pathological gambling）、强迫性性行为

（compulsive sexuality）等］的奖励寻求功能及其带来的愉悦感相比，这种欲望具有避免伤害的功能（Berlin & Hollander，2014；Fineberg et al.，2014）。强迫行为的典型表现是，患者由于对污染的过分恐惧而产生想要反复清洗的欲望，这种欲望一直持续到其主观焦虑出现显著下降。如果焦虑下降到可接受的水平，患者就会停止强迫清洗仪式（Rachman & Hodgson，1980）。在不存在强迫相关恐惧的中性情境下，患者可能会认为强迫行为是过度且不合理的。这种自知力可能会引起主观上的抗拒，因此个体在感到恐惧时会刻意延迟、延长或延缓进行强迫行为，但这种欲望最终会变得非常强烈，以至于个体会屈服（Rachman & Shafran，1998）。许多强迫症患者最终会放弃与强迫行为的斗争，只表现出轻微反抗或毫无抵抗（Foa et al.，1995；Stern & Cobb，1978）。

一般来说，强迫思维会引起恐惧、焦虑、内疚或厌恶等消极的情绪状态，而随后的强迫性仪式行为可以在一定程度上缓和这些消极体验（Rachman & Hodgson，1980）。因此，在大多数情况下，强迫思维和强迫行为在功能上是相关的（Akhtar et al.，1975；Foa et al.，1995；Leonard & Riemann，2012）。因素分析研究的结果表明，强迫思维和强迫行为载荷（load）在相同的因素上，这从实证角度支持了两者的功能相关性（如 Bloch et al.，2008；Olatunji et al.，2017；Summerfeldt et al.，1999）。虽然临床工作者倾向于将强迫思维和强迫行为视为不同的症状维度，但重要的是要认识到它们具有相当的共同性，并在功能上相互联系。

心理层面的强迫行为

心理强迫行为也称为**内在/认知强迫行为**（covert/cognitive compulsions）或**内在/认知中和反应**（covert/cognitive neutralization），是一种常常由强迫思维

引发的内在重复反应，与一种思考强迫思维的某些方面或细节的强烈欲望有关（de Silva，2003）。当心理强迫行为是对强迫思维的反应时，它的作用与外在（overt）强迫行为是一样的。然而，在有些情况下，心理强迫行为并不都与强迫思维有关，而是作为一个重复现象或无法解决的问题独立出现，使人感到不得不去思考（de Silva，2003）。对心理强迫行为的研究包括（如 Abramowitz，Franklin，Schwartz，& Furr，2003；Williams，Farris，et al.，2011）：

- 脑海里重复出现单词、图像或数字
- 重复特定祷文、歌曲或短语
- 心理计数
- 心理清单
- 心理回顾、提问或分析

下面列举了两种类型的心理强迫行为。第一个例子是一位女性，她反复体验到非意愿的、令人痛苦的侵入性思维，比如“此时此刻，我是在体验现实，还是只是对现实的感知？如果我只是在进行视觉感知，那我怎么能知道我是真实的，或者我所看到和经历的是真实的？”为了回应这种强迫性怀疑，患者会通过长期、重复和徒劳的努力来回顾自己的体验，以寻找现实的证据并分析其思维的逻辑。在这种情况下，她在心理层面重复了自己的问题，这个分析过程构成了一种心理强迫行为，这种强迫行为是由她对现实的强迫性怀疑引起的。

在第二个例子中，一位中年专家对所有有关死亡的信息都很感兴趣。她会在网上搜索并倾听有关死亡的对话，想知道人死亡的每一个细节。她还被一种强迫性的冲动所吞噬，想要去查阅有关文明终结的内容，并想象生活在世界末日是什么样的。这种重复性的心理活动与强迫思维无关，患者也没有因为这种病态的痴迷而感到痛苦。相反，她认为自己有一种强烈的欲望，想要尽可能地去阅读有关死亡的内容和我们所知道的有关世界末日的信息。

心理强迫行为可能比预想的更为常见。在 225 名成人强迫症患者中，12.9% 报告说心理仪式是他们的主要强迫行为，20.4% 表示心理强迫行为是他们目前的症状之一（Sibrava，Boisseau，Mancebo，Eisen，& Rasmussen，2011）。只有 50.7% 的患者没有报告心理仪式的病史。同样，一项针对多中心（multicenter）样本的调查发现，在 1001 例巴西强迫症患者中，56.7% 报告了心理强迫行为（Shavitt et al.，2014）。心理强迫行为通常在令人厌恶的强迫思维和秩序 / 对称这两个亚型中表现得更明显（Abramowitz，Franklin，et al.，2003；Williams，Farris，et al.，2011）。此外，在共病边缘型人格障碍的群体中可能也更明显，且病程更迁延、症状更严重，行为自发性也更强（Melca et al.，2015；Sibrava et al.，2011；Starcevic et al.，2011）。然而，Abramowitz、Franklin 及同事（2003）发现，CBT 对心理强迫行为的治疗结果与其他症状亚型之间没有显著差异。

过度寻求保证

过度寻求保证（excessive reassurance seeking，ERS）最初被认为是抑郁症的一个易感因素（如 Joiner & Metalsky，2001），也是 Coyne（1976）针对抑郁障碍的人际理论中的关键构念。然而，ERS 也常被用来应对令人痛苦的强迫思维（Kobori & Salkovskis，2013）。Freeston 和 Ladouceur（1997b）发现，41% 的强迫症患者通过直接寻求保证或将责任转移给他人的方式来应对自己的强迫思维。

抑郁症相关的 ERS 与强迫症中的 ERS 有几点重要区别。对抑郁症来说，寻求保证是一种尝试，目的是获得自我价值感并确保他人是真正地关心自己（Timmons & Joiner，2008）。对抑郁患者来说，过度寻求保证会导致许多意想不到的后果，如拒绝、沮丧和绝望，从而加剧了抑郁状态。

强迫症中的 ERS 关注的是感知到的威胁及相关的痛苦。同样，强迫症患者的寻求保证往往比抑郁症患者更为刻板。Rachman（2002）将 ERS 描述为一种**他人代办的强迫性检查**（checking compulsion by proxy），在这种检查中，患者不断从他人那里寻求保证，经常寻找相同的明确答案，从而减轻焦虑、不适，并从对伤害相关强迫思维的高度责任感中获得解脱（另见 Salkovskis & Kobori，2015）。Salkovskis（1985；Salkovskis，Forrester，& Richards，1998；Salkovskis & Kobori，2015）认为 ERS 是一种重要的中和反应——寻求他人意见，将与伤害相关的责任感分配甚至转移给提供保证的人，从而降低（或分散）自身的个人责任感。除了分散高度的责任感外，ERS 还可以降低威胁的不确定性（Kobori，Salkovskis，Read，Lounes，& Wong，2012），或者作为“停止标准”，以确认已经全面正确地实施了强迫行为。此外，强迫症中的 ERS 可能比抑郁症中的 ERS 更不易察觉，因为个体会寻找某些行为或情境用以自我安慰（Salkovskis，1985）。

有时 ERS 是强迫思维的主要中和反应。在下面的例子中，一名中年男性报告了一种频繁出现、与性相关的强迫思维，令他感到十分痛苦。他会在一天中多次出现一种非意愿的想法：“我想知道，比起和我发生性关系，我的妻子是否更享受与前男友发生性关系？”这种想法往往伴随着妻子和前男友的性爱画面，并且那位前男友是患者认识的人。患者意识到这种强迫思维是荒谬的，因为（妻子与前男友的）性关系发生在 15 年前，在那几年后他和妻子才开始约会。

为了解决这个令人痛苦的想法，患者一遍又一遍地问妻子，与“前男友”发生性关系是否比与自己感觉更好。他在寻求保证时常常带着愤怒和指责的语气，盘问妻子的“不道德”，以及她现在是否对自己的“不忠”感到内疚和悔恨。他的质问可能会持续很长时间，经常让妻子感到沮丧流泪。她的任何解释都不能满足他无情的质问。每当这种困扰出现时，患者都忍不住要进行毁灭性的质问，尽管他知道这会对妻子造成极大的情感伤害，并威胁到他们的婚姻。

妻子的反应只能给他带来一种稍纵即逝的解脱感，因此他常常继续纠缠，直到妻子变得情绪失控而不得不逃离。[这也可以理解为病态嫉妒的例子（Leahy，2018）。] 该案例从 ERS 的角度说明了几个要点。

1. 多数情况下，ERS 只能暂时缓解强迫思维引起的焦虑和不适。
2. 依赖 ERS 的患者通常会寻求一种特定的反应，即使是模棱两可的，他们也相信这能减少强迫性关注。
3. 与 ERS 有关的强迫欲望可以与任何强迫行为一样强烈。
4. ERS 会对提供保证的家人、朋友和照顾者产生强烈的负性情绪影响。

实证研究揭示了 ERS 在强迫症中的作用。强迫症患者中的 ERS 比其他焦虑障碍更为频繁和强烈，自我保证尤其常见（Kobori & Salkovskis，2013；Kobori，Sawamiya，Iyo，& Shimizu，2015）。强迫症患者通过寻求保证以减少焦虑、防止预期的伤害并获得确定感（Korbori et al.，2012；Parrish & Radomsky，2010；Rector，Kamkar，Cassin，Ayearst，& Laposa，2011）。然而，这种缓解只是短期的，伴随而来的是更高的焦虑和更强烈的、寻求更多保证的欲望（Salkovskis & Kobori，2015）。一项有关向强迫症患者提供保证的照顾者的定性研究显示，为强迫症患者提供保证令人沮丧，但他们觉得自己不得不满足强迫症患者的要求，尽管他们知道从长远来看这是适得其反的（Halldorsson，Salkovskis，Kobori，& Pagdin，2016）。

ERS 是一种非适应性的中和策略，需要被纳入认知个案概念化中，并接受针对性的治疗。治疗师应当在心理教育中解释它的消极影响，并指导家庭成员如何应对患者寻求保证的请求。在治疗过程中，治疗师还须警惕患者为了获得保证而做出的细微努力。

回　避

回避（avoidance）是指为了避免接触会诱发强迫思维及相关痛苦的内在或外在刺激而做出的所有努力或反应。它通常是强迫症患者处理强迫症状的首选行为。尽管所有焦虑障碍都有明显的回避表现，但在具有强烈恐惧情绪的强迫症亚型（如强迫清洁）中，回避尤为突出（Rachman & Hodgson，1980）。由于对污物或疾病污染的强烈恐惧，强迫清洗的患者通常十分小心，以避免任何可能使自己接触到污染物的情境（如公共区域、与他人的密切身体接触、医院或诊所）。只有当回避失败时，他们才会试图通过强迫清洗来“逃避”焦虑。回避阻碍了患者长时间暴露于强迫性恐惧，进而加重了强迫思维。此外，回避可以被认为是一种安全行为，它使人们失去了检验强迫症威胁性的机会（Salkovskis，1996）。在CBT中，回避是通过逐级暴露任务和假设检验实验来解决的。强迫症患者往往意识不到自己回避感知威胁的微妙方式，所以治疗师可能需要直接观察患者在强迫相关情境下的反应。

中和反应

中和反应的定义

中和反应是指对强迫思维做出的任何应对反应，包括强迫性仪式（Bocci & Gordon，2007）。同样，Salkovskis和Westbrook（1989）认为中和反应是指个体为应对强迫思维而有意或努力做的任何事情。Freeston和Ladouceur（1997b）提出了一个更加详细的定义，认为中和反应是“旨在消除、阻止或减少思维及相关痛苦的所有自愿、努力的认知或行为活动”（Freeston & Ladouceur，1997b，p.344）。Rachman及同事给出了一个更狭义的概念，将中和反应与强迫行为、思维抑制和认知重评区分开来（Rachman & Shafran，1998；Rachman，Shafran，Mitchell，Trant，& Teachman，1996）。根据这一观点，中和反应和强迫行为的主要不同在于：

- 中和反应的主要目的是减少、消除、抵消、撤销或纠正预期的或当前的强迫思维带来的负面影响。
- 中和策略虽然通常是内在的，但在功能上等同于外在的强迫行为。
- 中和反应是试图补偿或消除，换句话说，是撤销强迫思维的影响，而不是评估或改变强迫思维的意义。

近年来，强迫症的研究者们在广义上认为中和反应是指对强迫思维（包括强迫行为）的任何外在或内在的反应（如Ahern，Kyrios，& Meyers，2015；Belloch，Carrió，Cabedo，& García-Soriano，2015；Radomsky，Alcolado，et al.，2014）。

除了外在的强迫仪式，**中和策略**还包括以下一系列的应对反应：寻求保证、自我惩罚、担忧、转移（distraction）、思维抑制（thought suppression）、认知重评（cognitive reappraisal）、心理检查、合理化、思维阻止（thought stopping）、思维替代（thought replacement）和自我质疑（Belloch et al.，2015；Freeston & Ladouceur，1997b；Radomsky，Alcolado，et al.，2014）。与非临床的对照组相比，强迫症患者显著更多地使用外在的强迫行为、心理检查、思维阻止、自我质疑、担忧、自我惩罚和重评（Abramowitz，Whiteside，Kalsy，& Tolin，2003；Amir，Cashman，& Foa，1997；Ladouceur et al.，2000）。有趣的是，Levine和Warman（2016）发现，强迫症患者更可能使用一些无用的反应策略，这些策略往往会

带来更多令人痛苦的侵入性思维。只有 1/3 的认知策略和 1/4 的行为反应属于强迫性仪式和其他类型的典型中和反应（Freeston & Ladouceur，1997b）。在应对强迫思维时，强迫症患者更常使用与非临床个体相同的心理控制策略，包括行为转移（behavioral distraction）、试图说服自己想法并不重要、思维替代、谈论想法、无所事事、合理化等。虽然这些与非临床个体相同的心理控制策略中有许多看起来似乎是适应性的，但这些反应都是存在问题的，因为它们的目的是抵消强迫思维的负面影响，反而强化了强迫思维的意义和重要性（Freeston & Ladouceur，1997b；Rachman，1998）。

工作表 3.2 提供了强迫症患者中常见的强迫行为及其他中和反应的清单。在评估强迫症时，临床工作者可以使用清单来确定自己是否对与强迫思维相关的各种中和策略进行了全面的评估。

中和反应的影响因素

在 CBT 中，中和反应被认为是强迫症发生和维持的重要因素（Salkovskis，1985，Salkovskis et al.，1998；Rachman，1998）。强迫行为和其他中和反应的形成涉及多个认知和情绪过程。本研究对强迫症的 CBT 理论提供了重要的评估，同时也强调了强迫症患者依赖非适应性中和反应的关键原因。

减轻焦虑 / 痛苦

早期的强迫症行为研究认为强迫行为是一种持续存在的主动回避形式，因为它们能暂时降低与强迫思维相关的焦虑或痛苦（Emmelkamp，1982；Rachman & Hodgson，1980）。有大量实验证据支持这一**焦虑减轻假说**（anxiety reduction hypothesis）。强迫症的临床实验表明，诱发强迫思维会引起焦虑水平的急剧上升，与延缓的强迫行为相比，立即执行的强迫行为能更快引发焦虑的下降（综述见 Rachman & Hodgson，1980；Rachman & Shafran，1998）。此外，内在中和反应似乎也以同样的方式发挥作用，当产生的中和图像抵消了强迫思维的影响时，主观不适感就会下降（Marks et al.，2000）。在强迫症患者产生非意愿的侵入性思维时，如果要求他们构建一种中和思维，也会发现类似的效果（Salkovskis，Thorpe，Wahl，Wroe，& Forrester，2003）。与进行倒数的对照组相比，那些采用中和反应的患者在听到侵入性思维时，不适感立即减少，但15分钟后再次暴露于侵入性思维时，不适感又会增加。

其他形式的中和反应似乎也能减少焦虑或痛苦。在模拟样本（analogue samples）和临床样本中，中和反应可以显著缓解难以接受的侵入性思维或强迫思维带来的焦虑；但30分钟后，患者会出现更多的不适和更强烈的中和欲望（Ahern et al.，2015；Rachman et al.，1996；Salkovskis，Westbrook，Davis，Jeavons，& Gledhill，1997）。有其他学者验证了上述结果，即中和反应会立即减少焦虑并降低采取中和反应的欲望，尽管在较长的时间内，转移和自发消退能产生同样的效果（如Bocci & Gordon，2007；van den Hout，Kindt，Weiland，& Peters，2002；van den Hout，van Pol，& Peters，2001）。然而，任何反应（如转移或等待）都可能导致焦虑的降低，但中和反应是否会在后续的强迫思维暴露中引起焦虑水平的反弹，研究结果尚不一致。此外，有些患者，尤其是强迫检查的患者，在实施强迫行为时会感到焦虑和不适（Carr，1974；Rachman & Hodgson，1980；更新的文献见Bucarelli & Purdon，2015）。这些发现促使许多CBT研究者开始考虑其他可能导致强迫行为持续的因素。

安全寻求

与焦虑减轻假说非常相似的一个观点是，中和行为具有安全寻求的功能。安全寻求是任何外在或内在的“旨在发现、回避或逃避可怕结果的行为”（Deacon & Maack，2008，p.537）。根据Salkovskis和Millar（2016）的研究，强迫症患者寻求安全是为了降低感知到的想象威胁的可能性，并降低与强迫思维相关的个人责任感。因此，患者的清洗行为是为了回应对污染的恐惧，以减少感知到的被污染的可能性，并为给自己和 / 或他人带来的伤害负责。Salkovskis 和 Millar 认为，早期的清洗行为是合理且符合逻辑的，但随着安全寻求反应的频率和强度不断上升，它可能变得不合理。同时，减轻焦虑并不是安全寻求反应的必要动机。相反，关键因素是感知到的强迫恐惧的可能性发生改变。然而，从长远来看，强迫行为是获得安全感的一种无效方式。这是因为中和行为阻碍了患者去了解证据，以证明中和反应并不能防止恐惧事件的发生，也无法减少主观不适感（Rachman，1998；Salkovskis，1996）。因此，强迫症患者无法理解，这种强迫行为对于获得持久的安全感或减少威胁是无效的。

实验证据表明，强迫行为和其他形式的中和反应都具有安全寻求的功能。Deacon 和 Maack（2008）发现，在一项与污染相关的行为回避测试中，研究者指导受试大学生进行了为期一周的与污染相关的安全行为，结果发现这些学生的威胁高估、污染恐惧症状以及回避反应都显著增加。在最初的思维 – 行为融合（thought-action fusion，TAF）的诱发研究中，中和反应（的增加）与个体对未来 24 小时内事件发生率的估计值降低呈显著相关（Rachman et al.，1996）。然而，使用相同的诱发程序，Bocci 和 Gordon（2007）发现，在个体做出自发的中和反应后不久，威胁估计值会增加而不是减少。此外，Bucarelli 和 Purdon（2016）对强迫症组和非强迫症焦虑（non-OCD-anxious）组进行了模拟的厨灶检查程序和眼动追踪测量。研究发现，检查持续的时间越长，预示着任务后危害的严重性越大、发生概率越高，这对强迫行为的安全寻求功能提出了质疑。毫无疑问，安全寻求可能会激发中和反应，尽管其影响的短期效果和长期效果可能存在细微的不同。

感知到的责任感

在 Salkovskis（1985，1989a，1999）对强迫症的认知行为研究中，责任评估起着中心作用。当个体认为他们可能要为对自己或他人的伤害负责或有责任预防伤害的发生时，非意愿的侵入性思维会加剧成为强迫思维，如心理侵入。这种对责任的错误解释导致侵入性思维的不适感增加，并引发了中和反应。因此，感知到的威胁和对责任的高度评价促使个体采取中和反应。Salkovskis（1999）预测，强迫行为和其他形式的中和反应能即刻解除对强迫思维的责任感，但从长期来看，责任感和威胁评估会增加。

一些研究探讨了责任评估与中和反应之间的关系。Bocci 和 Gordon（2007）发现，在一项非临床的思维 – 行为融合的诱发研究中，自发的中和反应与责任评分的增加相关。Rachman 及同事（1996）发现，中和反应导致责任感立即下降，但 20 分钟后又会增加。Taylor 和 Purdon（2016）发现，在大学生样本中，较高的特质责任感与进行污染诱发任务后较长的洗手时间相关。但责任感的操纵对清洗这一变量的影响较小。Belloch 及同事（2015）表明，在强迫症患者中，使用内在中和策略的倾向与责任评估的增加相关。总之，这些发现表明，责任评估可能在强迫行为的持续中发挥作用。然而，责任很可能与威胁评估和安全寻求功能的其他方面有所重叠，并激发了中和反应。

“不恰如其分”的体验

强迫行为的另一个动机是**“不恰如其分”的体验**（“not just right” experiences，NJREs）。一些强迫症患者会进行强迫性的仪式，直到达到某种基于感觉的特定状态，这种状态被描述为“恰如其分”的感觉，或是一种完整的感觉（Ferrão et al.，2012；Leckman et al.，2000）。NJREs 被定义为“一种主观感觉，即某件事不应该是这样的；一种因为个体或周围的某些事不对劲而不踏实的感觉”（Sica et al.，2015，p.73）。这种基于感觉的标准并不适合用于判断中和反应是否完成，因为这个标准是模糊且不确定的（Richards，1995）。

如第 13 章中将详细讨论的，NJREs 尤其与秩序和重新排列的强迫行为有关

（Rasmussen & Eisen，1992；Summerfeldt et al.，1999）。Coles 和 Ravid（2016）发现，与其他强迫症状相比，NJREs 的次数和严重程度与秩序 / 排列的相关性更高。Sica 及同事（2015）还发现 NJREs 与秩序和心理中和反应之间存在特定的关联，与清洗症状的关联性也很高。Ferrão 及同事（2012）发现，65% 的强迫症患者报告自己在实施强迫行为之前有某种感觉体验（如 NJRE），且 NJRE 的频率和严重程度与对称 / 秩序 / 排列和强迫清洗有关。

相关研究表明，NJREs 与强迫行为之间存在显著相关，尤其是秩序 / 重新排列以及检查和清洗症状（Coles，Frost，Heimberg，& Rhéaume，2003；Coles & Ravid，2016；Sica et al.，2015），且强迫症患者的 NJRE 评分高于其他焦虑障碍患者和非临床对照组的被试（Coles & Ravid，2016；Ghisi，Chiri，Marchetti，Sanavio，& Sica，2010）。然而，NJREs 也见于其他精神障碍，包括 GAD、拔毛癖和进食障碍（Fergus，2014；Sica et al.，2015）。在一项 CBT 试验中，Coles 和 Ravid（2016）发现，NJREs 的变化与强迫症总体症状的减少相关，但与秩序 / 重新排列的症状没有明确相关。

也有研究表明 NJREs 会影响强迫行为的持续性。在早期一项利用实验室诱发 NJRE 进行的研究中，NJRE 的产生导致了更多的痛苦和整理杂乱物品的欲望。基于半结构化访谈，Wahl 及同事（2008）发现，与其他强迫症患者或健康对照者相比，强迫性清洗患者更多使用**恰当的内部感受**（internal feelings of rightness）作为停止强迫行为的标准。随后一项基于访谈的强迫检查研究再次表明，与焦虑或健康对照组相比，对强迫症患者来说，恰当的感受在终止检查时更为重要。在强迫症患者的日记研究中，那些“在达到预期结果方面效果较差”的强迫行为被认为不太可能达到“恰如其分的感觉”（Bucarelli & Purdon，2015）。因此，有相当多的实证证据表明，感觉体验可能是强迫行为的一个重要维持因素，尤其是秩序和重新排列。

无法忍受不确定性

无法忍受不确定性（intolerance of uncertainty，IU）是一个认知构念，最初是针对担忧和 GAD 的病因及维持因素提出的（Dugas，Gagnon，Ladouceur，& Freeston，1998）。这是“个体的一种过度倾向，认为无论发生的可能性有多小，负性事件都是不可接受的”（Dugas，Gosselin，& Ladouceur，2001，p.552）。各种研究表明，IU 与担忧、焦虑和强迫症状高度相关（如 Buhr & Dugas，2002；Dugas et al.，2001；Fergus & Wu，2010；Laposa，Collimore，Hawley，& Rector，2015；Tolin，Abramowitz，Brigidi，& Foa，2003）。这是一个跨诊断的构念，可能与负性情感或重复性消极思维的普遍体验有关（Gentes & Ruscio，2011）。

Rachman（2002）提出，寻求确定性是进行强迫检查的一种自我维持机制。个体会不断检查以努力达到预期的确定水平，即避免出现对自己或他人的想象中的伤害。根据这一说法，对 IU 的倾向会增强个体对确定性或安全性的追求，使其免受伤害。Dugas 及同事（1998）对 IU 的定义与担忧和 GAD 有关，但也有其他研究者（如强迫症认知工作组）对源自强迫症文献的 IU 提出了稍微不同的观点。IU 被概念化为一组持久的信念，包括：（1）获得确定性的必要性；（2）无法应对不可预测的变化；（3）处理不确定情境的困难（OCCWG，1997）。在一项有关 27 条目的**无法忍受不确定性量表**（Intolerance of Uncertainty Scale，IUS）的因素分析研究的综述（Freeston，Rhéaume，Letarte，Dugas，& Ladouceur，1994）中，研究者发现 IUS 由两个潜在因素组成：一个是“对可预测性的渴望（desire for predictability）”维度，认为不确定性是一种消极的体验，因此最好能预知未来；另一个是“不确定性瘫痪（uncertainty paralysis）”维度，指在不确定的情况下无法维持正常功能（Birrell，Meares，Wilkinson，& Freeston，2011）。OCCWG 对 IU 的定义倾向于“不确定性瘫痪”维度，而 Dugas 及同事（2001）的构念更倾向于“对可预测性的渴望”维度。在 IU 研究的元分析中，Gentes 和

Ruscio（2011）发现，IU 的两个方面都与 GAD、强迫症和抑郁症相关，尽管当使用 GAD 特异性的（GAD-specific）定义时，IU 与 GAD 症状的相关性更强。因此，可能 IU 的某些方面（如“不确定性瘫痪”）与强迫症的关系更密切，尽管 Fourtounas 和 Thomas（2016）发现，在一个大学生样本中，“对可预测性的渴望”和“不确定性瘫痪”与检查的相关处于相同水平。

有实证证据表明，IU 是中和反应持续存在的一个因素。一项基于自我报告的非临床研究发现，NJREs 是 IU 与检查行为之间的中介变量（Bottesi，Ghisi，Sica，& Freeston，2017）。作者指出，无法忍受不确定性可能导致个体反复检查，直到他们获得确定感和“恰如其分”的感觉。同样，Bucarelli 和 Purdon（2015）发现，与被认为“做得恰当”的强迫行为相比，被认为“效果不确定”的强迫行为重复的次数更多，个体感受到的确定性更低。在一项实验研究中，与非强迫症被试相比，有亚临床强迫症状的个体在面对一项轻度不确定的诱发任务时，表现出更多的检查行为（Toffolo，van den Hout，Hooge，Engelhard，& Cath，2013）。尽管不确定性与检查行为的增加不存在相关，但上述结果在随后的研究中得到了部分验证（Toffolo，van den Hout，Engelhard，Hooge，& Cath，2014）。

痛苦耐受

中和反应的最后一个维持因素是**痛苦耐受**（distress tolerance，DT），即“体验和承受消极心理状态的能力”（Simons & Gaher，2005，p.83）。它包括两个维度：（1）对消极状态耐受的能力；（2）对应激源引发的内部痛苦的耐受，如疼痛耐受测试（Zvolensky，Vujanovic，Bernstein，& Leyro，2010）。DT 被认为是一个情绪调节构念，参与各种心理障碍的发病机制，包括强迫症（Leyro，Zvolensky，& Bernstein，2010）。Zvolensky 及同事（2010）提出了一个等级模型，其中 DT 由几个低阶构念（lower-order constructs）组成，如对不确定性、模糊性、挫败感、消极情绪和躯体不适的耐受。

有证据表明，与强迫行为相比，较差的痛苦耐受与强迫思维的关系更为密切（如 Blakey，Jacoby，Reuman，& Abramowitz，2016；Laposa et al.，2015；Macatee，Capron，Schmidt，& Cougle，2013）。在两项前瞻性非临床研究中，低痛苦耐受可以预测（更多的）强迫思维，而不是强迫行为（Cougle，Timpano，Fitch，& Hawkins，2011），在压力加剧的情况下可能更是如此（Macatee et al.，2013）。然而，低痛苦耐受对强迫症的特异性不如其他因素，如无法忍受不确定性，并且痛苦耐受已经成为几种焦虑障碍的普遍因素（Michel，Rowa，Young，& McCabe，2016）。

关于低痛苦耐受会促成中和反应的证据并不一致。如果在进行思维 – 行为融合诱发后允许被试进行中和反应，采取中和反应的学生的痛苦耐受水平显著降低，而责任信念显著增强（Cougle，Timpano，et al.，2011）。通过疼痛耐受性测试，Hezel、Riemann 和 McNally（2012）发现强迫症患者比健康被试承受躯体疼痛的时间要长得多。Macatee 和 Cougle（2015）发现，在一个高痛苦不耐受（distress intolerance）的模拟试验组中，简短的计算机干预能够降低被试的痛苦不耐受水平，从而导致较低的中和反应欲望，但非实际的中和行为。

总之，目前还不清楚低痛苦耐受是否在强迫行为的维持中起着独特的作用。低痛苦耐受与强迫思维的相关更为稳定，可能是因为低痛苦耐受是一个普遍因素，它需要通过具体的低阶结构，如 IU 来表达。

临床应用

显然，中和反应的病因和维持因素通常是复杂的，而且每个强迫症患者都存在一定的特异性。为了帮助评估中和反应，工作表 3.3 可用于判断每种中和反应动机之间的相关性。患者报告的每种中和反应都应填写到单独的工作表中。这些信息对认知个案概念化和 CBT 反应预防的设计具有重要意义。

停止标准

了解个体强迫行为的决定因素只是一部分。理解强迫症患者难以停止强迫性仪式的原因也很重要。Salkovskis 及同事认为这是一个决策问题，强迫症患者会采用一个内部的、适得其反的“停止标准”来决定自己什么时候做了足够多的清洗、检查、计数等（Wahl et al.，2008）。研究人员指出，用来决定何时停止强迫行为的主观内部状态可能涉及特定情绪状态的实现、完整感、“恰如其分的感觉”，或是多种感觉结合的状态。然而，内部状态比外部的、基于感觉的标准更难评估，因此，强迫症患者最终可能会依赖多种标准，因为他们认为做出“正确”的停止行为的决定很重要（Wahl et al.，2008）。这种状态引发了所谓的**证据需求升高**（elevated evidence requirement），使停止强迫行为的决定变得更加困难（Salkovskis，1999；也见 Salkovskis & Millar，2016）。Tallis 和 Eysenck（1994）首次提出了证据需求升高的概念，认为这可能是存在慢性焦虑的个体解决问题能力差的原因之一。

停止标准的研究在一定程度上受到了 Szechtman 和 Woody（2004）关于强迫症的**安全动机理论**（security motivation theory）的影响。该模型提出，强迫行为会一直持续，直到个体达到一种“知道的感觉（feeling of knowing）”的内部状态（原文为 yedasentience）。这种内部状态不仅仅是没有了焦虑，还是一种“满足信号”，表明强迫性仪式可以停止，因为“知道”的状态已经实现（详细讨论见第 11 章）。

多项研究表明，在决定何时停止检查时，强迫症患者使用的标准与非强迫症个体不同。在一项研究中，强迫检查的个体需要更多的标准来决定什么时候停止检查，他们比非强迫症的焦虑对照组更依赖“恰当的感受”（Salkovskis，

Millar, Gregory, & Wahl, 2017)；而另一项研究中，强迫清洗的患者比对照组被试使用了更多的主观停止标准（Wahl et al., 2008）。Bucarelli 和 Purdon（2015）研究发现，随着被个体认为不确定的强迫反应的不断重复，证据需求也不断增加。

针对强迫行为制订认知行为治疗的计划时，必须考虑停止标准中的偏差和歪曲。临床工作者可以将以下问题纳入临床评估访谈，以确定个体停止强迫行为的决策要求：

- 患者在多大程度上完全依赖主观标准来决定何时停止强迫行为（如某种内部感觉状态）？是否考虑过更客观的外部标准？
- 列出患者知道的何时停止强迫行为的各种方法。是否存在证据需求升高的情况？
- 在患者决定何时停止强迫行为的过程中，情绪变化起着什么作用？
- 停止标准在不同的情况或情境下是否不同？例如，他人存在是否影响停止强迫行为所需的证据需求？
- 患者对自己的停止标准有多坚持？是否有证据表明患者愿意考虑使用基于外部的停止标准？

心理控制的作用

相关理论

考虑到强迫思维总是反复出现且带来痛苦，而强迫行为总是伴随着不可抗拒的欲望，就不难理解为什么强迫症患者会感到失控。强迫行为和其他形式的中和反应可以看作患者在努力重新获得对非意愿的想法、感觉和行为的控制感。Rachman 和 Hodgson（1980）在其关于强迫症的重要论述中推测，强迫症患者处于一种无助的状态，强迫行为可以被看作一种**补偿性反弹**（compensatory rebound），这种重复性的行为“是个体在其他更重要的情况下经历了无助之后，试图对更可控的情况进行控制”（p.394）。

CBT 的概念化中进一步凸显了控制感的重要性。例如，Salkovskis（1999）认为中和反应是一种适得其反的尝试，目的是减少强迫思维的侵入，并降低相关的责任感。强迫行为和其他形式的中和反应反映了强迫症患者“过于努力地”尝试“控制自己的认知功能和想法的出现”（Salkovskis，Richards，& Forrester，1995，p.284）。Rachman（2003）指出，强迫症患者经常使用思维抑制的策略来应对那些被认为是重要威胁的侵入性思维。此外，人们通常会采取中和反应来应对心理控制的失败。OCCWG（1997）也认为，个体对于控制非意愿思维的重要性的信念，是强迫症病理机制中的认知易感因素。

在针对强迫思维的认知观点中，Clark 和 Purdon（1993）强调了控制的重要性。他们认为，与心理控制相关的、预先存在的功能失调信念会导致具有强迫倾向的个体过分努力地控制或抑制侵入性思维。这些尝试努力会不可避免地失败，而易感人群会误以为这标志着自己的软弱和威胁的加剧。心理控制的失败不仅会导致侵入性思维频率和强度的增加，还可能“鼓励”患者依赖更多的功能失调策略（如强迫性仪式或其他中和反应），以努力重新获得对强迫思维的控制。本书的第一版（Clark，2004）充分讨论了这个认知观点，认为对心理控制失败的非适应性评价和控制强度的增加是强迫症状升级的关键因素。

20 年后，Salkovskis 和 Millar（2016）对 Clark 和 Purdon（1993）的观点提出了强烈的批判。他们认为 CBT 理论没有必要过分强调对信念的控制，因为 Salkovskis 提出的责任感概念中已经包含了思维控制。他们还指出，功能失调的心理控制信念在强迫症中可能并不普遍。此外，Clark 和 Purdon 认为心理控制的失败是强迫症病因学中的关键因素，而非外在或内在的中和仪式。但在 Salkovskis 和 Millar 看来，糟糕的心理控制是错误的责任评价的结果，通过促使个体对非意愿的侵入性思维进行负面评价，进而导致强迫症的发病机制。他们总结到，思维控制策略是一种“安全寻求行为，与心理辩论（mental argument）以及其他的中和反应和强迫行为一样”（p.6）。Clark 和 Purdon 则反驳到，相比于不同强迫信念维度的区分，Salkovskis 和 Millar 对责任感的定义过于宽泛且启发价值可能较低。同时,Clark 和 Purdon 也注意到，鉴于实证研究中的细微发现，强调心理控制的努力和失败在强迫症状维持中的作用是有依据的。Cougle 和 Lee（2014）在强迫症 CBT 理论的文献述评中指出，依赖非适应性的心理控制策略可能是强迫思维频率过高的结果，而非导致强迫思维高频率和难以消除的原因。

实证研究

大量证据表明，强迫症患者认为侵入性思维是不受控制的，因此，更好地控制这些想法对于降低强迫症状的频率和减轻痛苦程度非常重要（如 Bouvard，Fournet，Denis，Sixdenier，& Clark，2017；García-Soriano & Belloch，2013；García-Soriano et al.，2014；Janeck & Calamari，1999；OCCWG，2003，2005；Purdon et al.，2005；Tolin，Worhunsky，& Maltby，2006）。尽管强迫症患者可能会花更多的时间和努力去控制强迫思维，但实际上他们对自己在心理控制方面的效果评价显著低于非临床样本（Ladouceur et al.，2000）。在思维抑制方面，强迫症患者与非临床样本控制非意愿想法的能力没有区别（Janeck & Calamari，1999；Purdon et al.，2005；综述见 Magee et al.，2012）。然而，相关研究表明，强迫症患者的侵入性思维很难被代替，而且不可替代性越高，强迫症状就越严重（Ólafsson et al.，2014）。Magee 及同事（2012）认为，个体对非意愿想法的高抑制动机和对抑制失败的错误评价，是在精神病理框架下理解心理控制的重要方面。

强迫相关的心理控制的准确特征尚不清楚，但毫无疑问的是，在强迫症的发病机制中，对心理控制的关注非常重要。Freeston 和 Ladouceur（1997b）发现，强迫症患者采取了一系列措施来应对强迫思维，但对自己努力的效果评价远不如非临床样本。最近一项关于强迫症治疗的研究发现，那些报告了更多内在应对方式（如中和反应、思维阻止、自我批评、思维抑制）的参与者，对控制强迫思维的重要性的评分更高（Belloch et al., 2015）。然而，Bucarelli 和 Purdon（2015）并未发现控制信念的重要性与完成强迫行为之间存在相关。最近，Purdon（2017）通过日记和访谈研究发现，强迫行为的持续与内部的确定感、恰当感或满足感的获得有关。虽然没有测量个体的感知控制，但这些研究发现，内部的停止标准与个人心理控制感建立的需要是一致的。

到目前为止，还缺乏足够的研究来确定心理控制在强迫行为持续中的作用。强迫症患者是否需要维持强迫性仪式和其他形式的中和反应，直到察觉到心理控制恢复至可接受的水平？在强迫行为的维持中，控制感的需要与其他因素（如过分的责任感、“不恰如其分”的体验、无法忍受不确定性、安全寻求、痛苦减轻等）有何不同？心理控制的哪些特征（如控制的努力程度、感知到的成功、对控制失败的评价、关于控制的信念或是对无效控制策略的依赖）在强迫行为的维持中可能是最关键的？为了帮助回答以上问题，研究人员需要拓宽视野，认识到心理控制不能简单等同于思维抑制。强迫症患者会使用各种各样的策略来处理强迫思维，而直接的思维抑制可能并不是最重要的。

结　论

认知行为理论和治疗认为，个体对自己强迫症状的反应是强迫症发病的一个关键因素。认知行为治疗师必须针对这些非适应性的“应对策略”来制定有效的强迫症治疗方案。在多数情况下，个体会表现出重复的、刻板的、外在或内在的强迫仪式，其作用是中和强迫思维带来的负面影响或与之相关的痛苦。本章中强迫症中和反应的几个特点都应该纳入 CBT 的个案概念化中。

- 强迫行为与中和反应沿着正常—异常的连续谱发生，这意味着临床工作者必须确定对某个强迫思维的频繁、重复的反应是否符合强迫性标准。
- 具有降低伤害功能的重复行为更可能是一种强迫行为，而具有冲动控制障碍特征的重复的、不可抗拒的行为则与奖励寻求和快乐相关。
- 心理强迫行为也可能存在，并且需要在个案概念化和治疗计划中进行对应修改。
- 过度寻求保证（ERS）和回避是强迫症患者中常见的非适应性反应策略。认知重建和分级反应预防是 ERS 的重要治疗方法，而有计划的系统暴露需要避免触发内部和外部的强迫思维。
- 强迫症的认知行为理论的概念化认为，对强迫思维的反应是为了努力消除其不良影响。许多非适应性甚至适应性的应对反应都属于中和反应的范畴。对这些应对的存在和作用的评估是个案概念化的一个重要方面。
- 有几个因素可能是导致中和反应持续存在的原因——安全寻求、过分的责任评估、“不恰如其分”的体验、无法忍受不确定性、痛苦耐受和焦虑降低——虽然 Purdon（2017）质疑焦虑降低是不是强迫行为的关键性决定因素。进行认知个案概念化和治疗时，必须确定这些因素在患者的强迫症中所起的作用。

- 强迫症患者发现他们很难决定什么时候停止强迫性仪式，因为他们寻求更高水平的内在依据来决定反应的完成程度。因此，CBT 的一个目标是帮助患者转向更基于外部的标准，并能容忍更高程度的不确定性（较低的证据需求），即，这种对强迫思维的应对是令人满意的。
- 临床工作者应该考虑到，中和反应可能是由于个体想要重建对心理过程的掌控感。对心理控制的信念以及对失去控制的恐惧，都是导致强迫行为持续存在的因素，但目前这一论点的实证支持尚不充分。

第一部分的章节集中在诊断、临床特征和各种强迫思维和行为的现象学上。强迫症是情绪障碍中最具异质性、复杂性和多面性的障碍之一。我们对这种障碍的发病机制了解得越多，从一个病例到另一个病例的表型表达（phenotypic expression）就越独特。即便经过几十年的研究，也没有一个过程能通用于强迫症的所有类型。相反，强迫症与许多不同的心理过程相关，没有一个是强迫症维持的必要或充分条件。尽管存在这些挑战，临床研究人员仍在继续为该病提供新的视角。接下来的两章将深入探讨强迫症的行为和认知理论。这两章为强迫症的有效认知行为治疗提供了必要的概念框架。

工作表 3.1　临床强迫行为检查表[*]

指导语： 以下陈述代表临床强迫行为的核心特征。在空白处写下需要评估的行为反应，然后考虑患者对反应的体验，在符合患者体验的陈述前打钩。

反应：______________________________

- □ 有一种强烈的欲望去执行这种行为。
- □ 该反应的主要功能是中和强迫思维的关键方面，即预防、消除或纠正预期的消极后果或减少主观痛苦。
- □ 个体对反应的过度或不合理有部分自知力，尽管这可能随着时间的推移而变化。
- □ 反应的主要动机是减少或避免威胁 / 伤害。
- □ 反应是重复的，并且以刻板或习惯性的方式进行。
- □ 行为的反应抑制有明显受损。
- □ 在反应中，个体表现出明显的认知僵化。

---

[*] 如您需要电子版的工作表，请通过电子邮箱 1012305542@qq.com 联系下载，或者登录 www.wqedu.com 下载。下载过程中如遇到任何问题，可拨打 010–65181109 咨询。

工作表 3.2 强迫症相关的中和反应策略检查表

指导语：在患者用于减少强迫思维及相关痛苦的中和反应策略前打钩。这个检查表也可以在以后的评估中使用，对患者的中和反应策略提供更完整的概念化。

□ 行为层面的强迫行为（如，清洗、检查、重做、重复）
□ 心理层面的强迫行为（如，重复单词、短语、祷文、计数）
□ 思维替代
□ 分析强迫思维的意义
□ 直接进行心理抑制（如，思维阻止、思维抑制）
□ 回避强迫思维的诱发因素
□ 向他人寻求保证
□ 合理化（即试着说服自己强迫思维并不重要）
□ 行为转移（如，参与竞争性活动）
□ 自我保证（如，告诉自己一切都会好起来的）
□ 在语言或身体上对自己或他人变得有攻击性
□ 尝试放松
□ 有轻微的自伤（self-harm）行为（如，扇耳光、掐、抓、打自己）
□ 担心这种强迫思维及其影响
□ 因为产生强迫思维而进行自我批评
□ 用积极或愉快的想法、图像或记忆来对抗
□ 正念地、不加评判地接纳
□ 哭泣或使用其他形式的情绪发泄
□ 回避，将自己与他人隔离开

工作表 3.3　中和反应的决定因素评分量表

指导语：以下 5 个问题是关于强迫行为或其他中和反应的维持中，不同动机可能发挥的重要性。在空白处写下需要评估的强迫行为或其他中和反应。然后使用评分量表指出每种动机在强迫行为或其他中和反应的维持中的重要性。

中和反应 / 强迫行为：______________________________

____

决定因素	不重要	有点重要	比较重要	非常重要
1. 降低焦虑 / 痛苦，在维持反应中有多重要？	0	1	2	3
2. 降低感知威胁或避免伤害的实现，在维持反应中有多重要？	0	1	2	3
3. 降低个人责任感，在维持反应中有多重要？	0	1	2	3
4. 获得“恰如其分”的感觉，在维持反应中有多重要？	0	1	2	3
5. 降低不确定感，在维持反应中有多重要？	0	1	2	3

第二部分

理论、研究与实践

第4章

暴露与反应预防：理论与实践

强迫症的行为理论特别适合用来解释伤害回避型的强迫症，比如强迫清洗和检查。举例来说，詹娜（Jenna）有一种强迫性恐惧，主要包括对引起他人疾病的过度责任感。她认为她可能会令别人感染某种疾病，因为他们可能接触到她微量的体液，如血液、尿液或唾液，她不小心把它们留在了她接触过的物体上。工作时，詹娜看到厨房桌子上有一块红色的污渍，她感到非常焦虑，想知道那块污渍是不是她的一滴血。当然，这种强迫性恐惧使她非常用力地擦洗了一遍桌子，以确保所有污染物的痕迹都被消除。

焦虑减轻假说是强迫症早期行为理论的核心概念。强迫性仪式之所以持续，是因为它们能够减轻焦虑。完成诸如洗手之类的强迫行为，降低了由强迫思维引起的高水平的主观焦虑（Carr，1974；Teasdale，1974）。焦虑或痛苦的减轻引发了行为的强化，从而使这种强迫仪式势必会在未来反复出现。这种强迫行为也以一种矛盾的方式维持了强迫思维引发恐惧的特性，从而建立了一个不断恶化的循环，导致更加频繁和强烈的强迫思维和强迫行为（如Eysenck & Rachman，1965；Rachman & Hodgson，1980）。另一方面，强迫行为是一种条件反射性的有害刺激，通过与先前的痛苦经验相关联而引发焦虑（Steketee，1993）。

强迫症的行为理论建立在Mowrer（1939，1953，1960）的恐惧—回避两阶段理论（two-stage theory of fear and avoidance）的基础上，也正是基于这个理论诞生了对强迫症最有效的心理治疗方法——暴露与反应预防（ERP）。应用于强迫症的早期行为技术包括系统脱敏（systematic desensitization）、示范（modeling）、操作强化（operant reinforcement）、厌恶疗法（aversion relief）和放松疗法（relaxation therapy），产生了不一致的结果（Emmelkamp，1982；Foa，Franklin，& Kozak，1998；Kozak & Foa，1997）。然而，Victor Meyer 在 1966 年引进了 ERP，从根本上改变了行为心理学家治疗强迫思维和强迫行为的方式（Meyer，1966；Meyer，Levy，& Schnurer，1974）。在接下来的几十年中，大量临床试验表明，60% ～ 85% 的强迫症患者在完成 ERP 治疗后，表现出显著的症状改善（综述及元分析见 Abramowitz，1998；McKay et al.，2015；Romanelli，Wu，Gamba，Mojtabai，& Segal，2014；Stanley & Turner，1995；van Balkom et al.，1994）。

本章概述了强迫症的行为理论和治疗方法，回顾了对该模型的实证支持，并考虑了学习理论最新的概念化（Craske，Treanor，Conway，Zborinek，& Vervliet，2014）。此外，还提供了关于如何执行标准化 ERP 的逐步指导，以及用于治疗强迫思维和行为的指南和资源材料。同时，基于抑制学习理论（inhibitory learning theory），提出了一个更现代的 ERP 观点，有望进一步提高治疗效果。本章的最后部分强调了 ERP 的不足，以及与认知策略整合的基本原理。

强迫症的行为理论

焦虑减轻假说

Rachman（1971）认为，强迫行为是一种**条件反射性的有害刺激**（conditioned noxious stimuli），会给易感个体带来痛苦和 / 或烦恼，并常常导致回避行为（或强迫行为）以缓解痛苦。强迫思维之所以持续存在，是因为个体无法适应侵入性思维，并对认知表现出更高的敏感性或反应性。一些因素导致了这种高度的敏感性，包括烦躁、预先存在人格易感性（如内向、过度尽责、道德僵化）、处于压力时期、高度唤醒和感知失控（Rachman，1971，1976，1978；Rachman & Hodgson，1980）。此外，主动（即强迫性仪式）和被动（即回避引发强迫思维的情境）回避都会导致习惯化的失败，并增强个体对强迫思维的敏感性。

清洁、检查和寻求保证等强迫仪式之所以持续存在，是因为回避学习（avoidance learning），亦即 Mowrer（1953）所说的解决方法学习（solution learning）。当习得的活动让个体回避或预防了暴露于有害或恐惧的刺激时，回避学习就发生了（Teasdale，1974）。回避活动通过操作性条件反射的过程得到强化。在强迫症患者中，强迫行为采取的是主动回避的形式，因为它能够减少与强迫思维相关的焦虑（Emmelkamp，1982）。然而，对于重度强迫症患者而言，焦虑的降低往往是短暂的，因此，焦虑的“诱发—缓解”循环会不断重复。

早期研究为焦虑减轻假说提供了很多支持。很显然，在进行强迫性仪式之前，强迫思维会带来主观痛苦的显著增加和生理唤醒的显著增强（如 Boulougouris & Bassiakos，1973；Boulougouris，Rabavilas，& Stefanis，1977；Hodgson & Rachman，1972；Rabavilas & Boulougouris，1974；Roper & Rachman，1976；Roper，Rachman，& Hodgson，1973）。此外，与非临床个体相比，强迫症患者对非意愿的侵入性思维或强迫思维的评价更强烈、更令人不安、更痛苦且更不可接受（Calamari & Janeck，1997；Rachman & de Silva，1978）。强迫思维可以由外部刺激诱发（如 Roper et al.，1973；Steketee et al.，1985），这一发现与联想学习理论认为强迫思维是条件反射性的有害刺激的观点一致。最后，对强迫思维的实验诱发表明，清洗或检查等外在强迫行为的产生，能立即显著降低主观不适感（对该实验文献的综述见 Rachman & Hodgson，1980；Rachman &

Shafran，1998）。很显然，无论是外在的还是内在的，强迫行为都能起到相同的焦虑减轻的作用（Marks et al.，2000）。

然而，随着研究的进展，也有一些研究结果并不支持焦虑减轻假说。表4.1总结了这些情况。焦虑减轻假说的主要问题是，部分强迫行为（20%左右，或更多）的持续存在反而会导致主观焦虑的显著增加（见Carr，1974；Rachman & Hodgson，1980）。此外，中和反应暂时的焦虑减轻作用可能并不特定于强迫思维，在个体中和其他类型的思维（如引发焦虑的意象）时，效果可能也很明显（Marks et al.，2000）。最近，关于停止标准的研究表明，焦虑减轻到特定的程度并不是停止强迫仪式的主要决定因素（Bucarelli & Purdon，2015；Purdon，2017）。焦虑减轻假说的另一个主要问题是，多数强迫思维并非通过与创伤或厌恶经历相关联而产生，某些类型的强迫思维，比如那些涉及秩序或无意义主题的思维（如，重复的短语或音乐旋律），并不会引发焦虑（Jakes，1996）。显然，焦虑减轻假说不足以解释强迫思维和强迫行为的发病机制。

表4.1　焦虑减轻假说存在的问题

- 极少有证据表明强迫思维是通过与创伤体验相关联而获得的。
- 少数强迫思维（即，无意义曲调、短语、精确 / 对称）不会引发焦虑或不适。
- 一些强迫行为的持续存在反而会增加焦虑或不适。
- 许多强迫症患者都有多种强迫思维。
- 强迫思维的内容并不是随机分布的。
- 强迫思维的内容和形式往往会随时间改变。
- 强迫行为可能是对其他负面情绪的反应，或是为了降低想象的厌恶性后果的可能。
- 焦虑减轻通常不是强迫仪式的主要停止标准。

情绪加工

早期的行为描述很难解释为何一次成功的暴露治疗后恐惧会反复（Jacoby & Abramowitz，2016；Rachman，1980）。如果恐惧或焦虑的消失是通过反复暴露于强迫症状而没有体验到强烈的焦虑或恐惧性后果，那么如何解释恐惧或焦虑的恢复呢？ Rachman 于 1980 年提出了**情绪加工**（emotional processing）的概念，作为焦虑减轻假说的一个替代性解释。他将情绪加工定义为“一种过程，在此过程中情绪失调（emotional disturbances）被处理并减弱，以至于不干扰其他经验和行为的加工”。因此，在情绪加工没有完成时，情绪失调（如焦虑）仍会持续存在，但进行了成功的情绪加工之后，情绪失调的强度就会下降。

Rachman（1980）提出了一些指标，标志着令人不满意的情绪加工，如：强迫思维的出现、令人不安的梦、令人不悦的侵入性思维、不恰当的情绪表达、恐惧的反复等。Rachman 将其归因于行为的观点，认为通过持续重复暴露于令人不安的情境、习惯化训练、消退实验和放松等方法，可以促进令人满意的情绪加工。因此，恐惧 / 焦虑的反复，或强迫思维及其他非意愿心理侵入的持续，可以通过不完整的情绪加工来解释，而非焦虑减轻的失败。

在 Rachman（1980）观点的基础上，Foa 和 Kozak（1986）对情绪加工进行了详细的阐述和解释，这已经成为当代强迫症 ERP 治疗的主要理论基础。恐惧是焦虑中的基本情绪，它主要在记忆网络的结构中体现。这一网络包含有关恐惧刺激（即前置因素、诱发刺激）及对该刺激的语言、生理和行为反应的信息，同时也包含为这些刺激和反应元素赋予意义的解释信息。为了减少恐惧，治疗性干预必须激活这一结构，然后提供与恐惧记忆不相容的信息，当这些信息融入恐惧结构时，就会引起情绪的变化，比如恐惧的减少。Foa 和 Kozak 指出，恐惧结构的改变是情绪加工实现的机制。

Foa 和 Kozak（1986）提出了情绪加工的三个指标：（1）初始恐惧反应升高，表明恐惧记忆结构被成功激活；（2）治疗会谈内（within-session）的习惯化（即恐惧反应衰减）；（3）治疗会谈间（across-session）的习惯化。表 4.2 给出了被认为会影响恐惧结构改变的各种治疗因素。

表 4.2 影响情绪加工程度的治疗成分

治疗参数	失败的情绪加工	成功的情绪加工
治疗信息（内容）	治疗（暴露）的信息元素未能与恐惧记忆结构中的信息元素匹配。	治疗过程中的信息与恐惧记忆的关键部分一致，因此激活了恐惧结构。
治疗形式（如，现场暴露、语言描述、视频、角色扮演等）	治疗过程未能呈现恐惧结构的关键要素和 / 或不能唤起对恐惧经历的充分回忆。	治疗过程描绘了恐惧记忆结构的核心要素。
暴露时长	暴露时间过短，无法习惯化。	长时间暴露与习惯化相关联。
注意程度	对恐惧刺激关注的减少阻碍了对不相容信息的编码。	对恐惧刺激的关注增加促进了不相容信息的编码。

Foa 和 Kozak（1986）认为，当治疗使患者接触到与恐惧记忆结构不相容的信息时，恐惧习惯化最有可能发生。以詹娜对污染他人的恐惧为例，如果治疗师在安排长时间的**现场**（in vivo）暴露治疗时，让她接触被误认为是人类血液的红色斑点污垢和污渍，那么对强迫恐惧和强迫清洗的习惯化将最有可能发生。如果污垢或污渍容易被识别为无害的，并且在暴露过程中产生的恐惧或焦虑非常低，那么对强迫恐惧的情绪加工就不太可能发生。此外，如果没有证据表明发生了治疗内习惯化，那么个体可能也不会表现出长期的习惯化或进行成功的情绪加工。

Jacoby 和 Abramowitz（2016）在关于强迫症 ERP 的批判性综述中指出，习惯化的情绪加工视角意味着治疗师使用 ERP 时必须:（1）向患者解释反复、长时间的暴露是恐惧减少所必需的;（2）持续进行治疗会谈内的暴露，直到习惯化;（3）从中等程度的恐惧刺激开始进行 ERP，然后逐渐向上。但是，作者也总结到，实证证据表明，习惯化对 ERP 疗效的预测结果并不一致，而且治疗内反应降低或许不是治疗间习惯化的必要条件。他们指出，情绪加工理论对习惯化的强调可能会使“恐惧的恐惧”持续下去，因为患者和治疗师寻求达到一种无焦虑（anxiety-free）状态，而不是学习忍受焦虑。此外，情绪加工理论无法为恐惧的反复提供令人完全满意的解释。因此，我们将转向介绍 ERP 行为概念化的最新进展：抑制学习理论。

抑制学习理论

根据**抑制学习理论**（inhibitory learning theory，ILT），在恐惧获得过程中习得的原始威胁性关联（如，某个非意愿的想法具有威胁性）不会随着恐惧的消退而消失，而是会保持完整，并与新的非威胁性关联竞争（Craske et al.，2014；Jacoby & Abramowitz，2016）。在我们的案例中，无论暴露治疗多么成功，詹娜都无法完全摆脱对传播污染的恐惧。相反，她最初的污染记忆仍完好无损，但在与伤害他人的个人责任相关的新知识竞争时被削弱了。通过消退实验获得的新知识涉及继发的抑制学习，在这种学习中，强迫思维（条件刺激）不能预测个人威胁（非条件刺激）（Craske et al.，2014）。对詹娜来说，抑制学习意味着从暴露治疗中发现，个体可以安全地忽略关于无意中污染他人的个人责任的想法。

无论使用**传统 ERP** 的认知行为治疗师是否有意识，他们都在支持情绪加工关于学习的观点。他们会向患者解释，有效的治疗需要从中等程度的焦虑情境开始，在这种情境中，回避行为和安全寻求行为会被消除，而且每次暴露都会持续，直到治疗会谈内的焦虑降低至基线水平。此外，暴露必须经常重复，而且以等级的方式逐级向上发展至更加激活焦虑的情境。情绪加工理论认为，为了实现治疗会谈内和会谈间的习惯化，必须以这种方式提供 ERP，这对治疗成功至关重要。

然而，抑制学习理论对 ERP 的学习过程采取了非常不同的观点。重要的不是在暴露实验中恐惧或焦虑表达的程度，而是暴露过程中习得的抑制学习是否修正了治疗后的恐惧表达（Craske et al., 2008）。此外，抑制学习理论强调恐惧耐受而非恐惧习惯化，并在暴露治疗中引入“值得经历的困难（desirable difficulty）”这一概念，以促进更高的自我效能和恐惧耐受，尽管恐惧在整个暴露过程中可能一直保持在较高的水平（Craske et al., 2008；Jacoby & Abramowitz, 2016）。总而言之，抑制学习理论认为暴露治疗应该增加学习的强度、持续时间以及普遍性，从而使非威胁性关联抑制或抑制威胁性关联的访问和提取（accessibility and retrieval, Arch & Abramowtiz, 2015）。

为了达到抑制学习理论的目标，治疗强迫症的传统 ERP 需要做一些改进。Craske 及同事（2014）提出了几种治疗策略，用于增强暴露过程中的抑制学习，其他研究者也为 OCD 的 ERP 提供了具体的应用方式（Arch & Abramowitz, 2015；Jacoby & Abramowitz, 2016）。表 4.3 总结了这些改进，并描述了如何将它们应用于强迫症。

表 4.3 用于增强强迫症 ERP 的抑制学习策略

策略	解释	强迫症中的应用
违背预期	在患者预期暴露中会发生的和实际发生的事之间建立差异（即，制造“意外”）	在实施 ERP 之前，让患者陈述预期会发生的事，评估预期事件发生的概率以及忍受预期事件的能力。ERP 完成之后，患者对实际经历进行记录和评分。治疗师帮助患者反思预期与实际之间的差距，作为新的学习经验的基础。
加深消退	在暴露过程中整合多个恐惧线索，或将一个新的恐惧线索与一个先前消退的线索配对。	暴露治疗应该涉及复杂的、自然的、令人痛苦的情境，包含多个强迫线索。
不定期强化消退	不定期在暴露实验中涉及患者最害怕的结果。	在一些现场暴露中，患者认为，由于无法进行中和，他们的行为将导致一些可怕的后果。

续表

策略	解释	强迫症中的应用
移除安全信号	在暴露期间和结束后，所有形式的安全寻求、中和行为和寻求保证行为都被阻止。	鼓励阻止外在和内在的中和反应、回避行为以及对强迫思维施加心理控制的努力。
变换刺激物	将不同的刺激线索结合到暴露中，以便要学习的信息与更多的提取线索配对。	改变暴露的顺序、持续时间和强度，即便这可能增加患者的主观不适感。
计划的提取线索	在暴露治疗结束后，将日常生活中会出现的提取线索纳入暴露情境。	确保患者能够在日常情境中使用 ERP，以确保某些情境能够作为习得的抑制关联的提取线索。
情境多样化	在多个设置内进行暴露，以抵消情境恢复（context renewal），即由于情境变化而引发的恐惧（焦虑）的恢复。	ERP 练习应该涵盖一系列不同的情境，鼓励患者评估和整合自己在暴露任务中学到的内容。
再巩固	在进行持续的暴露治疗之前，对暴露前的恐惧记忆进行回忆。	在进行计划的暴露任务之前，让患者详细回忆过去的强迫体验。

注：基于 Arch 和 Abramowitz（2015）；Craske 等（2014）；Jacoby 和 Abramowitz（2016）。

可以看到，抑制学习理论提供了一种不同于行为取向治疗师常用的 ERP 方法。这些变化的首要目标是将基于焦虑的关联（在获得阶段习得）和新的无痛苦关联（在暴露阶段习得）之间的差异最大化。新旧信息之间的差异越大，暴露过程中获得的新的抑制关联就越可能覆盖现有的恐惧（焦虑）记忆结构（Craske et al.，2014）。值得注意的是，在抑制学习理论的原理方面，很多实证证据并不一致（综述见 Craske et al.，2014；Jacoby & Abraomwitz，2016）。但是抑制学习理论的核心要素与 CBT 是相容的。基于这个原因，下一节将解释如何对强迫症患者实施标准的 ERP，然后结合上述基于抑制学习理论的改进，提出针对治疗结果改善的建议。

强迫症的暴露与反应预防

起源和概述

早期

Victor Meyer（1966）发表了第 1 例使用 ERP 的强迫症病例报告。他推断，如果能说服强迫症患者保持在恐惧状态，并阻止他们实施强迫行为，那么他们就会了解到，不执行仪式的恐惧后果并不会出现（即，条件性恐惧刺激与非条件性恐惧刺激无关）。这会导致强迫症目标预期的修正，进而使强迫行为完全停止。Meyer 报告说，ERP 成功治疗了一名强迫清洗的患者和另一名有亵渎神明的性相关强迫思维（blasphemous sexual obsessions）的患者，后者通过反复的仪式行为来进行中和。这两名患者都是住院患者，接受了 Meyer 实施的 20 ～ 25 小时的情境暴露。在之后的一项 ERP 治疗中，15 名强迫症患者中有 10 位获得“明显改善”或症状完全消失，且在不同的随访期，2/3 患者的治疗效果保持不变（Meyer et al., 1974）。

暴露

治疗开始时，首先要向患者介绍暴露和反应预防这两个主要组成部分的基本原理。恐惧等级的构建需要列出各种情景、物体、心理侵入或其他令患者感到痛苦、回避或诱发强迫症状的经历。表 4.4 给出了强迫清洁的假设暴露等级。患者被要求评价每个等级条目会引发的不适水平（在不能实施强迫仪式的情况下）。强迫欲望的强度根据主观的中和欲望以及预估抵抗强迫行为的能力进行评估。

表 4.4　强迫清洁的暴露等级说明

等级条目	不适水平[a]	强迫欲望水平[b]
坐在朋友的公寓里	10	0
连续两天穿同样的衣服	15	5
使用吸尘器时看到灰尘	25	5
工作时注意到家具上的灰尘	30	40
处理别人可能用过的书	30	60
触摸公共建筑的门把手	50	75
坐在公园的长椅上	55	45
把睡衣放在地板上	65	60
穿掉在地上的衣服	65	80
在公共自助洗衣店洗衣服	75	20
徒手推超市的购物车	90	85
与不熟悉的人握手	90	95
使用公共厕所	100	100

[a]0 = 没有不适，100 = 最大 / 极度不适。

[b]0 = 没有实施中和行为的欲望，50 = 有较强的欲望进行中和但可以抵抗几分钟，100 = 有强烈的欲望并会立即实施中和行为。

成功的治疗必须具备暴露的三个要素。第一，每次暴露过程都必须诱发和保持高水平的焦虑。治疗效果取决于“剂量水平”。因此，强迫症患者必须反复暴露并且一直处于高度痛苦的情境中，直到主观痛苦有明显的减轻（de Silva & Rachman，1992；Steketee，1999）。

第二，治疗师应该在患者尝试忍受痛苦情景时提供充分的支持和鼓励。强迫症患者通常不愿意让自己暴露在会加剧痛苦的环境中。在提供支持时，治疗师必须确保这种鼓励不具有中和作用。治疗师可以提醒患者，只要不去理会，焦虑会自然消散；但治疗师也必须避免向患者保证其担忧不会发生（如，患者不会因为触摸门把手而病危）。这是暴露治疗中必须面对的核心恐惧。第三，治疗师应该在布置治疗间的作业之前，通过演示每个暴露任务给患者示范最恰当的反应（Rachman，Hodgson，& Marks，1971；Rachman，Marks，& Hodgson，1973；Roper，Rachman，& Marks，1975）。通过示范恰当的行为反应，治疗师能够使患者知道，尽管会有一些不适，但在不进行中和反应的情况下直面诱发刺激是一个可以完成的任务。

反应预防

反应预防包括禁止任何强迫性仪式或其他反应，这些反应是为了减轻强迫思维引起的不适。暴露治疗通常为 30 ～ 60 分钟，之后指导患者不去实施中和反应。通常反应预防会持续 2 小时，治疗师在整个治疗期间都在场。行为治疗师通常不会从身体上限制患者实施强迫行为，但是他们会通过分散注意力、反馈、交谈和鼓励来帮助患者抵抗他们的强迫仪式（de Silva & Rachman，1992）。此外，治疗师要尽量避免提供保证。例如，如果被问到"你确定就算我不检查，也不会发生不好的事情吗？"治疗师应采取探索的视角，鼓励患者等待并看看接下来会发生什么。治疗师还必须警惕那些可能用于减轻暴露期间痛苦的替代性仪式或心理中和行为。

（标准）ERP操作指南

大多数使用 ERP 的 CBT 治疗师都认为习惯化是影响治疗效果的核心过程。因此，本节所描述的 ERP 标准形式是基于情绪加工理论的。这是一个实用的、逐步解释的标准 ERP，包含临床资源材料，治疗师可以用它来提高 ERP 的效率和效果。实施 ERP 必须包括以下基本成分:（1）治疗准备;（2）治疗前评估;

（3）心理教育；（4）构建暴露等级；（5）会谈内和会谈间 ERP；（6）预防复发。许多优秀的治疗手册对强迫症的 ERP 治疗涉及的许多问题提供了更详细的讨论（如 Abramowitz, 2018; Abramowitz, Deacon, & Whiteside, 2011; Rego, 2016; Steketee, 1999）。

治疗准备

在为患者提供 ERP 治疗之前，重要的是确定患者是否准备好承受这种要求苛刻的治疗方法。这种治疗需要患者的大量合作、承诺和努力，因为他们需要面对最强烈的恐惧、经历高度的痛苦、放弃宝贵的安全行为，并直面可能已经回避了多年的情境或经历。

确定 ERP 的治疗准备情况需要考虑几个方面，包括：（1）患者的目标和期望；（2）ERP 的既往经验和知识；（3）错误的 ERP 信念；（4）ERP 的成本 – 效益分析；（5）承诺的现实障碍；（6）合作协议。

患者的目标和期望

对患者准备情况的评估从确定 ERP 如何符合其治疗目标和期望开始。可以预料到，有些患者能够表达出他们想通过治疗改变什么，而有些则会回答“我不知道，我只想好起来”。以患者为中心的 ERP 首先要确定如何提供干预，以帮助患者实现有价值的目标，并避免与导致不依从或完全拒绝干预的治疗预期发生冲突。

在介绍任何有关强迫症及其治疗的心理教育之前的评估阶段，评估患者的目标和期望（也见第 8 章）都很重要。初始会谈时，工作表 4.1 可以作为评估包的一部分提供给患者。如指导语中所述，患者应基于强迫症状的改变制定治疗目标，这些改变将导致日常功能和生活质量的显著改善。患者通常会写一些一般性的回答，例如“减少清洗”“更有自信”或“减少强迫”。然后对这些条目进一步阐述，并强调那些与 ERP 相容 / 不相容的目标或期望。例如，治疗师可以将诸如“想要停止离开家时反复检查门窗的行为”的患者目标纳入 ERP 的心理教育阶段，因为这是与治疗一致的目标。然而，“离开家时要避免焦虑”之类的目标与直面焦虑思维和感受的干预措施是矛盾的。因此，在引入 ERP 时需要同时考虑与 ERP 一致和不一致的目标或期望。

ERP 的既往经验和知识

一些强迫症患者可能会报告说，他们曾经在另一位治疗师那里尝试过 ERP，但是这并没有什么用。发生这种情况时，试着获取有关既往治疗的更多具体信息。

- 暴露的类型、频率和持续时间如何?
- 抵抗强迫欲望的能力如何?
- 是否建立了暴露等级?
- 是否布置过暴露的家庭作业？如果有，完成的频率如何?
- 暴露的痛苦程度有多高？是否下降过?
- 是在治疗过程中首先进行暴露，还是使用其他形式（疗法）的治疗师辅助暴露?
- 治疗师是否引入了其他治疗策略，例如认知疗法、正念或接纳承诺疗法?

如果患者对之前的治疗感到不清楚或不确定，治疗师可以要求查看所有与之相关的信息表或家庭作业。Rego（2016）建议，在某些情况下，可以在征求患者的书面同意后联系既往的治疗师，以获得更多的治疗信息。

互联网是一个丰富的 ERP 信息来源。患者可能访问过相关的网站，读过一些自助书籍，或者可能认识某个接受过 ERP 治疗的人。治疗师应该询问患者对

ERP 的知识，尤其要注意错误的信息或对治疗的误解。在讨论既往的 ERP 治疗时，需要强调以下两点。

1. **治疗师的差异**。就像任何心理治疗一样，每个治疗师都在 ERP 中带入了自己的治疗风格、知识和经验。这意味着一个治疗师提供的 ERP 可能与另一个治疗师十分不同。对患者来说，由一个新的治疗师提供的 ERP 可能感觉像一个全新的疗法。
2. **剂量－反应敏感性**（dose-response sensitivity）。ERP 的有效性取决于暴露的数量和患者抵抗强迫行为的能力。过去可能是因为暴露频率或挑战性不够而无效。如果只是偶尔进行暴露，就不能指望治疗会有效。

错误的 ERP 信念

患者对 ERP 的知识和经验会使他们对治疗及其影响产生个人的信念。有些信念可能是错误的，会影响患者在治疗过程中的参与度。在进行暴露治疗之前，解决这些错误信念很重要。治疗师可以运用苏格拉底式提问（Socratic questioning）和引导式发现（guided discovery）来识别这些信念，然后运用认知重建策略帮助患者采取更健康的 ERP 观点。下面是一些错误 ERP 信念的例子。

- **“ERP 要求我忍受更多的、超出我承受能力的焦虑或不适。”**对这一观点的回应是，暴露以一种分级的方式进行，通常从中度焦虑 / 不适开始，目的是帮助患者学习加强他们在强迫情境下应对（耐受）焦虑 / 不适的能力。
- **“我不能让自己太焦虑，因为那样会很危险；它会损害我的健康。”**与 ERP 相关的焦虑 / 不适是激烈的，但没有害处。它让人感觉不舒服，但这种类型的焦虑有一个内置的恒温器，能让人最终平静下来。它的运作方式很像运动中的体力消耗（见 Abramowitz，2018）。

- **“ERP 迫使人们去做违背自己意愿的事。”**ERP 始终以一种协作的方式完成，这需要患者在设置暴露任务中高度参与。ERP 的节奏始终取决于患者想要推进暴露等级的速度。
- **“一旦 ERP 战胜了某种强迫情境，我就不应该再与这种情境下的强迫症状做斗争了。”**像大多数治疗一样，ERP 的进展并不平稳。在某些时候，完成暴露任务的不适感或强迫性会少一些，而在其他时候，同样的任务可能会引发高度不适和强烈的中和欲望。重要的是，人们对强迫性关注的整体耐受有所提高，强迫症状也在减少。

成本 – 效益分析

Rego（2016）建议治疗师让患者参与讨论治疗的利与弊，以增强患者对治疗的动机和承诺。在强迫症的治疗中，成本 – 效益分析可以聚焦于是采用 ERP 还是继续“常规治疗（treatment as usual）”。治疗通常可能是:（1）患者自己应对强迫症;（2）完全依赖药物治疗;（3）只接受支持性心理治疗;（4）采用认知疗法、正念或不包含 ERP 的接纳承诺疗法。这都取决于患者。图 4.1 呈现了一个关于 ERP 的成本 – 效益分析，工作表 4.2 为患者提供了一个空白的工作表。

治疗师应该在治疗早期将 ERP 的成本 – 效益工作表作为一个会谈内的任务引入。患者可能难以列出暴露治疗的优点和缺点，所以这需要在治疗中与治疗师协同完成。图 4.1 可以作为一个参考，但是成本 – 效益点应该视每个患者的情况而定。同样，应该鼓励个体在初次体验 ERP 后重新进行这个分析，以便修改成本 – 效益点或添加新的内容。这一步将确保分析与每个患者持续相关，并起到增强动机的作用。

	效益、优点	成本、缺点
包含 ERP 的治疗	1. 对强迫症最有效的心理治疗 2. 治疗效果更持久 3. 直接应对干扰日常生活的强迫情境 4. 治疗效益能延伸到会谈之外 5. 能够让配偶或家庭成员参与进来，收获支持和鼓励 6. 有机会练习在治疗中学到的技能	1. 需要相当的努力和个人承诺 2. 会感到中等到高度的焦虑或不适 3. 会引发对可怕结果的不确定感 4. 会对自己或他人的不良结果产生高度的责任感 5. 可能会暂时对自己感觉更糟 6. 耗费时间，所以日常生活会受到一些干扰
不包含 ERP 的治疗（即常规治疗）	1. 不必面对我无法摆脱的恐惧 2. 需要的努力更少，特别是在两次会谈之间 3. 不会增加焦虑或不适 4. 不必面对失败的可能 5. 有可能用最少的努力实现一些症状的改善	1. 强迫症状复发概率较高 2. 可能需要更多次治疗，增加了治疗费用 3. 治疗对日常生活的作用可能较小 4. 较少有机会练习治疗技巧并做出有意义的改变 5. 不太可能对强迫症有自我掌控感 6. 由于回避，强迫症可能会继续干扰日常生活

图 4.1　ERP 的成本 – 效益工作表示例

承诺的现实障碍

因为会谈间的家庭作业是 ERP 的一个关键组成部分，所以识别可能阻碍患者在会谈外投入暴露练习的现实障碍是很重要的。这个讨论应该在首次 ERP 治疗之前进行。家庭和工作的需求可能会限制暴露所需的个人时间。其他问题可能是在以下情境中是否进行暴露：（1）工作旅行或休闲旅行；（2）身体稍有不适、疼痛或感到疲倦；（3）他人在场，如家人或客人；（4）当天压力较大或比较沮丧；（5）情绪低落或焦虑；（6）配偶或家庭成员可能打断暴露；（7）突发意外生活事件；等等。通过探索这些问题，在进行 ERP 之前，治疗师就可以面质可能破坏治疗效果的问题。当然，重要的是**与患者一起**解决任何可能的预期障碍。

合作协议

对一些患者来说，一份明确了患者和治疗师在 ERP 中的角色和责任的书面协议，可能会增加对治疗的承诺。该协议应只列出适用于普遍暴露经历的几个一般性要点。例如，治疗师的责任可能是：（1）提供有关 ERP 的最佳循证建议；（2）制定个性化的治疗方案；（3）在开展暴露任务时强调合作；（4）鼓励（但不强制）进行暴露分级；（5）教授提高痛苦管理和耐受的应对技能。患者的责任可能包括：（1）在两次会谈间投入时间做有关暴露的家庭作业；（2）努力忍耐焦虑并让它自然下降；（3）在一段时间的治疗中聚焦于 ERP；（4）共同制定暴露练习；（5）采用问题解决（problem-solving）的技巧处理暴露中遇到的困难；（6）在最初出现痛苦或不确定的迹象时不要放弃。在整个治疗过程中，应基于患者的暴露体验定期回顾合作协议。

治疗前的评估

在引入 ERP 之前，对强迫思维和强迫行为进行功能分析是很重要的。除了识别主要的强迫思维和强迫行为，治疗前的评估还应包括关于诱发因素、恐惧的后果、回避和安全寻求行为的信息（Abramowitz，2018）。第 7 章中的评估工具不仅有助于提供 ERP 干预所需的信息，也可以评估强迫症认知治疗策略所需的其他重要内容。工作表 4.3 对于提供构建暴露等级所需的特定信息特别有用。它是基于表 4.4 中强迫清洁暴露等级的例子。

心理教育

心理教育是强迫症的 CBT 治疗的重要组成部分。在治疗的开始，治疗师将提供关于强迫症及其治疗的心理教育。第 8 章提供了关于患者教育的全面讨论，包括 CBT 治疗模式、非意愿的侵入性思维的正常化，以及认知改变如何产生治疗效果。本节着重于 ERP 特定的心理教育。它可以在治疗开始时包含在一般

CBT 的心理教育中，也可以在向患者引入 ERP 时单独介绍。下面是一些需要与患者讨论的 ERP 的关键特征。

- **ERP 的定义**。将 ERP 作为一种干预策略引入，包括有意地将个体的注意力集中在强迫思维或意象上，并有意地将自己暴露在诱发强迫症状的情境或刺激中。它的目的是让患者始终与强迫思维及诱发因素保持接触，直到痛苦趋于平静。与此同时，在整个暴露过程中以及暴露结束后的几个小时内，患者不得有任何行为或心理层面的强迫。
- **暴露等级**。ERP 是一种高度系统化、结构化的干预，从建立暴露等级开始。列出 15 ～ 20 个与强迫相关的情境或场景，从稍有难度到能想象到的最困难的情况。
- **暴露治疗**。暴露练习从一个中等难度的强迫情境开始。患者需要在 1 ～ 2 周的时间内，反复将自己暴露在强迫及诱发因素中，每天持续 30 ～ 60 分钟。在每次治疗中，患者都要将注意力保持在强迫思维上，在不使用焦虑应对策略的情况下，痛苦可以自然减少。
- **治疗目标**。对于增强对焦虑的抑制反应、动摇对强迫症状最可怕后果的信念、学习对焦虑 / 不适的耐受、正常化风险和不确定性，以及提高自信，ERP 是最有效的干预方法之一。
- **治疗进展**。当一个患者能够以最低程度的痛苦进行强迫任务时，应从暴露等级中选择一个更困难的强迫情境。对于每一个新的情境，第一次暴露都应该在会谈中、在治疗师的陪同下完成，然后再被布置为家庭作业。
- **合作**。以合作的方式来设置患者进行暴露等级的节奏。治疗师绝不能哄骗患者做违背意愿的暴露。这种疗法的目的是让患者“亲力亲为（hands-on）”地体验如何应对强迫症，并减少其对日常生活的负性影响。
- **循证治疗**。过去 45 年内的大量临床试验证明，ERP 是强迫症最有效的治疗方法。它能产生最持久的效果，但最有效的前提是患者完成暴露的家庭作业，并坚持一个疗程。然而，它对完成治疗的患者的有效率为60%～70%，并且只有20%～25%达到无症状状态。此外，许多完成ERP的患者需要偶尔进行强化治疗来维持治疗效果。

- **勇气和承诺**。与强迫症其他形式的心理治疗相比，ERP需要更多的努力、决心和耐心。它包括直面最可怕的恐惧、暴露在高度焦虑或不适的环境中，还要付出极大的努力来阻止强迫反应。虽然涉及一些“短期疼痛”，但对完成治疗的患者来说，ERP的益处是相当多的。

治疗师必须对ERP的基本原理进行个体化，以便在心理教育阶段解决每个患者特有的误解和错误信念。我们鼓励患者对治疗提出问题和担忧。关于如何解决患者对ERP的担忧的进一步讨论，见Abramowitz（2018）和Rego（2016）。

暴露等级

暴露等级的建立是ERP的核心治疗成分。它以协作的方式建立，并利用各种评估和自我监控表（如工作表4.1和工作表4.3）。图4.2基于詹娜关于污染和伤害的强迫思维，呈现了一个暴露等级表。

这里可以采用多种指标来组织条目或情境的等级，如焦虑水平或**主观痛苦单位量表**（subjective units of distress scale，SUDS）的评分。因为关键的决定因素是面临情境时实施ERP的难易程度，所以工作表4.4使用了**困难等级**（level of difficulty）这个术语。同样，**困难**是一个广泛性的概念，包括痛苦程度、回避倾向、中和欲望等等。

一个有效的暴露等级表需要满足一些特征。首先选择涵盖患者主要强迫症状的15～20个情境，范围从轻微到极度困难。最好针对与强迫症相关的情境、想法或经历，这些对患者的日常功能有很大影响，且与患者的治疗目标和期望一致。此外，最好的暴露等级情境是每天可以遇到的特定状况。由于大多数 ERP 是在这些情境中进行的，因此多数条目需要处于中等到高度困难的范围。在创建暴露等级时，多数患者需要从治疗师那里获取大量资源，并且，随着治疗的进展，暴露等级可能需要频繁地进行修订。此外，还应该提供暴露等级的副本，以便患者能够遵循治疗进程。

强迫场景（即，与强迫相关的情境、想法或经历）	困难等级
1. 有人碰到我，比如在拥挤的电梯中	10
2. 与人握手	12
3. 在工作时使用洗手间	20
4. 看到人行道上棕色、红色的污渍，想知道是不是血迹	25
5. 选择一条新的上班路线	30
6. 穿过十字路口，想知道交通信号灯是不是红灯	40
7. 使用公共厕所	45
8. 独自开车时变道	50
9. 驶入拥挤的高速公路	60
10. 在人行道上满是行人的城区街道开车	65
11. 开车经过骑自行车的人	70
12. 看到办公室厨房柜子上有一个红色的斑点	75
13. 坐在公共汽车上，注意到另一个座位上有一块红色的污渍	75
14. 为客人准备饭菜	75
15. 在健身房使用健身器材	77
16. 坐在医生办公室的椅子上，注意到一块污渍	80
17. 手上有一个包扎好的小伤口	85
18. 手上有一个没有包扎的小伤口	95
19. 开车穿过人行横道时，行人们向汽车的方向走来	97
20. 捡起一张有陌生人血迹的纸巾	100

图 4.2　詹娜的暴露等级表

ERP治疗和家庭作业

首次暴露治疗应从中等难度（即，大于 25 分）的场景开始。工作表 4.5 中的暴露工作表可用于监控 ERP 进度。第一部分应该在会谈中合作完成，这样患者可以获得足够的指导来执行会谈间的 ERP。明确具体的操作方法、时间点、地点和持续时间是非常重要的。一般情况下，暴露要持续 30 分钟或更久，以使焦虑或痛苦消失，并让患者感到这个情境并不是特别困难。此外，必须阐明所有外在和内在的强迫仪式、保证寻求、安全寻求及其他中和策略，让患者清楚应该阻止哪些反应。在第二部分中，患者记录他们在暴露作业中的经验，而第三部分则为患者提供了机会，让他们对每周 ERP 治疗的成功或失败进行反馈。

治疗师通过与患者合作，从等级表中选择一个中等难度的情境开始会谈内暴露。对暴露进行示范是向患者介绍 ERP 练习的好方法。之后，患者模仿治疗师的示范，并继续暴露，直到感受到痛苦程度出现显著下降。治疗师应该在会谈早期就引入暴露，以留出足够的时间来减少焦虑并讨论关于暴露的家庭作业。

在几次尝试后，如果一个暴露情境只引起最低程度的焦虑或不适，患者就可以进行不同的暴露或进入相同及更高难度水平的其他等级场景。重要的是，患者不要从较低的暴露等级开始，也不要在一个暴露等级里徘徊或进行得太快。不断调整暴露的节奏，让挑战保持适当的难度，以使学习经验最大化。

建议对中度至重度的强迫症患者进行每天 90 分钟左右的暴露（Kozak & Foa，1997；Steketee，1993，1999）。对于轻度强迫症患者，每周暴露 1 次也许就够了。Abramowitz、Foa 和 Franklin（2003）报告说，每周 2 次的 ERP 治疗和每天进行的密集治疗一样有效，尤其是长期效果。目前还不清楚每周 1 次的 ERP 治疗是否足以产生显著的临床疗效，但这是许多治疗师可能采用的方法。

对于现实的恐惧情境，**现场**暴露比想象暴露更可取，但后者最初可用于让患者为自然场景中的暴露做准备（de Silva & Rachman，1992）。另外，想象暴露常常用于：（1）关于重大灾难的强迫思维；（2）发生在亲人身上的事故；（3）想象的或遥远的结果，如在地狱里受罚或经历世界末日（de Silva & Rachman，1992；Foa & Kozak，1997）。自我指导的暴露与治疗师辅助的暴露同样有效（Emmelkamp & Kraanen，1977；Emmelkamp et al.，1989），并且家庭成员或配偶可以担任合作的治疗师或教练（Emmelkamp & De Lange，1983；也见 Emmelkamp，1982）。教练应当只鼓励和支持患者进行暴露和仪式的预防，而要避免做出保证、使用身体约束、进行威胁、采用劝说或合理化的方式阻止患者实施强迫（Rego，2016）。最后，可以将多种治疗策略纳入 ERP，如认知重建、正念和接纳承诺疗法，以加强患者对暴露治疗的承诺。

复发预防

在 ERP 的最后阶段，重要的是讨论复发预防和准备结束治疗。当关注复发预防时，需要解决以下几个问题。

1. **对挫折和症状复发的预期**。很少有人在 ERP 治疗后完全无症状。因此，患者应该预期自己的强迫性担忧会持续，但会大大减少。此外，强迫症状会在压力、抑郁情绪、健康问题等情况出现时加重。患者还可能会遇到陌生的情境，或者遭遇与自己最害怕的后果类似的经历。很重要的一点是，与患者讨论可能会让他们重新体验强迫症状的方式（场景），让他们准备好应对这些能感知到的挫折。
2. **采用 ERP 的生活方式**。Abramowitz 和同事（2011）认为，采用一种 ERP 的生活方式对患者来说很重要，包括“选择利用额外的机会来练习面对恐惧线索，而不是逃避”（p.119）。花时间与患者回顾他们的日常生活习惯，并讨论如何创造更多自然暴露的机会，以确保在治疗结束后的长时间内能够继续进行 ERP。鼓励患者对所有强迫性侵入保持警惕，避免强迫性诱因或强迫仪式的出现。当这种情况发生时，有意识地使用 ERP。找出日常情境中所有依然让患者感到不舒服的障碍。对于身体污染强迫症的患者来说，“暴露的生活方式”可能意味着要在旅行中反复使用机场洗手间、成为第一个徒手开门的人、在不戴手套或者不使用洗手液的情况下推行李车。重要的是，患者应将 ERP 视为一种“新的生活方式”，而不是有时限的治疗策略。

3. **面对“微小仪式**（mini-rituals）”。Abramowitz（2018）将“微小仪式”描述为由强迫症状驱动的简短、细微、谨慎的反应，但可能没有被患者意识到。患者采取这些行为是为了感到舒适或安全。例如，开车时不停地看后视镜、随时准备洗手液、谈论未来时说“上帝保佑”、佩戴幸运手链或采取其他衣着方式、从不改变上班路线、早晨的安排总是一成不变等。通常，这些微小仪式都包括对不熟悉事物的回避。重要的是帮助患者识别这些与强迫相关的生活习惯，并练习如何应对陌生、不确定和模棱两可的情况。

4. **后续会谈**。考虑是否安排强化会谈，以巩固治疗效果并降低复发风险。通常在治疗结束后 4 ～ 6 周安排首次强化会谈，随后逐渐增加时间间隔。强化会谈提供了机会，能够评估患者的进步、鼓励患者每天使用 ERP，并在出现复发的早期迹象时采取问题解决策略（Rego，2016）。至少，治疗师应该鼓励患者在担心强迫症状反复时尽快安排一次后续治疗。

用抑制学习促进ERP治疗

传统 ERP 起源于恐惧和焦虑的双因素条件作用模型，后来又植根于情绪加工理论。尽管暴露练习通常被设计成行为实验，旨在为错误的强迫症认知评价和信念提供反面证据，但当代 CBT 仍然使用标准 ERP 作为关键治疗成分（如 Abramowitz，2018；Clark，2004；Rachman，2004；Salkovskis，1999）。

如前所述，抑制学习理论提出，ERP 的有效性取决于非威胁性继发关联的学习和对恐惧与焦虑的耐受，而不是习惯化的过程（Craske et al.，2008，2014）。对 ERP 学习过程的重新概念化具有治疗意义。以下几段总结了可能提高 ERP 有效性的最关键的改进（Abramowitz，2018；Arch & Abramowitz，2015；Jacoby & Abramowitz，2016）。

打破预期

在抑制学习理论中，暴露会谈的进行能使患者体验到，自己对强迫思维或中和失败的可怕预期是不真实的。Craske 及同事（2014）指出："预期和结果之间的不匹配对新的学习至关重要"。预期与结果的差异越大，抑制学习就越强。为了在强迫症的治疗中打破患者的预期，治疗师有必要阻止强迫仪式和其他形式的中和反应。为了使打破预期的强度最大化，患者应该在新的暴露会谈前做出预期评分，然后记录实际的暴露体验，并在下一次治疗会谈中努力理解这种差异。工作表 4.6（预期暴露工作表）可以与暴露工作表（工作表 4.5）一起使用，以突出打破预期的情况。

非常重要的是，在接下来的会谈中花时间复习工作表 4.5 和工作表 4.6，以突出预期结果和暴露作业的实际结果之间的差异。同样，认知治疗师也会想利用这种差异来动摇患者错误的认知评价和信念（见第 9 章）。治疗师和患者应该合作，让患者自己总结在暴露治疗中学到的内容。在后续的暴露中，这可以作为帮助患者成功进行更困难的 ERP 练习的应对策略。

变化和意外

为了增强抑制学习，暴露的持续时长、时间点、强度和刺激特性都是变化的。相比于反复进行同样的暴露，然后以线性方式依序进入下一个等级场景，抑制学习理论建议人们在高和低强度的暴露之间来回切换。同时，完成暴露作业的时间点和时长也应该变化。另外，患者还需要改变暴露的情境，以体验不同环境下的暴露。对詹娜来说，这可能意味着：第一天，开车经过骑自行车的人，想象他们中的一个人突然转向汽车；第二天，使用商场的洗手间；第三天，去看医生，并坐在候诊室里脏兮兮的家具旁边。Abramowitz（2018）指出，当患者对暴露会谈中发生的事情感到意外时，暴露的可变性会增强学习。例如詹娜可能会感到惊讶，她对伤害和污染他人的恐惧消退得比预期快得多。

增强暴露

Craske 及同事（2014）指出，在强迫行为快要消退时，偶尔的强化学习可以促进抑制学习。这包括对患者担心的结果进行高强度的暴露。在詹娜的案例中，这可能意味着把一张用过的纸巾放在办公室厨房的柜台上一天，然后观察它对同事健康的不良影响。另一种可能是通过过度呼吸、摄入咖啡因、进行剧烈的体育锻炼等方式，故意让自己在暴露情境中变得更加焦虑或过度兴奋。当然，治疗师必须确保暴露与患者强迫担忧相匹配，并且是以合乎伦理、充满共情的方式进行的。

完全停止中和行为（安全寻求）

关于安全寻求是否会削弱暴露，或者是否可以通过使个体能够忍受更强的痛苦或焦虑来促进抑制学习，还存在许多争论（Blakey & Abramowitz，2016）。Rachman、Radomsky 和 Shafran（2008）认为，在治疗的早期阶段合理使用安全行为可以促进治疗效果，因为患者仍然能体验到错误的威胁相关信念被打破的过程。当然，当安全寻求行为以强迫仪式的形式出现时，保留安全寻求行为的观点就更难得到支持。Craske 及同事（2014）得出结论，普遍的共识是在暴露过程中逐渐减少安全行为，而 Abramowitz（2018）建议患者应该尽力抵制安全寻求仪式。鉴于上述观点，治疗师应该帮助患者对强迫性担忧制定合理的、正常化的反应，并且不会发展成安全寻求行为。例如，一个害怕被污染的人需要制定一套烹饪生肉的指导方案，而不是强迫清洗或寻求安全。

增强焦虑 / 痛苦耐受

Jacoby 和 Abramowitz（2016）认为，相比于教导患者减少或控制他们的焦虑 / 不适，抑制学习理论认为 ERP 更是一种教导焦虑 / 痛苦**耐受**（tolerance）的干预方法。也就是说，患者的强迫担忧是常见的、不可避免的、无威胁性的。为了实现这一目标，ILT 通过前面描述的一些改进，在暴露治疗中引入了**值得经历的困难**。在治疗过程中，治疗师持续强调对痛苦的耐受。事实上，体育锻炼是 ERP 的一个准确类比。正如锻炼是为了增强体力一样，ERP 是为了建立患者对强迫担忧的焦虑 / 痛苦的耐受。

结　论

经过 50 年的研究和临床应用，ERP 仍然是强迫症最有效的治疗成分（如 McKay et al.，2015；Öst，Havnen，Hansen，& Kvale，2015）。可能大多数使用 ERP 的临床工作者都相信它的潜在机制是恐惧或焦虑的习惯化，这也是他们向患者传达的基本原理。但是，研究发现 ERP 的早期条件反射理论和情绪加工理论都有所欠缺。而抑制学习的观点为 ERP 提供了一个完全不同的理解，使它更接近强迫症的认知理论。然而，对抑制学习的实证支持并不一致，并且没有研究表明，前文概述的修正 ERP 是否比标准 ERP 更有效（批判性综述见 Jacoby & Abramowitz，2016）。Weisman 和 Rodebaugh（2018）在他们对基于抑制学习理论的暴露增强技术的广泛性综述中得出结论，相关的实证支持低于理论预期。然而，他们指出，消除安全行为、最大化违背预期、增强暴露的可变性以及使用多重暴露环境都可以增强暴露效果。从认知治疗的角度来看，抑制学习理论提出的改进与 CBT 中提出的基于暴露的行为实验非常相似（见第 9 章）。

尽管 ERP 取得了成功，但是考虑到认知方法的出现，以及不接受 ERP 的患者比例很高，一些知名的强迫症研究者对这种治疗的必要性提出了质疑（Shafran，Radomsky，Coughtrey，& Rachman，2013）。表 4.5 总结了目前仍然存在的主要局限。

表 4.5 暴露与反应预防的局限

- 相当一部分强迫症患者（20% ～ 30%）拒绝 ERP。
- 大约 25% 的强迫症患者在完成 ERP 后，症状没有得到改善。
- ERP 不太适用于强迫思维，尤其是没有明显的强迫行为时。
- 对某些强迫症亚型，如伴有令人厌恶的强迫思维、超价观念、可能涉及秩序和对称的强迫行为，效果并不明显。
- 完成治疗的患者仍有症状残余。
- 其他障碍的共病（如抑郁），可能会降低治疗效果。
- 与强迫症相关的其他负面情绪（如内疚），可能对 ERP 无反应。
- 治疗后仍然存在明显的社会和职业功能损害残余。
- 低动机、不完成家庭作业、对治疗的消极态度等治疗因素会降低疗效。
- 认知失调和认知偏差在强迫症中很突出。

针对强迫症的严格的学习理论方法在理论和临床上都存在局限，因此导致了向认知特征转变的模式（Rachman & Hodgson，1980；Salkovskis，1985）。Salkovskis（1985，1989a，1999）为强迫症的理论和治疗开创了更广阔的认知行为视角，将 Beck 的抑郁症的认知治疗和 Rachman 的暴露治疗进行了结合。在过去的 30 年中，这种认知行为视角的疗法已经成为强迫症主要的心理治疗方法。

工作表 4.1　强迫症治疗目标和期望工作表

指导语：多数强迫症患者都知道强迫症是如何影响自己生活的。有时强迫症阻止了他们做想做的事情，而有时有些事情他们并不想做，却因为强迫症而停不下来。使用下面的工作表，写下你想在行为、感受和想法上做出的改变，这些改变能够显著缓解你的强迫症。换言之，你需要改变什么才能再次“感觉正常”？尽量具体一些。想想强迫症对你的日常生活各方面的影响。

范畴	想要在生活中减少或消除	想要在生活中增加或改善
行为 （即，我想做的或不想做的；如何做；如何反应；我在回避什么；我的强迫行为；让我感觉安全或舒服的策略等）		
感受 （即，日常的心情；短暂的感受；正性情绪；负性情绪等）		
想法 （即，想要的和非意愿的思维；自发的侵入性思维；有意的想法、意象、记忆等）		

工作表 4.2 ERP 的成本 – 效益工作表

指导语： 本工作表旨在帮助你决定是否愿意在治疗中包括暴露和反应预防（ERP）。你的治疗师已经向你解释过，**ERP 包括每天、系统地、反复地暴露在你的强迫恐惧和担忧中，同时不允许你做出强迫性的反应。** 在决定是否将 ERP 纳入你的治疗之前，考虑一下治疗的短期和长期利弊。将 ERP 与常规治疗或你目前接受的治疗进行比较，这些方法可能是单独用药、支持性治疗或咨询，或是其他形式的心理治疗，但不包括暴露。

	效益、优点	成本、缺点
包含 ERP 的治疗		
不包含 ERP 的治疗（即常规治疗）		

工作表 4.3　暴露前的工作表

指导语：在这张工作表上记录这几天你最常经历的强迫思维和 / 或强迫行为。在第 2 列中用百分制的分数评定痛苦（即焦虑、恐惧、内疚、挫败）的程度，其中 100 分表示最强烈的痛苦。同样，在第 3 列中，对你想通过强迫仪式、回避、寻求保证等行为来中和强迫症状或减轻痛苦的欲望程度进行评分。

注：

痛苦 / 不适：0 = 没有相关的痛苦，50 = 中等程度的痛苦，100 = 感受过的最强烈的痛苦；
中和欲望：0 = 没有中和的欲望，50 = 中等程度的欲望，100 = 立即的、不可抗拒的欲望。

强迫症状	痛苦 / 不适 （0—100 评分）	中和欲望 （0—100 评分）
1.		
2.		
3.		
4.		
5.		
6.		
7.		
8.		
9.		
10.		

工作表 4.4　暴露等级工作表

指导语：使用下面的工作表来建立暴露等级。在第 1 列中，列出一系列会引发强迫思维或行为的情境、想法或经历。在暴露等级中列出 15 ~ 20 个强迫场景，按照轻度、中度、重度的困难等级顺序。循序渐进地排列这些场景，从简单的开始，然后是中等难度，最后发展到最困难的场景。在第 2 列为每个情境的困难等级进行 1—100 的评分，100 表示最困难。

注：**困难**是指在不进行中和（强迫行为）、回避、寻求保证等行为的情况下，该场景的困难程度。评分 1—25 表示简单，26—60 表示中等难度，61—100 表示最困难的场景。

强迫场景（即，与强迫相关的情境、想法或经历）	**困难等级**
1.	
2.	
3.	
4.	
5.	
6.	
7.	
8.	
9.	
10.	
11.	
12.	
13.	
14.	
15.	
16.	
17.	
18.	
19.	
20.	

工作表 4.5　暴露工作表

指导语： 这个工作表是为了让患者了解如何完成暴露练习的家庭作业，并对暴露经历进行准确的记录和评估。第一部分应在安排家庭作业时合作完成。接下来，患者在第二部分中对每次暴露进行评分，并在下次治疗前在第三部分记录下自己对家庭作业的整体印象。在后续治疗中应当对这个工作表进行全面回顾，并在必要的时候对暴露任务做出修改。

姓名：________________　　治疗会谈日期：________________

Ⅰ. 描述暴露作业的安排

1. 我需要做什么（暴露活动）：________________
2. 我需要**不**做什么（反应预防）：________________

Ⅱ. 暴露家庭作业记录

日期	初始不适感（0—100）	最终不适感（0—100）	暴露时长（分钟）
1.			
2.			
3.			
4.			
5.			
6.			
7.			

Ⅲ. 观察

暴露是否成功？如果你对这个过程感到失望，你认为需要做出哪些改变？

____

____

工作表 4.6　预期暴露工作表

指导语：这个工作表用来鼓励在暴露任务中进行抑制学习。第一部分关于对暴露的预期，应在安排暴露练习时合作完成。在第二部分，患者简要描述他们的暴露经历，回答这部分提出的问题。第三部分让患者陈述在这次暴露练习中学到了什么。在后续的治疗中应当对患者的回答进行全面回顾，同时，治疗师要对能增强抑制学习的回答进行详细说明。

姓名：________________________　治疗会谈日期：____________________

Ⅰ．暴露预期

1. 如果你暴露在强迫情境中，并且不进行强迫行为或其他形式的中和行为，你会担心发生什么？

____

____

2. 你的担心成为现实的可能性有多大（0 = 完全不可能；100 = 一定会发生）？____%

3. 你认为自己能够完成这个暴露，同时制止强迫行为，并且忍受焦虑、不适、风险和不确定吗？如果不能，为什么？

____

____

Ⅱ．实际的暴露结果

参考暴露工作表，简要总结一下你的暴露过程。在暴露中，最糟糕的经历是什么？最困难的是什么？你的担心成真了吗？哪些比你预期的要好？在应对焦虑、不适和不确定时，你觉得自己做得如何？

____

____

Ⅲ．学习

通过暴露治疗，你对强迫有了哪些了解？以及，可以如何应对强迫？你的预期比实际发生的情况更糟糕吗？与治疗师一起讨论在治疗中学到的内容，并在下面的空白处写一个总结。

____

____

注：基于 Arch 和 Abramowitz（2015）。

第5章

认知行为模型：理论与研究

如果侵入性思维是正常现象，那么对强迫症易感人群来说，它为何会变成强迫思维呢？这是强迫症的认知行为理论要解决的核心问题。这个问题不仅对了解强迫症的发生发展和维持有重要意义，也为治疗提供了参考。

强迫症的认知疗法是一种基于评价（appraisal-based）的理论，它假设所有情绪状态的核心是“个体在多个维度或标准上对某个情境、对象或事件所包含的个人意义的主观评价”（Scherer，1999，p.637）。在临床心理学中，评价理论关注信息处理偏差的过程和结果，以理解精神病理的发生发展及维持因素。尽管有学者提出了批判（MacLeod，1993），但该观点的有效性仍得到了有力的辩护，研究者引用了各种证据，尤其是对改善临床治疗的重大贡献（McNally，2001）。

本章介绍了强迫症的一般 CBT 模型。首先，简要论述了强迫症认知理论和治疗的历史根源。其次，基于 Salkovskis、Rachman、Freeston 和强迫症认知工作组（OCCWG）的研究成果，介绍了强迫症的一般认知评价模型，并对该模型的实证支持进行了批判性综述。最后，阐述了 CBT 的主要原则以及对强迫症治疗的意义。

强迫症认知方法的历史根源

在临床心理学领域，直到 Salkovskis（1985）发表了关于强迫思维和行为的认知行为分析文章，认知革命才将强迫症纳入其中。Beck（1967，1976）早期关于情绪障碍认知概念化的著作中很少提及强迫状态。第一本焦虑障碍的认知治疗手册也没有包括强迫症（Beck & Emery，1985）。此外，Hollon 和 Beck（1986）认为强迫症最有效的治疗方法是 ERP，且“认知干预对强迫症的作用可能很小”（p.467）。

Carr（1974）提出了最早的强迫症认知理论之一，弥补了焦虑减轻假说的局限。其模型的核心原则是，强迫状态的特征是对不良结果的发生概率做出过高的主观估计。在强迫症中，任何涉及潜在伤害［即，高主观成本（high subjective cost）］的情境都会导致威胁或焦虑上升，因为强迫症患者会高估非意愿结果的发生概率。为了减少威胁，患者发展出强迫性仪式，以降低非意愿结果发生的主观可能性。在特定情况下，强迫症的发生取决于人们对高主观成本（即伤害）的感知以及对不良结果发生概率的高估。在缺乏恰当的、有助于减少威胁的行为时，个体会产生认知层面的强迫。如果个体认为这是减少不良结果的最有效的方法，认知或行为上的强迫就会变得仪式化。Carr 也承认，这个威胁评价模型（threat appraisal model）无法解释人们最初做出高主观概率估计的原因。此外，相比于强迫症，高估威胁在恐惧症和其他焦虑障碍的发病机制中可能更重要（如 Volans，1976）。

McFall 和 Wollersheim（1979）基于 Carr（1974）的观点——强迫症患者会产生错误的初级威胁评价——展开了工作。他们提出，强迫症患者还产生了错误的次级评价，即低估了自己应对威胁的能力。初级威胁和次级脆弱性的评价都是基于某些非适应性的前意识信念（maladaptive preconscious beliefs），如：（1）必须完美；（2）错误应当受到惩罚；（3）个体有能力通过“魔法”般的仪式或反刍式思维来防止可怕的结果；（4）某些想法令人无法接受，因为它们会导致灾难性结果；（5）进行中和反应比直面自己的感受更容易，也更有效；（6）不确定感和失控感是不可容忍的。错误的初级和次级评价会带来不确定、失控和焦虑的感受。强迫症患者意识到自己无法以现实的或适应性的方式来处理这种痛苦，所以他们求助于“魔法”般的仪式和强迫性的策略，作为减少痛苦的最佳选择。基于这个模型，McFall 和 Wollersheim（1979）建议在理性情绪疗法（rational-emotive therapy）的基础上，使用行为练习（behavioral exercises）和认知重建（cognitive restructuring）来直接调整错误评价。

Salkovskis（1985）对 McFall 和 Wollersheim 的概念化进行了批判，因为他们：（1）试图弥合行为理论和精神分析理论之间的鸿沟；（2）强调前意识和无意识认知，但没有详细阐述这些概念直接的认知和行为表达；（3）未能具体说明强迫症的初级威胁评估如何不同于其他焦虑障碍中的威胁评估。尽管 Salkovskis 的批判很有道理，但有趣的是，当代认知模型包括了 McFall 和 Wollersheim（1979）的一些理论构念（如，过分的责任感、思维 – 行为融合以及对思维控制的过分关注）。

1980 年，Rachman 和 Hodgson 发表了题为“强迫思维和强迫行为”的开创性文献，这是强迫症的认知行为治疗发展中最重要的贡献之一。很多 CBT 视角的核心原则最初都来自 Rachman 和 Hodgson 这篇富有远见的论述。文中提到，健康人群也可能产生非意愿的侵入性思维（包括强迫性的内容），而强迫症患者的问题在于，他们曲解或无法忍受某些类型的侵入性思维。Rachman 和 Hodgson 认为，中和反应和回避是强迫症持续存在的关键影响因素。他们还指出，强迫症的特点是控制力差，因此需要努力教会患者更高效、更有效地控制非意愿的侵入性思维。他们的理论见解是将“认知革命”引入强迫症领域的主要催化剂。

CBT 的基本模型

Salkovskis：过分的责任感

随着 Paul Salkovskis（1985）颇具影响力的论文“强迫：认知行为分析”的发表，强迫症的认知行为方法有了重大进展。Salkovskis 认为强迫思维起源于正常的侵入性思维。如果个体认为侵入性思维是有意义的，认为需要对伤害自己/他人或预防这种伤害负责，那么侵入性思维将引起不适。Salkovskis（1999）认为，**过分的责任感**不仅体现在与侵入性思维相关的持久信念中，也体现在对特定侵入性思维的即刻评价中，并将它定义为“一种相信自己具有引发或阻止消极后果的关键能力的信念。并认为必须要阻止这些消极后果。因为消极后果可能是真实的，即，会在现实世界和/或道德层面产生影响”（p.S32）。

过分的责任感评价要么关注侵入性思维的发生，要么关注其内容（Salkovskis & Wahl，2003）。例如，具有多重强迫思维的患者可能会认为，无法消除侵入性思维是失控的迹象，并且自己要为可能犯下的可怕暴力行为负责。在这种情况下，责任评价可以与任何非意愿的侵入性思维有关。然而，如果侵入性思维暗示了某种具体的反应，那么中和行为就会出现，以限制个体对强迫思维的体验。当出现“我可能会生病并呕吐”的强迫思维时，患者会将其理解为“必须对自己的健康负责并确保自己不会生病”的信号。在这里，我们看到的是一种与侵入性思维内容相关的中和反应，而不仅仅是侵入性思维的出现。

Salkovskis（1989a，1998）认为，对伤害的责任评价仅针对强迫思维。强迫思维与其他形式的焦虑和抑郁思维的区别在于它们与责任评价的关系。如果一个想法只会导致伤害或危险的评价，那么个体的情绪反应将是焦虑；丧失的评价则与抑郁相关（Salkovskis，1999）。有学者进一步认为，过分的责任曲解是侵入性思维变成病态思维的必要条件，“如果没有对责任的评价，就不会产生强迫思维”（Salkovskis，1989a，p.678）。与强迫相关的不良情绪（如，不适、内疚、焦虑）都源于对责任的曲解（Salkovskis，1999）。

为了终止侵入性思维并消除对伤害的责任感知，个体会采用行为和认知的中和策略，包括强迫性仪式、回避、寻求保证、思维抑制等（Salkovskis 1985，1989b，1999）。然而，中和反应是不够的，因为有强迫倾向的个体对完成该反应有着不切实际的标准，并且会努力控制非意愿的想法（Salkovskis，1999；Salkovskis et al.，1995）。最终，中和反应强化了个体先前存在的信念，即非意愿的想法与个人责任有关，并增加了个体对这种想法的关注（Salkovskis，1999；Salkovskis et al.，1998）。于是产生了一个恶性循环：越来越频繁的歪曲认知和适得其反的中和反应。后来，Salkovskis 及同事指出，强迫症状的持续还因为强迫症患者使用了多种主观内在的“停止”标准，例如努力获得“恰如其分的感觉”（Wahl et al.，2008）。这些标准对终止中和反应所需的证据产生了越来越高的要求，从而导致强迫症状的持续存在并引发恶性循环。

临床意义

在 Salkovskis 的概念化中，治疗重点是通过暴露经验改变患者的错误信念和对伤害的责任曲解，这些经验能够推翻个体原本对威胁和危险的假设。个案概念化以责任模型为基础，治疗通过认知重建帮助患者对侵入性体验进行正常化，并发展出对强迫思维的替代性、非威胁性解释（Salkovskis，1999）。基于暴露的行为实验旨在消除与威胁相关的错误责任信念，并减少有害的中和反应。治疗的目的是使强迫思维正常化，也就是说，患者学会将强迫思维评价为一种非意愿的侵入性思维。这意味着虽然侵入性思维令人痛苦不安，但患者对伤害没有责任，也不需要费力应对。

Rachman：对个人意义的曲解

基于 D. M. Clark（1986）的惊恐障碍认知理论和 Salkovskis（1985）的强迫症认知行为概念化，Rachman（1997，2004）提出：当个体将侵入性思维曲解为具有重大个人意义且带有威胁性的现象时，某些非意愿的侵入性思维就会升级为强迫思维。与责任模型一样，Rachman 的理论前提是，非意愿的侵入性思维、图像或冲动是普遍存在的。但与 Salkovskis 的概念化不同，只有具有特定内容的想法（如，性、侵犯、亵渎、污染）才能升级为强迫思维（Rachman，1998；Rachman，Coughtrey，Shafran，& Radomsky，2015）。当个体从个人意义和威胁性的角度曲解自己的闯入性思维时，这类思维就会具有强迫的性质（Rachman，2003）。对侵入性思维的解释涉及一种错误的观点，即侵入性思维代表了个体的人格品质，意味着可能导致严重的负面影响。因此，Rachman（1998）断言，只有当侵入性思维被曲解为**具有重大个人意义**且**意味着威胁**时，它们才会变成强迫思维。此外，何种侵入性思维会成为强迫思维，取决于它"在患者的价值体系中是否重要"（Rachman，1998，p.390）。一旦侵入性思维被曲解，当这种曲解具有个人重要意义且持续存在时，强迫思维也会持续存在；但当曲解被削弱或消除时，强迫思维会随之减轻（Rachman，1997，2003）。

Rachman 提出，一些认知偏差会导致"正常的"非意愿的侵入性思维升级为具有临床意义的强迫思维。

- **对焦虑的曲解**。焦虑或不适的躯体感觉（如颤抖、出汗）可能被曲解为失去控制。这种认知方式强化了个体对强迫思维的重要性及其负面后果的信念（Rachman，1998）。回避及回避后焦虑的减轻将进一步强化这种歪曲信念，因为个体已经避免了消极后果，因此无法进一步证实强迫思维并不会引起灾难性后果（Rachman，1998，2003）。

- **思维－行为融合**（TAF）**偏差**。这是一种将思维等同于行为的认知倾向。个体相信强迫思维的出现意味着可怕结果发生的可能性增加（TAF–可能性），或在道德层面等同于违背了禁忌（TAF–道德）（Rachman & Shafran，1998）。思维－行为融合导致了对某些非意愿的侵入性思维的灾难性曲解。
- **过分的责任感**。Rachman（1997，2003）认为责任评价及相关信念可能导致对责任重要性的灾难性曲解，但这不是强迫症的必要或充分条件。因此，过分的责任感在 Rachman 的强迫症认知理论中的作用就不如在 Salkovskis 的概念化中那么显著了。
- **威胁高估**。倾向于高估伤害、威胁或危险发生的可能性及其严重程度，是另一种可能导致个体曲解侵入性思维重要性的认知偏差（Rachman，2003）。这种认知偏差并非强迫症独有，它在所有焦虑障碍中都很明显（Clark & Beck，2010）。

除了对重要性的曲解，Rachman（1997，2003）认为中和反应也是强迫症持续存在的主要原因。“成功的”中和反应强化了个体的信念，即中和反应能预防可怕事件的发生，或如果不进行特定的中和反应，强迫思维引起的不适将持续存在（Rachman，1998）。中和反应能暂时缓解不适，这支持了患者的错误信念，即令人不安的强迫思维是危险的，而中和反应是处理强迫思维的必要和有效方法（Rachman，2003）。因此，中和反应阻止了患者去体验和证实，强迫思维事实上远没有想象中重要。

Rachman（1998）还认为**过度的思维控制**（excessive thought control）是对思维重要性进行灾难性解释的后果。随着对侵入性思维重要性感知的增加，个体会更加积极地试图抑制或控制这种思维。然而，这些努力注定会失败，从而导致侵入性思维频率上升，进而强化侵入性思维的重要性（Rachman，2003）。

临床意义

从 Rachman 的概念化中可以得出一些临床意义。评估和个案概念化必须聚焦在强迫思维的个人意义及重要性上。治疗师一旦完全理解了患者对侵入性思维重要性的曲解，就需要采取基于经验的认知干预来消除患者错误的强迫性恐惧。然后帮助个体发展更健康、更现实的解释，让他们认识到更温和的意义以及与强迫相关但无关紧要的后果。此外，还需要解决其他认知偏差，包括思维－行为融合和高估威胁。治疗的反应预防部分需要包括所有形式的中和反应、回避和思维控制。最近，Rachman 为强迫症亚型（如躯体和心理污染、强迫思维和检查）提供了更具体的认知概念化和治疗方案。本书的第四部分将更全面地讨论这些问题。

OCCWG：图式易感性

在丹麦举行的世界行为和认知治疗大会（1995 年 7 月）上，来自 9 个国家的 46 名强迫症研究者同意合作，共同开发强迫症的自评方法和认知偏差检验的实验程序。他们被称为强迫症认知工作组（OCCWG）。在 Gail Steketee 和 Randy Frost 的领导下，该工作组主办了一些研究会议、开发了自评方法、进行了多中心的协作研究，并在《行为研究与治疗》（*Behaviour Research and Therapy*）杂志上发表了一系列文章。

OCCWG 最重要的成就之一是确定了 6 种信念，被认为描绘了强迫症的特征以及认知易感性（OCCWG，1997）。具有这些信念的个体被认为更倾向于曲解非意愿的侵入性思维，并采取非适应性的中和策略（也见 Freeston，Rhéaume，& Ladouceur，1996）。表 5.1 列出了 OCCWG（1997）提出的 6 种信念的定义。

表 5.1 OCCWG 提出的 6 种强迫信念

信念类型	定义
过分的责任感	“坚信自己有能力引发或防止主观认为重要的消极后果”（OCCWG，1997，p.677）
思维的过度重要性	“坚信思维‘存在即重要’”（p.678）
高估威胁	“夸大伤害的可能性或严重性”（p.678）
控制思维的重要性	“高估对侵入性想法、意象和冲动进行完全控制的重要性，并且相信完全控制是可能和可行的”（p.678）
无法忍受不确定性	坚信百分之百确定是必要的，个体无法应对不可预测的变化，且难以在模棱两可的情况下正常工作
完美主义	“倾向于相信每个问题都有完美的解决方案，把某件事做得完美无缺（即，不会犯错）不仅可能而且必要，即使是很小的错误也会造成严重的后果”（p.678）

OCCWG 的一个重要贡献是对心理控制的重要性描述。工作组提出，这种信念包括几个方面：（1）对某些类型的心理活动进行监控和保持高警觉的重要性；（2）不控制思维的道德后果；（3）控制失败的心理和行为后果；（4）心理控制的效率。前 5 种信念被认为是强迫症特有的，而第 6 种——完美主义，虽然很重要，但不只见于强迫症（也见 Taylor，2002）。

临床意义

OCCWG 最重要的临床贡献是提出强迫症认知治疗必须针对功能失调信念和评价进行干预，如思维的重要性和思维控制、完美主义以及无法忍受不确定性。这些信念意味着易感性，因此 CBT 治疗师应该予以关注，以确保维持治疗效果并降低复发风险。

Clark和Purdon：心理控制

Clark 和 Purdon（1993）认为，关于思维控制的功能失调信念是强迫症发生的重要因素。强迫症易感人群可能对不必要的侵入性思维持有不切实际的信念，且存在对侵入性思维的控制需求。如果无法完全控制侵入性思维，易感个体可能会预见失去心理控制的灾难性后果。为了获得控制，个体最初的反应可能是更常见的思维控制策略，如转移、思维替代、回避诱发因素、思维抑制等。然而，如果无法获得足够的控制感，则会导致患者将中和反应努力升级为更极端的策略，如外在或内在的强迫性仪式。Purdon 和 Clark（1999）提出，自我失谐的（ego-dystonic）侵入性思维是一种格外突出的威胁，个体会对其产生很强的控制欲。总而言之，强迫症易感人群过于努力地控制侵入性思维，因而增加了控制失败的可能性、加重了痛苦，并且需要采取更极端的反应，比如强迫性的仪式。

在对心理控制的进一步阐述中，Clark（2004）提出强迫症患者会对强迫思维的控制失败产生负性评价。有强迫倾向的个体可能会认为，对强迫思维的控制无法令人满意，这是一个非常严重的威胁。他们认为自己应该能够控制非意愿的想法，因此，失去对思维的控制预示着更严重的事态发展，例如他们可能会失去对自己行为的控制。这里我们看到一种思维 – 行为融合的认知偏差，即失去心理控制等同于失去行为控制，甚至更糟糕，意味着失去理智。在这种情况下，患者认为，“如果我不能控制这种强迫思维，这意味着我的心理很虚弱，会失去所有的控制力。”结果那些认为“不彻底的心理控制是不可接受的、有问题的”的患者，会对侵入性思维施加更强的控制。然而，这种努力的增强只会增加他们屈服于**心理控制悖论**（paradox of mental control）的可能性，即个体越是努力抑制一个非意愿的思维，就越是被这种思维所吸引（Clark，2018）。

有学者对将失败的心理控制纳入强迫思维的 CBT 概念化提出了批判。Cougle 和 Lee（2014）认为，更多地使用心理控制策略可能是强迫性侵入思维频繁出现的结果，而不是原因。Salkovskis 和 Millar（2016）认为，关于控制的信念包含于责任模型，思维控制策略只是另一种形式的安全寻求行为。Salkovskis 和 Millar 还对 Clark 和 Purdon（1993）关于中和反应的评论提出了批判，认为他们低估了它在强迫症发病机制中的作用。对此，Clark 和 Purdon（2016）在回复中指出，区分心理控制信念和责任感具有启发性价值，有助于更准确地描述强迫症的认知基础。同时，实证证据也证明，将心理控制失败的评价纳入强迫 CBT 模型具有合理性以及临床应用的可能。

临床意义

根据这一观点，强迫症 CBT 的个案概念化和治疗应包括心理控制。这涉及对患者的心理控制策略、关于控制失败的评价以及心理控制相关信念的评估。认知重建和行为实验的重点可以放在评估患者是否已经屈服于心理控制的悖论，以及放弃对心理控制的努力是不是处理强迫思维更有效的方法上（进一步讨论见 Clark，2018）。治疗的目的是引导个体发现更有效的对强迫思维的反应，例如注意力转移，并学习到“心理控制的失败是不可避免的，也是可以接受的”，而放弃“过分努力的控制”是减少强迫思维最有效的方法。值得强调的是，以上目标与强迫症的正念和接纳承诺疗法的治疗目标非常相似。

CBT 的通用模型

图 5.1 呈现了 CBT 的通用模型，整合了前几章讨论的各种认知构念。第 7 章中阐述的强迫症认知个案概念化由该模型衍生而来，后面章节中所述的强迫症特定亚型的概念化也以此为基础。这个 CBT 模型描述了强迫症发生发展的过程，而这些过程构成了 CBT 的主要原则，并指导了 CBT 的治疗方案。

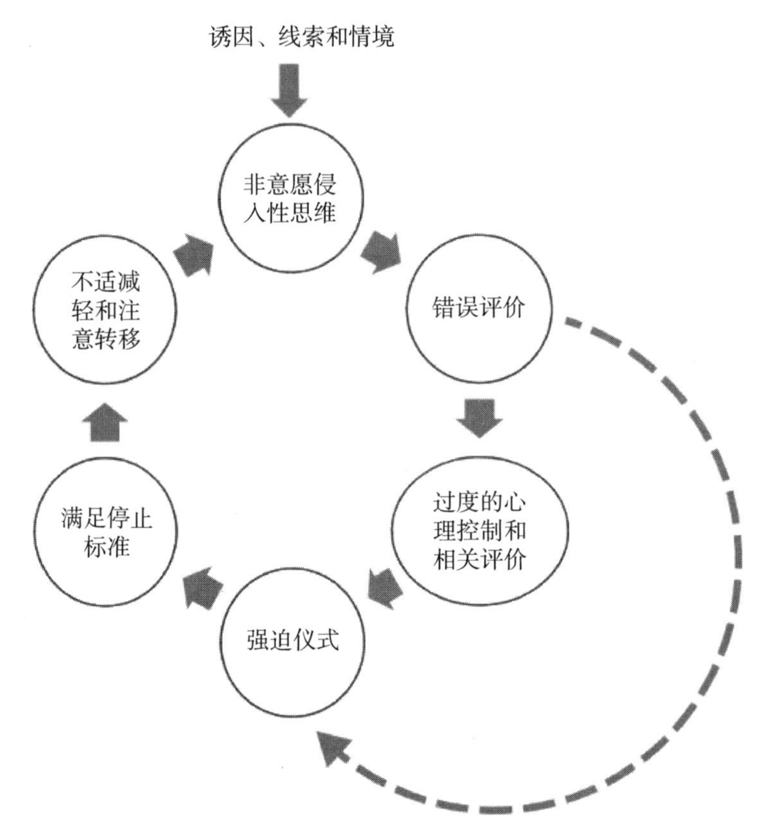

图 5.1 强迫思维与强迫行为的通用认知行为模型

多数情况下，以强迫思维为特征的非自愿和非意愿的侵入性思维是由特定刺激或环境引起的。例如，担心“我是否清楚且诚实地表达了自己的想法？”的强迫性怀疑患者，只有在与重要他人交谈时才会出现这样的思维。Rachman（1981）评论到，当个体感到孤独和无聊时，非意愿的侵入性思维可能更容易作为自发的、意料之外的思维出现，而不需要外部的刺激。Julien 及同事（2009）发现，在他们的强迫症样本中，只有 33% 的侵入性思维与情境直接相关，而 16% 的侵入性思维与情境无关。这一发现表明，强迫性侵入思维并非总是由外部或内部线索诱发，而是可以自发产生，不需要特定的环境因素。

强迫症的通用 CBT 模型认为，在错误的认知评估赋予侵入性思维更大的个人意义和威胁之后，强迫思维的衍变可能存在两种途径。在疾病早期，患者会尝试通过一般的控制策略对侵入性思维进行直接的心理控制。而这些尝试的失败被评估为一种极具威胁性的后果，因此患者会采取更极端的中和反应，如强迫性仪式。然而，在慢性强迫症中，患者更可能跳过心理控制，直接进行强迫仪式。有时，强迫行为会自动产生，以至于患者甚至很难识别出强迫思维。

外在或内在的强迫行为将一直持续，直到满足个体的停止标准。正如第 3 章所讨论的，强迫症患者的停止标准往往是模糊的、以内在感觉为基础，例如获得“恰如其分的感觉”。同时，易感个体需要更高的证据标准来决定何时停止强迫行为。因此，强迫性仪式和其他形式的中和反应在强迫症患者中持续的时间要长得多。

强迫症患者的最终目标是显著减少消极情绪或不适，以及将注意力从强迫思维上转移。虽然强迫行为或中和反应可以让患者暂时达到这两种状态，但更长期的影响是提高了强迫相关的侵入性思维的频率和严重程度。

实证研究状况

基于认知行为视角对强迫思维和强迫行为的病因和维持的解释，促进了大量临床和非临床样本的研究。尽管相比于其他理论解释，认知行为模型具有大量实证证据，但对其主要原则的实证支持并不一致。在本节中，我们关注了 CBT 通用模型的几个关键假设及相关实证证据，更聚焦的综述见每个亚型的章节。

非意愿的侵入性思维的普遍性

CBT 的通用模型假设非意愿的侵入性思维是认知功能的正常特征，无论临床状态如何，在所有个体中都普遍存在。此外，临床强迫思维也源于这些自发的心理侵入，因此人们预计情绪障碍患者会体验到更高频率的非意愿的侵入性思维、意象和冲动。

认知神经科学研究表明，人们清醒的时间中，有 25% ～ 50% 是在自发的、与刺激无关的想法中度过的，如白日梦、心智游移（mind wandering）、非意愿的侵入性思维等（Christoff，2012；Kane et al.，2007）。事实上，这种类型的思维非常普遍，以至于它被称为大脑的“默认运行模式（default mode of operation）”（Killingsworth & Gilbert，2010）。当大脑的加工需求降低时，与刺激无关的想法或心智游移就会增加，尽管这种想法的数量存在个体差异（Mason et al.，2007）。在需要集中注意力的任务中，工作记忆能力较低的患者可能比工作记忆能力高的患者体验更多的心智游移（Kane et al.，2007）。此外，当个体出现自发思维时，大脑中涉及内侧前额叶皮质、后扣带－楔前叶区和颞顶叶交界处的皮质网络会被激活，这些区域都与背外侧前额叶皮质和前扣带回存在功能连接（Dixon，Fox，& Christoff，2014；Smallwood & Schooler，2015）。显然，当不需要认知资源来处理某些新奇的或外部的任务时，大脑就会转换到自发思维这种基本的状态。因此，非预期的侵入性思维是人类意识的一个显著特征，是**智人**（*Homo sapiens*）的新大脑皮质（neocortex）的普遍认知过程。

非预期的、与刺激无关的想法对患者的影响取决于任务的内容和背景（Smallwood & Schooler，2015）。自发想法或心智游移往往是消极的、过去导向的、重复性的，并且与不快乐、低落情绪和糟糕的任务表现有关（Killingsworth & Gilbert，2010；Poerio，Totterdell，& Miles，2013；Smallwood & Schooler，

2015）。此外，一项大样本的非临床研究发现，自发的心智游移与强迫症状有显著相关（Seli，Risko，Purdon，& Smilek，2017）。尽管如此，心智游移也有好处，如改进计划和目标的导向、提高创造力、增加自我反思和理解，以及从无聊或单调的活动中恢复精神（Smallwood & Schooler，2015）。

因此，非意愿的侵入性思维是非预期且自发产生的，经常发生在个体的日常生活中。临床研究人员考察了健康的非临床个体是否同样存在与强迫症患者相同类型的负性侵入性思维。一项研究强有力地表明了非临床个体存在与强迫相关的负性侵入性思维，但频率、强度、痛苦程度和不可控性相对于强迫症样本较低（综述见第 3 章）。Radomsky、Alcolado 及同事（2014）在对非临床个体强迫性侵入思维的跨文化研究中发现，13 个国家中超过 90% 的个体报告在过去 3 个月内至少有过一次类似强迫思维的侵入性思维。此外，在这个全球样本中，涉及脏 / 污染、怀疑和其他内容的侵入性思维是强迫症状的特异的、重要的预测因素（Clark et al.，2014）。其他类似研究也发现了非意愿的侵入性思维的频率与强迫症状之间的显著相关（如 Barrera & Norton，2011；Clark，1992；Freeston，Ladouceur，Thibodeau，& Gagnon，1992；Purdon & Clark，1993）。

强迫症患者组、非强迫症的临床患者组与健康对照组的对比研究表明，相对于其他临床和非临床样本，强迫症样本体验到更频繁和更痛苦的非意愿的侵入性思维（如 Bouvard et al.，2017；García-Soriano & Belloch，2013；García-Soriano，Belloch，Morillo，& Clark，2011；Morillo et al.，2007；Rachman & de Silva，1978）。在对思维抑制进行的元分析中，Magee 和同事（2012）得出结论，非意愿的侵入性思维在精神病理学中显著更常见。此外，消极、非自发的思维与精神病理学的相关可能更密切（Krans，de Bree，& Moulds，2015）。同时，强迫症患者的侵入性思维的内容更怪异、更自发，或者与环境无关，也更不合理或缺乏现实依据（Audet et al.，2016；Julien et al.，2009；Rassin & Muris，2006；

Rassin et al., 2007)。CBT模型的批判者认为，这些差异表明，具有强迫性内容的侵入性思维可能不是普遍的，而是强迫症易感人群特有的（Cougle & Lee, 2014；Julien, O'Connor, & Aardema, 2007）。

关于非意愿的侵入性思维的重要性，最令人信服的证据是实证数据显示了侵入性思维与强迫症状发展之间的因果关系。有证据表明，非意愿的、消极的侵入性思维会加剧痛苦和不适（如Forrester et al., 2002；Ólafsson et al., 2014；Purdon & Clark, 2001；Reynolds & Salkovskis, 1992)，但也有研究报告了相反的结果（Purdon, Gifford, McCabe, & Antony, 2011；Purdon, Rowa, & Antony, 2007)。但是，很少有实证研究表明非意愿的侵入性思维会引发强迫症状，而且没有纵向数据支持非意愿的侵入性思维在强迫症中的病因学意义。一项关于强迫症的回顾性研究发现，对自己想法更多的关注是被试强迫症状加剧的一个重要因素（Coles et al., 2012)。

迄今为止的研究支持了认知行为的论点，即正常的、类似强迫的侵入性思维内容和临床的强迫思维之间存在关联。相比于健康对照组（可能也包括非强迫症的临床组)，强迫症患者通常会报告更频繁和更令人不安的负性、非意愿的侵入性思维。心理侵入性思维与强迫症状有显著相关，但是针对侵入性思维与症状之间的因果关系的研究还很缺乏。

错误的认知评价和信念

CBT理论认为，强迫症发病的主要原因是，人们错误地将非意愿的侵入性思维视为重大的个人威胁，认为必须控制或消除它们以减少威胁和/或防止对自己或他人造成可怕的后果。患者会误解思维的意义，是由于存在非意愿的、自发思维及其控制相关的先占信念。因此，本部分回顾了与6种元认知（metacognitive）相关的认知评价和信念：过分的责任感、TAF或思维的过度重要性、高估威胁、控制思维的重要性、无法忍受不确定性和完美主义。

强迫症中的错误认知评价和信念是否增加？

如果功能失调的认知评价和信念是强迫思维发病机制中的重要认知结构，那么在强迫症组中，它们应该比在健康对照组甚至非强迫症的临床组中更突出。一些研究使用了自评测量工具，发现强迫症患者对负性认知评价的评分显著高于健康对照组（如 Calamari & Janeck，1997；García-Soriano & Belloch，2013；Morillo et al.，2007）。而 Bouvard 和同事（2017）发现，强迫症患者在以下几个方面显著高于非临床个体，包括思维的重要性、焦虑不耐受（intolerance of anxiety）、控制的需要、无法忍受不确定性，而在威胁、责任、完美主义、TAF 和不接纳 / 自我失谐（ego dystonicity）的测量中没有体现。关于强迫症组和非强迫症的临床组的认知评价的差异研究结果更不一致，强迫症组的评分仅在责任、控制的重要性、高估威胁和不接纳等特定认知评价维度上显著高于非强迫症的临床组（García-Soriano et al.，2014；Morillo et al.，2007；Romero-Sanchiz，Nogueira-Arjona，GodoyÁvila，Gavino-Lázaro，& Freeston，2017）。

CBT 模型中研究结果最好的构念之一是 TAF，研究者常选择的测量工具是 19 条目的 **TAF 量表**（Shafran，Thordarson，& Rachman，1996）。然而，目前尚不清楚 TAF 量表的条目是否测量了患者的认知评价或信念（Berle & Starcevic，2005）。多数（并非全部）条目似乎进行了认知评价的测量，因为这些条目都与一个特定的思维或情境相关。因此，多数研究人员认为 TAF 量表是一种自我报告的认知评价量表。有研究比较了强迫症样本与非临床对照组，发现两组被试主要在 TAF–可能性的分量表上存在显著差异，而不是 TAF–道德的分量表（Abramowitz，Whiteside，Lynam，& Kalsy，2003；Shafran et al.，1996），但也有研究报告了相反的结果（Bailey，Wu，Valentiner，& McGrath，2014）。最保守的结论是，强迫症个体对 TAF 的认知评价有所提高，尤其是在解释想法可以影响伤害他人的概率时，但这仍然缺乏特异性的证据（进一步讨论见 Berle & Starcevic，2005；Hezel & McNally，2016；Shafran & Rachman，2004）。

多数关于强迫症信念结构的研究都使用了 OCCWG（2003，2005）开发的 44 条目的**强迫信念问卷**（Obsessive Beliefs Questionnaire，OBQ–44）。在最初的因素分析中出现了三个因素：责任 / 威胁评价、完美主义 / 无法忍受不确定性和重要性 / 对思维的控制。强迫症患者在 OBQ 的责任 / 威胁评价和重要性 / 对思维的控制两个维度上的得分显著高于非强迫症的焦虑对照组，而在完美主义 / 无法忍受不确定性维度上没有显著差异（OCCWG，2005）。其他学者发现，强迫症患者在重要性 / 对思维的控制维度上的得分显著高于非强迫症的焦虑对照组，在完美主义 / 无法忍受不确定性上的差异较小，而在责任 / 威胁评价上没有显著差异（Fergus & Wu，2010；Tolin et al.，2006）。Sica 和同事（2004）使用初始版本的 OBQ（87 个条目，6 个分量表）进行的研究发现，与广泛性焦虑障碍患者相比，强迫症患者只在无法忍受不确定性、对思维的控制和完美主义的维度上得分较高。还有一些学者报告了他们的研究结果，质疑 OBQ 分数是否在某些甚至所有强迫症患者中都有特异性的增高，尤其是与非强迫症的临床组相比（Baptista，Magna，McKay，& Del-Porto，2011；Taylor et al.，2006；Viar，Bilsky，Armstrong，& Olatunji，2011）。在一项元分析中，Pozza 和 Dettore（2014）发现，强迫症样本的责任信念得分显著高于非强迫症的焦虑组和非临床对照组。

总的来说，组间对比研究表明，相对于健康的、非临床的对照组，强迫症组的错误认知评价和信念得分更高。与非强迫症的焦虑组或其他临床组相比，组间差异往往存在不一致，并且很可能只有某些特定的认知评价和信念在强迫症组中明显更高，如重要性 / 对思维的控制。

错误的认知评价和信念与强迫症是否有特定联系？

许多研究已经在临床和非临床样本中考察了认知症状的特异性。CBT 模型预测，错误的认知评价和信念应该与非意愿的侵入性思维的频率和痛苦以及强迫症状有显著且可能是独特的关联。许多相关研究表明，频繁和 / 或令人痛苦的非意愿的侵入性思维的特点是不断增加的错误认知评价（如 Clark & Claybourn，1997；Corcoran & Woody，2008；Freeston et al.，1991；Freeston & Ladouceur，1993；García-Soriano et al.，2014；Parkinson & Rachman，1981a；Purdon & Clark，1994a，1994b；Rachman & de Silva，1978；Romero-Sanchiz et al.，2017；Whitaker et al.，2009）。在一个 28 名强迫症患者的样本中，Rowa 和同事（2005）发现，与那些不令人苦恼的强迫思维相比，最令人苦恼的强迫思维对患者来说更有意义，也更有可能与自我价值产生矛盾。同样，对非意愿的侵入性思维或强迫思维的错误认知评价（包括 TAF）与强迫症状密切相关（如 Corcoran & Woody，2008；Freeston et al.，1992；García-Soriano & Belloch，2013；García-Soriano et al.，2014），但也有研究报告了相反的发现（Barrera & Norton，2011）。然而，很明显，多数频繁出现且令人痛苦的侵入性思维与对重要性的错误评价有关，但目前尚不清楚某些认知评价是否比其他评价更具有强迫症状的特征。在 TAF 认知评价中，“可能性 – 自我（likelihood-self）”维度与强迫症状显著相关，但研究者们对认知评价症状的特异性仍然存疑（Abramowitz，Whiteside，Lynam，et al.，2003；Bailey et al.，2014；见 Berle & Starcevic，2005）。

强迫症状特异性的研究是在信念水平上进行的。许多研究表明，关于责任、重要性 / 对思维的控制、威胁高估、完美主义和无法忍受不确定性的功能失调信念与强迫症状的严重程度显著相关（如 Fergus & Carmin，2014；Julien et al.，2006；Myers，Fisher，& Wells，2008；OCCWG，2003，2005；Sica et al.，2004；Tolin et al.，2008；Viar et al.，2011；Wheaton，Abramowitz，Berman，Riemann，& Hale，2010；Woods，Tolin，& Abramowitz，2004），尽管也有研究者报告了相反的结果（Myers et al.，2017）。然而，并非所有的信念类型都具有同等程度的特

异性。关于重要性、对思维的控制，可能还有完美主义的信念，至少在某些强迫症亚型上具有更高的特异性。在许多研究中，责任信念也表现出强迫症状的特异性，尽管这一发现与 Pozza 和 Dettore（2014）的元分析的结果不一致。最后，信念与强迫症状之间的关系可能受到症状严重程度的影响。在较轻的强迫症状中，信念与责任相关；而在较重的强迫症状中，信念与重要性 / 对思维的控制显著相关（Kim et al., 2016）。

总之，错误的认知评价和信念与非意愿的侵入性思维、强迫症状的频率及痛苦程度密切相关。然而，尽管重要性 / 对思维的控制可能是更具有特异性的类型之一，这种关系的特异性尚不清楚。此外，某些类型的认知评价和信念与某些强迫症亚型的相关性可能高于其他类型，而消极情绪、焦虑或抑郁等中介因素可能导致认知评价症状特异性的显著差异（Abramowitz, Whiteside, Lynam, et al., 2003; Tolin et al., 2006）。

错误认知评价和信念的原因是什么？

有证据表明，相比于有意产生的认知，患者更有可能将那些自发产生的想法解释为是对自己有意义的（Morewedge, Giblin, & Norton, 2014）。这一发现与 CBT 模型一致，该模型预测了非意愿的侵入性思维与对它们的认知评价之间的相互因果关系。因此，当患者体验到非意愿的侵入性思维时，就更有可能激活对重要性的错误评价，这些错误评价将增加非意愿侵入的频率和痛苦程度。类似地，为应对侵入性思维而产生的错误评价会导致强迫症状的产生。

为了确定错误的认知评价和非意愿的侵入性思维之间的因果关系，需要进行实验研究。相关研究大多关注对责任的认知评价。Lopatka 和 Rachman（1995）最早报告说，被分配到低责任感知组的患者，他们的不适感、检查欲望以及对伤害和责备的认知评价显著降低；而在高责任感知组，不适感、检查欲望和对伤害和责备的认知评价并未显示出显著上升的趋势。Shafran（1997）发现，高责任感的 ERP 治疗与患者的中和欲望、主观不适 / 焦虑和威胁可能性估计的评分增加有关。Arntz、Voncken 和 Goosen（2007）在高责任和低责任的条件下，对强迫症组、非强迫症的焦虑组和非临床对照组进行了比较。研究只在高责任条件下的强迫症患者中，观察到了类强迫症的主观体验和检查行为的显著增加。最近，通过对 16 项与责任相关的实验研究进行系统性综述，研究者总结到，高责任感的负性影响是可变的，尽管有更一致的证据表明，高度责任感对威胁认知评价和焦虑 / 痛苦程度的负面影响程度较小（Mantz & Abbott，2017）。责任感对强迫症的影响并不比其他对照组更大。因此，责任评价（与强迫症）的因果关系尚不确定。其影响似乎并不特异于强迫症，而除了对威胁性的认知评价，高责任感是否存在别的影响还有待确定。

在一项比较强迫症组和非临床组的研究中，与包含中性侵入性思维的情境相比，包含消极侵入性思维的模糊场景更能引起强迫症患者的焦虑和痛苦（Forrester et al.，2002）。Gentes 和 Ruscio（2015）为非临床的学生样本设置了负面、正常或没有回应三种评价类型，以回应自主产生的担忧、思维反刍和强迫思维。研究者发现，那些在元认知信念测量中得分较高的患者，在被分配到负面评价组中时，对于侵入性思维报告了更多的负面影响和较少的正面影响。Newby 和 Moulds（2011）报告说，对侵入性记忆的负性认知评价可以预测 6 个月后的抑郁症状。在另一项研究中，提供关于侵入性思维本质的心理教育，可以显著减少非适应性评价。最后，有两项治疗过程研究发现非适应性的强迫信念的减少有助于症状的改善（Diedrich et al.，2016；Wilhelm，Berman，Keshaviah，& Schwartz，2015）。对强迫思维的 CBT 试验中出现了更复杂的情况，重要性 / 对思维的控制和个人意义的认知评价是强迫思维治疗效果（基于 YBOCS 的强迫思维分量表）的主要预测因素，但时间序列（temporal precedence）分析表明，先前强迫症状的严重程度决定了后续认知评价的变化（Woody，Whittal，&

McLean，2011）。

在对因果关系做出明确结论之前，需要对具体的错误认知评价和信念结构进行更多的实验研究。初步实证证据表明，负性的认知评价和信念会影响患者对非意愿的侵入性思维的体验以及强迫症状的出现。各种回顾性研究提供了强有力的实证证据，即错误的认知评价、信念和强迫症状之间存在相关，但CBT模型预测的因果路径只有微弱的实证支持（Cougle & Lee，2014；Hezel & McNally，2016；也见 Julien et al.，2007）。

过度的心理控制及其认知评价

如图 5.1 所示，对个人意义的过高评价会导致对控制非意愿的侵入性思维或强迫思维的过度努力。当这些最初的心理控制的努力未能产生预期的结果时，易感个体就会将这种失败解释为高度威胁，甚至是灾难性的事件。通用模型对该方面进行了一些预测。

过度的心理控制是否代表了强迫症的易感性?

自从 Wegner、Schneider、Carter 和 White（1987）进行了开创性的“白熊（white bear）”思维抑制研究，已经有数百项研究考察了有意识的思维控制对非意愿认知的影响。起初，研究发现思维抑制对思维频率产生了矛盾的影响：当抑制的努力停止时，会产生反弹效应；而在抑制期间，非意愿的思维会立即增强。为了解释这一现象，Wegner（1994a）提出了心理控制的矛盾加工理论（the ironic process theory）。然而，思维抑制的增强和反弹效应的许多复制研究都失败了（综述见 Abramowitz，Tolin，& Street，2001；Magee et al.，2012；Purdon，1999；Purdon & Clark，2000；Rassin，2005）。因此，有其他研究者提出，思维抑制可能会对以下几个方面产生负面影响：（1）痛苦程度，而非侵入的频率（Najmi，Riemann，& Wegner，2009）；（2）对反复出现的、非意愿和非预期的思维的自然习惯（Hooper & McHugh，2013）；（3）对侵入性思维的元认知评估；（4）对心理控制失败的认知评价；（5）情绪状态（见 Purdon，1999，2004b）。尽管存在不一致的结果，但“白熊”研究对理解心理控制努力的影响有一定的指导意义。正如预期的那样，被分配到抑制想法组的患者会花费更大的精力“不思考”；而那些被分配到“只监控”组的患者让想法自由来去，并不努力控制（如 Najmi & Wegner，2008；Purdon & Clark，2001；Purdon et al.，2005）。至少，抑制非意愿想法的努力显然是一种适得其反的反应（Najmi et al.，2009）。

虽然多数思维抑制实验主要针对非临床被试，但也有一些研究在强迫症样本中检验了思维抑制。在他们的定量研究中，Magee 和同事（2012）得出结论，强迫症患者抑制侵入性思维导致的初始增强和反弹效应低于非临床对照组。因此，对于在短期内控制侵入性思维，强迫症患者组与非强迫症焦虑组和非临床组具有同等的能力（与思维消除相关的类似结果见 Purdon et al.，2011）。然而，思维抑制的研究结果表明，强迫症患者有强烈的动机去抑制非意愿的侵入性思维，事实上，他们会对非意愿的想法表现出自然的主动抵抗（Purdon et al.，2005）。同样，对 37 名强迫症患者进行的为期 3 天的日记研究发现，他们频繁、费力且耗时地试图控制非意愿的思维（Purdon，Rowa，et al.，2007）。此外，一些强迫症患者即使被分配到“不抑制”的对照组，也仍然继续抑制非意愿的思维（Purdon et al.，2005；相反的结果见 Najmi et al.，2009）。在其他研究中，对部分强迫症患者来说，抑制对非意愿的侵入性思维的负面影响更加严重（Janeck & Calamari，1999；Tolin，Abramowitz，Przeworski，& Foa，2002；相反的结果见 Najmi et al.，2009；Purdon et al.，2005）。强迫症患者对控制最令人不安的侵入性思维的重要性评分显著高于非强迫症焦虑组和非临床组（Morillo et al.，2007）。

基于临床或模拟试验组的研究发现，与“不抑制”或“只监控”的情况相比，思维抑制的特征是更多的侵入、更强的痛苦和更多的负性认知评价

（Marcks & Woods，2007；Morillo et al.，2007）。同样，Corcoran 和 Woody（2009）发现，在非临床的思维抑制实验中，对个人意义的认知评价和更强的思维控制努力共同预测了任务后负面影响的增加。Grisham 和 Williams（2009）基于大学生样本的研究发现，在思维抑制过程中，较低的思维可控性感知与强迫症状相关，而强迫症状又与更强的自发抑制努力相关。思维抑制的消极影响是由于目标思维难以接近（Najmi & Wegner，2008）或认知抑制过程存在缺陷（Tolin，Abramowitz，Przeworski，et al.，2002）。这两个过程都与强迫症有关。

在思维抑制的特质测量上得分较高的患者会表现出高度的心理控制。**白熊抑制问卷**（White Bear Suppression Inventory，WBSI；Wegner & Zanakos，1994）可以用来评价思维抑制的倾向。有证据表明，强迫症组的 WBSI 评分显著高于非强迫症焦虑组和非临床对照组（Yorulmaz，Karanci，Bastug，Kisa，& Goka，2008），但也有其他研究没有发现组间差异（Belloch，Morillo，& García-Soriano，2009）。相关性研究报告了 WBSI 与强迫症状之间的显著相关（Rafnsson & Smári，2001；Wegner & Zanakos，1994；Yorulmaz et al.，2008），但 Höping 和 de Jong-Meyer（2003）发现，是非意愿的侵入性思维维度导致了这种相关，而不是思维抑制的相关条目（也见 van Schie，Wanmaker，Yocarini，& Bouwmeester，2016）。

正如通用模型所预测的，思维抑制相关研究中最一致的发现是，强迫的特点是更努力地控制非意愿思维。尽管强迫症患者至少在短期内有能力“抑制思维”，但有明确的证据表明，思维抑制是一种适得其反的应对策略。思维抑制对非意愿的侵入性思维产生了负面影响，并强化了对重要性的错误认知评价（Corcoran & Woody，2009；Marcks & Woods，2007）。此外，如果患者认为控制非意愿的侵入性思维很重要，他们可能会更努力地控制想法（Purdon，2004b），但 OBQ 中包含的信念能否决定思维控制相关研究中抑制的水平，还需要进一步探讨。

非适应性心理控制在强迫症中是否更明显？

强迫症的心理控制存在的问题可能不仅仅是过度的努力，还包括依赖低效的控制策略。如前所述，思维抑制被认为是一种适应不良的控制策略，类似于自我惩罚或批评、寻求保证、担忧、思维阻止、合理化或分析等（Freeston et al.，1991；Freeston，Ladouceur，Provencher，& Blais，1995；Wells & Davies，1994）。尽管与负性认知评价对强迫症状的影响不同，但这些适应不良的策略在不同程度上与非意愿侵入的频率和痛苦程度的增加有关（Belloch，Morillo，Lucero，Cabedo，& Carrió，2004；Freeston et al.，1991，1992；Purdon & Clark，1994b）。Levine 和 Warman（2016）发现，患者更有可能通过那些适应不良的反应策略来应对令人痛苦的侵入性思维。

Freeston 和 Ladouceur（1997b）发现，强迫症患者用来控制强迫思维的策略中，只有 1/3 的认知策略和 1/4 的行为策略属于认知仪式或中和反应。他们认为，强迫症患者使用各种心理控制策略的比例与非临床患者相似。然而，有其他研究者对这个问题进行了更直接的研究。Abramowitz、Whiteside、Kalsy 和同事（2003）发现，相对于非强迫症焦虑组和非临床对照组，强迫症患者更多地使用自我惩罚和担忧来应对不愉快的想法。Morillo 和同事（2007）发现，强迫症样本在各种非适应性控制策略上的得分显著高于非临床组，但也有其他研究发现这种差异较小（Bouvard et al.，2017；Calamari & Janeck，1997；García-Soriano & Belloch，2013；也见 García-Soriano et al.，2014）。

对于强迫症患者是否比非临床人群更依赖于适应不良的心理控制，目前的研究结果尚不一致。显然，外在和内在的强迫行为在强迫症中更常见，从定义来说也是正确的。非适应性的控制策略确实影响了强迫思维和非意愿侵入体验的频率和痛苦程度，但这种影响远远低于负性认知评价。最后，研究者对于强迫症中适应性的心理控制策略知之甚少，因为自我报告的关于控制的测量更偏重于非适应性策略。

对“心理控制失败”的错误认知评价是否在强迫症中更突出?

通用模型（见图 5.1）认为，强迫症易感人群会把他们“心理控制的失败”看作重大的个人威胁，这种认知评价将促使个体更关注非意愿的侵入性思维、更努力地进行心理控制以及采用更极端的控制或中和策略。其他学者也认为，强迫症易感人群可能会以一种灾难化的方式来解释“心理控制的失败”（Abramowitz et al.，2001；Magee et al.，2012；Purdon，2004b）。一些研究使用思维抑制范式对这个问题进行了考察。

在一项非临床样本的思维抑制实验中，Purdon（2001）发现，无论思维抑制的程度如何，负性情绪状态更多的是由个体的担忧所预测的，个体担忧反复出现的思维预示着不良的人格特征（即，自我失谐）、不良的心理功能和消极的未来事件。Tolin、Abramowitz、Hamlin 和同事（2002）发现，与非临床控制组相比，强迫症患者更倾向于对抑制失败进行内部、负面的归因。Magee 和 Teachman（2007）还发现，对抑制失败的内在、自我责备的归因以及赋予非意愿思维重要意义，都预示着更强的痛苦和更高的思维出现的频率。Purdon 和同事（2005）对 50 名强迫症被试进行了一项思维抑制实验，发现对控制失败的负面认知评价预测了患者的抑制努力、思维反复带来的不适，以及消极的情绪状态。随后一项关于思维消除（dismissability）的研究发现，强迫症组对思维反复出现的担忧的得分高于惊恐障碍组，但两组中思维控制失败的认知评价与思维消除存在同样的相关（Purdon et al.，2011）。最后，Najmi 和同事（2010）的研究表明，在非临床样本中进行简短的心理教育干预，可以改变思维抑制无用的信念，但在强迫症样本中行不通。

不幸的是，很少有研究考察抑制失败的信念和评价的作用，以确定它们对非意愿的侵入性思维和强迫思维维持的影响。然而，已报告的显著结果表明，该领域在未来的研究中会富有成效。正如通用模型预测的那样，本综述发现强迫症患者在心理控制方面明显存在问题。而过度的心理控制努力和对控制失败的错误认知评价，很可能是强迫症相关的心理控制问题的关键特征。

强迫仪式

第 3 章对强迫仪式和其他形式的中和反应进行了广泛的讨论，其中有两个问题与 CBT 模型密切相关：（1）对非意愿侵入的中和反应是否更具有强迫症的特点？（2）中和反应是否会增加强迫思维或非意愿侵入反复出现的频率和痛苦程度？

实际上，所有强迫症患者都表现出外在或内在的强迫行为，以应对非意愿的、强迫性的想法、意象或冲动（Foa et al., 1995；Leonard & Riemann, 2012；Williams, Farris, et al., 2011）。此外，与非临床对照组相比，强迫症患者在面对侵入性思维时，更有可能采取行动来预防伤害（Wroe, Salkovskis, & Richards, 2000；类似结果见 Morillo et al., 2007），并且外在的强迫行为与强迫症状的严重程度相关（Belloch et al., 2015）。在心理控制策略的研究中，强迫症群体会更多地使用强迫仪式（Bouvard et al., 2017；García-Soriano et al., 2014；Romero-Sanchiz et al., 2017）。总的来说，许多研究证据都表明中和反应在强迫思维的状态下更为突出。

在 CBT 的通用模型中，强迫行为是由某些非意愿的侵入性思维、对它们的错误认知评价和最初的思维控制而产生的。因此，中和反应应该会影响非意愿的侵入性体验。在早期对非临床样本的调查中，Rachman 和同事（1996）发现，中和反应能显著降低焦虑、内疚、对危险的评估、责任和中和欲望。另一项非临床样本的研究发现，即使在 30 分钟的延迟之后，中和（而不是转移）也会导致更多的不适和中和欲望（Salkovskis et al., 1997）。而让强迫症样本进行15分钟的延迟，在再次出现非意愿侵入时，也观察到类似的结果。然而，van den Hout和同事（2001）发现，2分钟的中和反应对焦虑降低以及中和欲望的作用与20分钟的自发消退相同。在另一项研究中，中和组和非中和组之间焦虑的降低没有显著差异，但这是由于“无指导”的对照组自发地产生了中和反应（van den Hout et al., 2002）。

总之，这些研究结果表明，强迫反应或中和反应的产生可以迅速降低与侵入性思维相关的痛苦，但是随后会因为侵入性思维的反复出现而更加不安。目前尚不清楚的是，相对于阻止自发的中和反应，中和到底在多大程度上会随着思维的反复而进一步加剧痛苦。此外，中和反应对思维反复的负面评价的影响还没有得到充分的探讨。

CBT的通用模型认为，在有强迫倾向的患者中，强迫思维和错误认知评价会引发中和反应（即强迫仪式）。然而，另一些学者对该假设提出了质疑，认为强迫行为会导致强迫思维（Gillan & Sahakian, 2015）。根据Gillan和同事（2011）提出的习惯学习假说（habit learning hypothesis），强迫症存在控制目标导向行为（goal-directed action）的普遍损害，于是重复行为导致自动化习惯系统占据了主导地位。过度依赖习惯可能表面上更有效，但它意味着行为灵活性的丧失，最终可能还会发展成强迫行为。Gillan和同事认为这种目标导向的损害与皮质—纹状体通路的神经生物学功能障碍有关。Gillan和Sahakian（2015）认为，强迫思维可能反映了一种焦虑的心理紧迫感，或一种由强迫行为引起的“焦虑和强迫欲望的抽象感觉”（p.248）的认知表征。

强迫症的习惯学习假说完全违背了CBT对强迫思维和强迫行为之间功能关系的理解，这让人回想起早期的行为观点，即在大多数强迫症病例中，强迫行为是由强迫思维引起的（Rachman & Hodgson, 1980）。此外，现象学研究表明，强迫思维体验的某些方面，如感觉－知觉体验的存在，会影响强迫行为的频率和严重程度（Moritz，Purdon，Jelinek，Chiang，& Hauschildt，2017）。在自评量表中，强迫思维和强迫行为往往载荷在相同的维度上（见第 3 章）。目前，已有相当多的实证证据表明，强迫思维和强迫行为之间的功能关系与通用模型一致。与模型中的其他构念类似，中和反应与非意愿侵入的频率之间因果关系的方向尚未确定（Cougle & Lee，2014）。

停止标准

通用模型假设易感患者的强迫仪式会一直重复，直到满足其停止标准。第 3 章介绍了停止标准的概念，以及强迫症患者用以决定强迫行为何时得到满足的过高的证据要求。一些研究对这一主题进行了考察，发现强迫症患者在决定何时停止强迫行为时采用了更加主观和多重的标准（Bucarelli & Purdon，2015；Salkovskis et al.，2017；Wahl et al.，2008）。然而，许多问题仍然存在，例如某些停止标准是否比其他标准更有效？更多的强迫重复是否会降低停止标准的有效性？以及，评价和感官感知在指示是否终止强迫行为中有什么作用？鉴于这些初步研究的支持，显然停止标准是强迫思维和行为的 CBT 模型的重要组成部分。

结　论

CBT 对强迫症的观点源于行为方法在概念和治疗上的局限性，并且它只关注暴露和反应预防（见第 4 章）。Salkovskis、Rachman、Freeston 等学者从认知角度理解强迫症，提出了新的结构以解释强迫思维和强迫行为的病因和治疗，如责任膨胀、TAF、曲解个人意义、中和反应等。这项工作促进了 CBT 通用模型的形成，如图 5.1 所示。

在过去的 25 年中，大量实证研究对 CBT 模型的各个方面进行了考察。研究跨越了临床、类似临床和非临床样本，同时采用了相关法和实验法。实证证据显著支持了通用模型的基本原则。即患有强迫症的患者：

- 会经历更频繁和更痛苦的非意愿的侵入性思维。
- 由于对心理控制存在潜在且非适应性的信念，倾向于对侵入性思维产生更多错误的认知评价。
- 在心理控制（即抑制）上花费更多的精力，并更可能消极地解释控制的失败。
- 使用更极端的中和反应，如强迫仪式和寻求保证。
- 使用更主观的标准来决定何时停止强迫行为。

此外，通用模型中的认知结构，如错误的认知评价、非适应性的信念、心理控制的努力以及中和反应，与非意愿的侵入性思维或强迫思维存在因果关系，但因果关系的方向仍有争议。

不得不承认的是该模型也存在一些争议和局限。第一，模型存在特异性问题。模型中提出的许多认知评价和信念，如过分的责任感、TAF、高估威胁、无法忍受不确定性、寻求保证等，都存在于其他形式的精神病理学中（Julien et al., 2007）。第二，通用模型的因果关系尚未得到证明。例如，更努力的心理控制可能是侵入性思维频繁出现的结果，而非原因（Cougle & Lee, 2014）。同样，对重要性的错误评价可能是强迫症状加重的结果，而不是原因。语境论（contextualism）是 CBT 模型的第三个问题。有证据表明，强迫症相关的认知障碍和适应不良反应的存在可能取决于侵入性体验的情境，而不是对任何非意愿的负性侵入性思维的普遍处理方法（Audet et al., 2016; Freeston et al., 1995;

Julien et al., 2009)。第四，某些认知结构在强迫思维的发病机制中可能更重要，但目前这方面的研究结果不太一致，无法确定哪种信念或认知评价结构是最关键的。第五，CBT 模型假设，强迫症是从一开始的认知易感性逐渐发展为障碍的。然而，在确定认知结构的病因作用方面进展甚微（例外见 Coles et al., 2012)。

尽管存在这些悬而未决的问题，但 CBT 模型有足够的实证证据，支持了认知治疗的修正和第四部分描述的基于亚型的调整。然而，在深入研究强迫症亚型的模型和治疗方案之前，第三部分基于通用模型介绍了 CBT 的主要治疗成分。我们从治疗关系开始：这是强迫症的 CBT 治疗起效的必要但不充分的先决条件。

第三部分

强迫症的认知行为治疗基础

第6章

治疗关系

和所有形式的心理治疗一样，CBT 在人际关系中开展，患者和治疗师进入一种专业关系，在这种关系中，各种治疗过程和干预只为患者的利益而进行。虽然概念化和干预是 CBT 研究和实践的主要关注点，但毫无疑问，治疗关系在 CBT 的治疗效果中也起着不可或缺的作用（Kazantzis，Dattilio，& Dobson，2017）。认知治疗从一开始就强调治疗关系的重要性（Beck，Rush，Shaw，& Emery，1979）。然而，在治疗强迫症患者时，有很多因素会破坏治疗关系的质量，下面要介绍的就是一个显而易见的例子。

从孩提时代起，本杰明（Benjamin）就在污染、伤害他人、正确、平衡及对称相关的强迫关注中挣扎。他有许多强迫行为，包括清洗、重复动作、计数和检查，并极力回避任何可能诱发他强迫症状的事物。结果，他把自己隔离在家里，无法工作、旅行或社交。他的治疗史很长，他尝试过许多药物，也见过好几位心理健康专家。但这些都毫无帮助。目前，他被转介到一位被认为是“强迫症专家”的心理学家那里。本杰明说，“我的存在本身就是一个诱发因素，所以我每时每刻都沉浸在强迫思维里。”第 1 次治疗结束时，他说：“我不认为治疗对我有帮助，但求助你是我最后的办法。”

从第 1 次接触中可以明显看出，建立有效的治疗关系是决定治疗结果的一个关键因素。当谈到过去治疗的失败以及预测我也可能会失败时，本杰明展露出一丝喜悦。他对自己的强迫症进行了详尽而杂乱的描述，在治疗中占据了主导地位。他谈论了许多他不能做的事情，并且似乎已经接受了这种隔离和依赖他人的生活。治疗师试图让谈话更有结构、更加聚焦，他却总是泛泛而谈，或者离题。他的自我报告中存在着不一致，例如，他说他感觉“在那一刻”像往常一样对正确产生了强迫关注（如，“我在椅子上坐得对吗？”），然而并没有明显的强迫行为或痛苦迹象。从初始会谈开始，就有几个问题可能会阻碍本杰明参与到治疗当中：

- 他是有能力合作并考虑替代性的观点，还是过度沉浸在自己的强迫症世界观里？
- 他是否对治疗师有足够的信任、尊重和信心以参与治疗过程？
- 他的消极治疗预期和过去的失败或“挫败”经历会削弱他再次投入治疗的动机吗？
- 他盛气凌人的风格是否能克制到允许合作的程度？
- 他是否有足够的内在动力进行改变？
- 回避行为、无法忍受不确定性和完美主义会妨碍他对新的学习的开放吗？

从这个例子中，我们可以推断出，强迫症的某些特征可能会威胁到治疗关系的质量。然而，牢固的治疗联盟对于有效的强迫症认知行为治疗至关重要，就像对于任何一种焦虑或抑郁障碍的治疗一样。本章将探讨如何加强治疗关系以提高治疗效果。首先，考虑了治疗关系和工作联盟之间的概念区别，以及后者是改善症状的重要因素的实证证据。然后讨论了所有认知行为治疗的特异性因素的重要性，这些因素包括合作、经验主义、苏格拉底式提问和引导式发现。最后，本章总结了会破坏治疗关系的强迫症的显著特征，以及治疗师如何应对这些威胁来加强工作联盟。［本章借鉴了 Kazantzis 等人撰写的关于治疗关系的实用临床手册中的大量内容，名为《认知行为治疗中的治疗关系：临床工作者指南》（*The Therapeutic Relationship in Cognitive-Behavioral Therapy: A Clinician's Guide*，2017）。对于所有想要提高临床技能、改善临床效果的临床工作者，我强烈地推荐这个资源。]

一般因素

直到最近，认知行为治疗的研究依然只关注疗效或过程问题，如行为干预与认知干预的相对作用、治疗完整性、认知重建、治疗师胜任力、家庭作业依从性和其他积极的治疗成分。尽管人们关注到了治疗关系的质量，但只是将其作为治疗起效所需要的背景。在最初的抑郁障碍认知治疗手册中，Beck 和同事（1979）写道："这一章描述了认知治疗中治疗合作的性质和治疗师的特征，我们认为这些促进了特定技术在认知治疗中的应用"（p.45）。后来，J. S. Beck（2011）认识到治疗关系的好坏对治疗效果有更直接的影响。因此，认知行为治疗的临床工作者对治疗关系越来越感兴趣，对其组成要素进行了更深入的分析，并研究了不同要素如何影响治疗效果（即 Kazantzis et al.，2017）。在了解这项研究与强迫症的认知行为治疗的关系之前，有必要先了解认知行为视角下的治疗关系及实证现状。

治疗关系：理论与研究

治疗关系（therapeutic relationship）是一个广泛的术语，指的是治疗师和患者通过交流共享高度个人化的想法、信念和情绪，来促进以患者为中心的改变过程（Kazantzis et al.，2017）。有效治疗关系的特征是共情、理解、积极关注、尊重、真诚、合作和反馈（Beck et al.，1979；Kazantzis et al.，2017）。虽然治疗师负责设定治疗关系的基调，但治疗关系的质量将由患者和治疗师的特征共同决定。积极的关系不仅需要通过治疗师的人际互动风格来实现，还取决于治疗本身的结构和实施方式。Dobson 和 Dobson（2013）讨论了会谈结构（包括设置日程、回顾作业和征求患者反馈）如何促进合作和积极的治疗氛围。当存在一种合作性的患者 – 治疗师关系时，患者会感受到信任、相互尊重、安全以及与治疗师的联结，这将促使他 / 她投入治疗（Kazantzis et al., 2017）。

美国心理学会循证治疗关系工作组（American Psychological Association Task Force on Evidence-Based Therapy Relationships）在对 12 项元分析的综述中得出结论，治疗关系在决定能否通过治疗得到改善的方面扮演着重要角色（Norcross & Wampold, 2011）。根据他们的结论和建议，实证证据强有力地支持工作联盟、共情（empathy）和征求患者反馈促进症状改善的作用，而积极关注、合作和目标一致可能是有效的，但尚未得到实证证实。表 6.1 列出了可以强化治疗关系中的关键因素的各种治疗过程。

表 6.1　强化治疗关系中的关键因素

因素	增进治疗关系的方法
工作联盟	共同制定治疗目标；让患者对目标进行优先级排序；设置连接会谈的议程；一起布置家庭作业；让患者用自己的话写治疗总结（如，应对陈述）。
共情	对患者的强迫症表达深刻的理解；承认（acknowledge）并认可（validate）患者的痛苦；认识到患者强迫症的独特性；对强迫症给患者日常生活带来的负面影响表达真诚的关注。
患者反馈	在呈现个案概念化时，征求患者的反馈；坚持在会谈结束时获取反馈；征求患者对布置和回顾家庭作业的反应；明确要求患者理解治疗师的总结和“解释”。
积极关注	对患者的强迫症进行利弊分析；认可患者为改变所做的准备；理解和同情（compassionate）患者对强迫思维和行为的恐惧和担忧；讨论患者的强迫症是由正常到异常逐渐发展而来的；认可患者自我暴露的努力；以同情、尊重的方式呈现个案概念化；经常对患者使用鼓励、肯定和积极的陈述。

续表

因素	增进治疗关系的方法
合作	确保患者参与到议程设置和家庭作业的布置中；先在治疗内进行认知行为干预，之后再布置治疗间的作业；使用苏格拉底式提问和引导式发现；让患者参与治疗节奏的安排；灵活处理患者的紧急事件和危机。
目标一致	在制定治疗目标和设置议程方面进行合作；让患者决定目标的优先级；定期回顾治疗目标的进展情况；在整个治疗过程中共同修订治疗目标；终止治疗需双方同意。

几乎没有实证研究证实这些更通用的治疗关系因素对症状改善的贡献（Kazantzis et al.，2017）。然而，也很难说积极关注、共情、合作及类似的因素在治疗效果中起的作用很小。至少，在治疗强迫症患者时，认知行为治疗师需要认识到高质量治疗关系的重要性，并定期对其关系质量和功能进行审核。当患者和治疗师都身处一种高强度且高要求的治疗时，比如强迫症的认知行为治疗，他们之间的关系出现紧张甚至破裂都是很常见的。

工作联盟

治疗的**工作联盟**（working alliance）是指患者和治疗师之间的合作，包括：（1）对治疗目标意见一致；（2）对组成治疗的任务或活动意见一致；（3）患者和治疗师之间的联结（Bordin，1979；Horvath，Del Re，Flückiger，& Symonds，2011）。多数关于治疗关系及其对症状改善的影响的实证研究都集中在工作联盟上。在这些研究中，研究者采用自评问卷，如**工作联盟问卷**（Working Alliance Inventory，WAI；Horvath & Greenberg，1989），对患者、治疗师和 / 或观察者进行评估，以测量治疗关系的质量。认知行为治疗在多数过程研究中都有很好的表现，其中最常见的临床问题是抑郁和焦虑。Horvath 及同事（2011）在一项大型元分析中得出结论，工作联盟的效应量（effect size）$r = 0.275$，表明其对治疗效果有中等但显著的作用，该元分析包含了 200 多项涉及广泛心理治疗领域的研究。随后一项多层次纵向分析（multilevel longitudinal analysis）也发现，在包括 CBT 在内的所有治疗模式中，工作联盟与治疗效果之间存在中等但稳健的关系（Flückiger，Del Re，Wampold，Symonds，& Horvath，2012）。治疗忠诚度（treatment allegiance）对早期工作联盟和治疗效果之间的关系具有调节作用。

工作联盟和治疗效果之间的关系可能比最初认为的更为复杂。Strunk、Brotman 和 DeRubeis（2010）发现，在抑郁障碍的认知治疗中，对认知治疗技术的依从比治疗联盟更能预测症状的改善。基于观察者评分版本的 WAI，Lorenzo-Luaces、DeRubeis 和 Webb（2014）发现，工作联盟和治疗效果之间的相关仅在抑郁发作少于 3 次的患者中显著。然而，在一项抑郁障碍的人际治疗和认知治疗的过程研究中，治疗联盟与抑郁症评分之间的相关大多并不显著（Lemmens et al.，2017）。一项针对门诊患者（包括强迫症患者）的大型 CBT 治疗研究发现，积极的治疗联盟、问题解决技能和会谈中的情绪卷入是下次会谈症状改善的显著预测因素（Rubel，Rosenbaum，& Lutz，2017）。

一些研究已经考察了治疗联盟对强迫症治疗效果的影响。对基于暴露的强迫症 CBT 治疗，治疗联盟是治疗后效果的显著预测因素（Vogel，Hansen，Stiles，& Götetam，2006），尽管患者对 ERP 家庭作业的依从在其中起到中介作用（Simpson et al.，2011）。Strauss、Huppert、Wheaton、Huppert、Foa 和 Simpson（2016）发现依从性和参与度是预测治疗效果的因素，而治疗联盟不是。在最近的研究中，Strauss、Huppert、Simpson 和 Foa（2018）评估了 111 名强迫症患者的共同和特定治疗因素，这些患者被随机分配到 ERP 组或压力管理组。其中只有 32% 的症状改善是由共同因素引起的，早期治疗联盟和治疗预期对症状改善的预测作用较弱。此外，交叉滞后分析（cross-lag analysis）表明，治疗联盟是症状改善的结果而不是原因。这些发现至少表明，就症状改善而言，ERP 的特定治疗成分比治疗关系质量等非特异性因素重要得多。

然而，毫无疑问的是，治疗关系的质量在治疗效果中还是起着一定的作用。这一结论似乎适用于广泛的心理治疗领域，包括 CBT。然而，治疗联盟解释了约 7.5% 的治疗效果变化（Horvath et al., 2011），因此其他治疗变量（如治疗依从性）可能发挥着更重要的作用。同样，治疗关系在治疗早期或对处于急性期的患者来说可能更重要。

值得注意的是，治疗联盟和治疗效果之间的关系很大程度上取决于治疗师的特征，有些治疗师总是比其他人更善于建立治疗联盟并取得更好的治疗效果（Del Re, Flückiger, Horvath, Symonds, & Wampold, 2012）。一些研究调查了治疗师的哪些特征对治疗联盟有积极影响，以及哪些有消极影响（如 Heinonen et al., 2014; Hersoug, Høglend, Havik, von der KIppe, & Monsen, 2009）。表 6.2 列出了可能的积极特征和消极特征。

表 6.2 影响治疗联盟的积极和消极治疗师特征

积极特征	消极特征
具备良好的人际技能（即，沉着冷静、积极回应、能共情各种人生经历、感受和传达真诚的关心的能力）	自以为在治疗中拥有高端的技巧（即，表现得傲慢、冷漠）
表现出有魅力、能够鼓舞人心的品质	表现出敌意、缺乏共情，并对患者不满
表现出高超的治疗技巧和效能（即，胜任力）	表现出无聊、焦虑和 / 或犹豫
在治疗工作中表现出享受	疏远、和患者没有联结、冷漠
经历过亲密的人际关系	死板、不确定、挑剔、紧张、分心
值得信赖、温暖、灵活、诚实、对患者感兴趣并坦诚回应	

Kazantzis 和同事（2017）指出，要成为一名合格的 CBT 治疗师，需要具备四项基本技能。这些能力可能也有助于建立积极的治疗关系，并且是 CBT 有效治疗强迫症的先决临床技能。

- **人际有效性**：传达认知治疗的方法及其与患者情况的相关性，并通过这种方式与不同人群有效沟通的能力。
- **认知个案概念化**：超越逐次会谈，形成对患者的广泛视角的能力。类似于能够“见森林而非见树木”。
- **鼓励患者进行实验**：鼓励并督促患者坚持会谈间干预的能力。
- **关于认知理论的知识**：对强迫症治疗的认知模型及干预具有全面的了解，并能够将其传达给患者。

积极的治疗关系和健康的工作联盟是 CBT 有效治疗强迫症的关键。认知行为技术需要患者的高度参与，而有些个体可能会觉得难以承受。因此积极的工作联盟对督促患者参与治疗过程是必要的。换而言之，强迫症患者需要“喜欢治疗师”。如果治疗师或治疗风格与患者格格不入，那么患者就不太可能对 CBT 干预产生反应。在整个治疗过程中，每一位治疗师都有责任定期评估治疗关系的质量。表 6.3 是一项自我反思练习，可用于检查治疗关系中潜在的问题。

表 6.3 对治疗关系质量的自我反思

1. “我是否传达了理解、相关意义、CBT 理论和治疗的知识，以及是如何将 CBT 应用于患者的强迫症的？”
2. “我是否对患者表达了共情、积极关注和同情？”
3. “我是否鼓励患者合作设定治疗目标、设置议程和布置家庭作业？”
4. “我是否定期在布置作业、会谈内干预和会谈末回顾时征求患者的反馈？”
5. “患者是否有足够的信任来暴露可能令他尴尬和痛苦的强迫思维和行为？”
6. “我的治疗方式是否灵活且具有适应性？”
7. “我是否对患者的需求和积极性保持开放和回应？”
8. “我是否对治疗工作表现出兴趣并乐在其中？”
9. “我的治疗方式是否沉着、自信、目标明确？”
10. “我是否经常认可患者，肯定他对治疗做出的努力和贡献？”
11. “在与患者的互动中，我是否诚实、真诚？”
12. “随着治疗进展，我是否鼓励患者独立？”

CBT 的特异性因素

多年来，CBT 的指南都倾向于强调治疗内容而不是过程，尽管一些治疗过程的引入体现了如何创新地将治疗传递给患者（J. S. Beck，2011；Beck et al.，1979）。本节聚焦于 CBT 特有的三个关系元素：合作、经验主义和苏格拉底式提问（Kazantzis et al.，2017）。除了前面讨论的治疗关系的一般因素，这三个过程被认为是强迫症的有效 CBT 治疗的关键。

合作

在 CBT 中，患者在治疗计划、实施和评估中扮演着主动的角色。对许多患者来说，积极参与治疗过程的需求可能很陌生，所以治疗师必须对每位患者进行心理教育，让他们了解治疗的本质是合作的。在治疗早期，临床工作者会采取更主导的方式来指导患者采取干预措施，以促进治疗过程向目标推进。随着治疗的进展，把握治疗方向的责任越来越多地转移到患者身上（Kazantzis et al.，2017）。通过这种方式，治疗师鼓励患者在治疗过程中发挥更大的自主权。

根据 Kazantzis 和同事（2017）的观点，CBT 中的**合作**（collaboration）是"治疗师和患者之间主动和共享的工作"（p.51）。患者在治疗中的动机和参与，对于 CBT 这种需要主动性的治疗至关重要，并且能够通过强调合作得到强化。Kazantzis 和同事注意到，当治疗师征求患者的反馈、提供工作原理、对干预措施给出建议、对患者的贡献做出回应，而患者也在治疗全程参与决策、选择并提供建议时，合作就会得到促进。过度主导会谈、单方面做出决定、指定治疗目标、控制会谈日程、强加家庭作业、很少征求患者反馈或评估的治疗师会破坏合作。显而易见，专横的治疗风格会导致治疗关系的破裂和患者的脱落。

Tee 和 Kazantzis（2011）为 CBT 中合作的重要性提供了理论基础。基于自我决定论（self-determination theory），他们认为合作促进了患者的自主感（sense of autonomy），进而加强了行为改变的动机。在进行合作时，患者更有可能将变化归功于自己的努力，这将提升自主感、胜任力和效能感。这代表了一种“内省（内在）调节［introjected（internalized）regulation］”的形式，它更有可能促进持续的行为改变。反之，低合作性降低了患者的自主感，因此改变将归因于外部原因，如治疗师的临床技能。当这种情况发生时，治疗改变就会不那么稳定和持久。

合作在治疗过程中并不是自然产生的。从最初的接触到治疗终止，治疗师必须主动促成合作。治疗必须以“共享工作”的形式呈现，其特征是在制定决策时彼此权衡、对治疗会谈均衡付出，以及相互尊重、保持兴趣和回应（Kazantzis，Tee，Dattilio，& Dobson，2013）。然而，Padesky 和 Greenberger（1995）提醒到，如果在解决患者问题的方面没有实质进展，只有合作也是不够的。

接下来是一段经过修改的治疗摘录，它演示的是一种对抗性的、说教的治疗风格，第二种则是更易于合作的会谈方式。这个个案的患者是一位基督教原教旨主义者（Christian fundamentalist），她受到病理性怀疑的折磨。她甚至无法决定自己的日常事务（如清洗、起床），因为她不确定自己能否做出令上帝高兴的正确决定。

说教的、对抗性的风格

患　者：上帝一直在考验我，看我能否做出让他高兴的正确决定。

治疗师：要确定一个人能否取悦神明是不可能的。

患　者：我要试着辨别上帝是否喜欢我，这很重要。

治疗师：你的痛苦是由于你试图回答一个不可能的问题。如果你放弃取悦上帝，把更多的精力放在自己的需要上，你会感到不那么焦虑。

患　者：但是那样会让我变得很自私。傲慢（Pride）是最严重的罪之一。

治疗师：你的上帝看起来很严厉、很爱批判。如果你更多地关注上帝的慈爱和宽容，你就不会因为不能取悦他而烦恼了。

患　者：但是《圣经》告诉我们，上帝会审判我们的每一个行为，并惩罚罪人。

治疗师：你正在努力达到一个不可能达到的基督徒的服从程度，这是人类无法达到的。每次你想要做出决定时，你都会感到焦虑，因为你总是无休止地寻找信号，来证明这一个或下一个决定是正确的。下一次，当你想知道上帝是否高兴时，我要你立即采取行动，并在接下来的几个小时里监控你的想法和感觉，而不是继续这种强迫性的怀疑。

合作的、非对抗性的风格

患　者：上帝一直在考验我，看我能否做出让他高兴的正确决定。

治疗师：这种想法让你有什么感受?

患　者：嗯，我感到很不安，一想到自己的决定可能无法讨上帝的欢心，我就害怕。

治疗师：也就是说，是否讨上帝欢心这一疑虑让你焦虑、痛苦。这对你来说显然是个重要的问题。是什么让这种疑虑对你如此重要?

患　者：如果我不能确定我做了让上帝高兴的正确决定，那就可能是我让他不高兴了。如果上帝不高兴，那就是我没有把他放在第一位，没有完全忠于他。

治疗师：那有什么不好?

患　者：我玷污了上帝。他会抛弃我，让我下地狱。

治疗师：这显然是一个很糟糕的后果，对一个努力做出正确决定的人来说更是如此。你有办法知道你什么时候做过一个正确或错误的决定吗？

患　者：嗯，当我平静的时候，我想我的决定可能能取悦上帝；但是当我疑惑和混乱的时候，我认为我的决定可能不讨上帝欢心。

治疗师：我明白了。所以，对于你的痛苦，你有一个神学上的解释。你相信问题（即，感到痛苦）是由于不讨上帝的欢心，而在你发现正确的、能取悦上帝的行为方式时，解决方法（即，内心的平静）就找到了。当然，这是看待你强迫性怀疑的一种方式。然而，我想知道我们是否可以对你的痛苦和补救办法进行探索，看看是否有另一种可能的心理层面的解释。

患　者：那是什么？

治疗师：嗯，我想知道，在你应对强迫性怀疑的方法中，是否有某种东西使它们更强烈、更令人沮丧。你想看看这种可能性吗？看看我们能找到什么？

患　者：（有些不情愿地）我想我们可以看看这种可能性，但我确信我的问题是精神性（spiritual）的。

经验主义

认知治疗是一种以经验为基础的疗法，通过个体的经验对非适应性的信念和行为进行检验。在 CBT 中，**经验主义**（empiricism）是指，帮助患者使用科学方法对他们的经验进行新的理解（Kazantzis et al.，2017）。治疗师和患者作为共同探究者，识别、评估和检验非适应性思维和信念的其他解释。在 CBT 中，治疗师采用经验主义的方法来形成个案概念化，然后引导患者从他 / 她的个人经历中观察、评估和学习。例如，患者可能会说，“我不能在碰了脏的门把手后还不洗手，因为焦虑让人难以忍受”。在采用经验主义的方法时，治疗师可能会询问患者触摸门把手并导致无法忍受的焦虑的经历，然后再问，是否有其他时候他摸了门把手，但产生的焦虑可以忍受。例如，可能由于他人在场，患者摸了门把手之后并没有洗手，也没有感到过度焦虑。因此，与其就“触摸门把手是否与无法忍受的焦虑有关”与患者进行口头争论，重视经验主义的治疗师会邀请患者从他们自身经历的角度来评估这种信念，然后初步形成替代性信念。最后，治疗师会尝试教会患者通过自己的经历去评估和批判想法、感受和行为（Kazantzis et al.，2017）。换句话说，CBT 的格言是，**不要相信你所想的一切。首先从实际生活经验的角度来评估想法，然后形成一个更有效、更现实的替代性想法**。

虽然经验主义方法是所有形式的 CBT 的基本要素，但它在强迫症的治疗中尤为重要。后面我们将讨论，强迫症的很多特征会威胁到治疗联盟。采用经验主义方法的治疗师（如，“看看我们能从你的经验中学到什么”）能够应对与强迫症患者的工作中的许多挑战。由于强迫相关的信念及反应方式往往与患者僵化的确定感有关，因此避免口头争论或说教就显得非常重要。试图与患者理论强迫恐惧的不合理性或不可能性，只会导致治疗的失败或终止。因此，治疗师应当采用经验主义方法，邀请患者通过实际生活经历来检验强迫相关的想法、信念及评价。行为作业、基于经验的假设检验和 ERP 都是治疗师常用的干预方法，患者也因此能够习得新的思考和反应方式。合作经验主义（collaborative empiricism）是一种治疗风格，有效解决了有关暴露、痛苦耐受和准备改变的非适应性信念，而这些都是强迫症患者的特征（Clark，2013）。

苏格拉底式提问

上文关于合作的治疗摘要阐明了认知行为治疗风格的另外两个重要特征：**苏格拉底式提问**（Socratic questioning）和**引导式发现**（guided discovery）。Aaron T. Beck 引入了这些概念，以确保治疗师和患者的合作式治疗关系的发展（Beck & Emery，1985）。苏格拉底式提问是归纳式提问的一种形式，治疗师用它来引导患者发现他们有问题的想法、解释和信念。Kazantzis 及同事（2017）将苏格拉底式提问定义为“治疗师采用的一种沟通方式，能促进患者使用认知改变策略”（p.72）。Beck 和 Emery（1985）观察到，好的提问可以拓宽患者狭隘的思维，帮助他们建立结构、促进合作、提升动机。

引导式发现是一个过程，在这个过程中，治疗师针对思维的意义进行一系列苏格拉底式提问，患者由此开始意识到潜在的功能失调信念，然后评估这些信念的有效性和功能性（J. S. Beck，1995）。Padesky 和 Greenberger（1995）指出，引导式发现包括：

- 用以识别患者当前没有意识到的信息的提问
- 全神贯注的倾听和反思
- 对患者反应的总结性陈述
- 整合问题，要求患者将新发现的信息应用于功能失调信念

Kazantzis 及同事（2017）指出，引导式发现涉及一种提问方式，其中对话是过程、发现是结果，而改变是目标。

一些实证证据表明，苏格拉底式提问与症状改善有关。在一项抑郁障碍认知治疗的研究中，前 3 次会谈的观察者评分表明，在治疗会谈早期，会谈内的苏格拉底式提问能显著预测会谈间的症状变化（Braun，Strunk，Sasso，&

Cooper，2015）。类似地，Kazantzis 及同事（2017）报告了他们的研究，其中苏格拉底式对话能预测之后抑郁障碍的结局。在这两项研究中，即使在控制了治疗联盟这一变量后，苏格拉底式提问也能预测治疗结局。显然，苏格拉底式提问是一种能够促进疗效的治疗性沟通方式。下面这个假想的治疗片段以本杰明为例，说明了苏格拉底式提问和引导式发现的使用。

治疗师：本杰明，你曾告诉我，你大部分时间都待在床上，因为如果做了什么事情，你会马上担心没有正确地完成。是这样吗？

本杰明：是的。我经常感到焦虑和痛苦，因为我没有正确地思考或做事。

治疗师：为了更好地了解你的强迫担忧，我们能不能把注意力集中在一个具体的例子上？比如，因为担心正确性而感到焦虑和痛苦的某个时刻。你能想到一个例子吗？

本杰明：昨天我躺在床上，突然觉得我左侧卧床的时间太长了。我一直在想，我应该向右侧翻身，但我不确定哪一侧卧床的时间更长。我感到自己越来越焦虑。

治疗师：为什么当想到“我是不是左侧卧床的时间太长了”的时候，你会变得如此心烦意乱？

本杰明：因为我有强迫症。当我想到我的生活没有平衡的时候，我就会非常焦虑。

治疗师：你说得对。这听起来完全是强迫的体验，但我想知道我们是否可以试着打破这种体验，并确定到底是什么导致“也许我左侧卧床的时间太长了”这个想法引发了如此大的焦虑。如果能发现导致焦虑的心理原因，我们就可能因此找到治疗策略。

本杰明：我不太明白你的意思。我焦虑不就是因为左侧卧床太久了吗？

治疗师：是的，我同意。如果没有这种想法，你就不会感到焦虑。但现在我们假设，躺在床上的这个人认为“我需要翻个身”是完全正常的。你觉得这些人产生这种想法时会感到焦虑吗？

本杰明：或许不会。

治疗师：完全正确！所以，我想知道是什么导致这个想法让你焦虑，却不会让其他人焦虑。你愿意研究这个问题，看看是否能发现其中的区别吗？这样或许我们可以知道，是什么使你对这个想法感到如此不舒服，以及如何使这个想法正常化而不引起焦虑。

本杰明：我想这可能会有用，但我不知道该怎么做。

治疗师：这就很好了！很高兴听到你说愿意这么做。关于从哪里开始，我有一些想法。

尽管苏格拉底式对话对治疗效果很重要，但与有严重强迫怀疑的患者面谈时，这种治疗风格可能需要调整。强迫怀疑和强迫犹豫的患者可能会发现苏格拉底式提问特别令人焦虑，因为他们试图对治疗师的每个问题提供“完美”或“最正确”的答案。在这种情况下，治疗师可能不得不使用更多的总结性陈述和暗示性探索，以避免压倒患者或阻碍治疗进程。

强迫症对治疗关系的威胁

对一些患者来说，建立积极的治疗关系和工作联盟可能更具挑战性。本节讨论了 10 个可能对治疗关系产生负面影响的强迫症特征。针对每种特征，我们都提出了建议，以消除其对工作联盟的威胁。

矛盾心理

很多原因都会导致强迫症患者无法全身心地投入治疗过程。有些患者可能会觉得自己是被迫接受治疗，因为家人和朋友比患者本人更相信这种疾病的破坏性影响。有些病程很长的患者可能在参与治疗时感到挫败、没有信心，认为没有什么能有效地消除根深蒂固的强迫症状。或者他们可能经历过一系列的“治疗失败”，因此认为 CBT 也不会有效。另一些患者可能非常相信他们的症状具有生物学基础，因此难以接受心理治疗。强迫症常常成为他们自我认同的重要组成部分，以至于患者很难想象没有强迫症的时候自己会是什么样子。最终的结果可能是对改变的矛盾心理，并减少对治疗过程的投入。

当患者因渴望改变而寻求治疗，同时又害怕和抗拒治疗时，就会出现矛盾心理（ambivalence；Westra & Norouzian，2017）。矛盾心理是治疗阻力的一个重要方面，它会削弱治疗联盟、破坏治疗效果，并导致治疗过早地结束（Szkodny，Newman，& Goldfried，2014；Westra & Norouzian，2017）。

由于完美主义的存在，矛盾心理在强迫症中尤其成问题。完美主义一直被认为是强迫症的一个主要特征（Frost，Novara，& Rhéaume，2002；OCCWG，1997）。对完成仪式的高标准的严格遵从、对准确性和完整性的需求、对犯错的恐惧、控制的重要性以及无法忍受不确定性，明显都是强迫症中完美主义的各个方面（见 Egan，Wade，Shafran，& Antony，2014）。在《完美主义的认知行为治疗》（*Cognitive-Behavioral Treatment of Perfectionism*）这一治疗手册中，Egan 及同事（2014）指出，矛盾心理是一种常见的治疗问题。患者可能会错误地将其优势归因于完美主义，并淡化它对自己日常生活的负面影响。这种反应会导致患者很难在投入并努力改变和保持功能失调的完美主义之间做出选择（Egan et al.，2014）。

矛盾心理的第二个根源是强迫症患者的自我认知。Bhar 和 Kyrios（2007）提出，强迫症患者的自我观念是脆弱或矛盾的，自我概念中包含着矛盾或对立的元素。其他人则认为强迫症中的自我表征（self-representation）混淆了现实与可能性（Aardema & O'Connor，2007）。通过这种方式，对伤害的责任、对错误和疏忽的怀疑、不道德以及失控，都可以成为个体自我表征的重要部分。如果强迫症患者以整洁、道德感强、尽责、严谨等特点来看待自己，他们可能会犹豫是否要加入这种治疗中，因为这种治疗会彻底改变他们珍视的价值观和自我属性。

治疗师可以采取两种方法来回应患者的矛盾心理。首先，重要的是治疗师不能将愤怒、批评和责备指向患者。同样，对抗、直接和问题解决的治疗取向可能会增加阻抗或矛盾患者的脱落（Westra & Norouzian，2017）。相反，治疗可能需要少一些指导、多一些支持，治疗师要对诸如反对、忽视、打断、退缩、批评等阻抗的迹象更加敏感（Westra & Norouzian，2017）。

应对矛盾心理最好的方法之一是将动机性访谈（motivational interviewing，MI）的要素整合到治疗计划中。动机性访谈强调发展一个安全、合作的治疗环境，在这个环境中，治疗师帮助患者理清他们关于改变的冲突观点（Miller & Rollnick，2013；Westra & Norouzian，2017）。Egan 及同事（2014）建议治疗师返回到对共同的治疗目标和一般性目标的讨论中。同样，某些错误的信念可能会维持这些需要改变的矛盾心理。通常，强迫症患者认为 CBT 的治疗目标是把他们变成与强迫性担忧相反的人。因此，有病理性怀疑的患者会变得鲁莽和不负责任，有污染恐惧的患者变得肮脏和具有传染性。通过苏格拉底式提问和引导式发现，治疗师帮助患者识别出这些需要改变的认知障碍，并探索一个更加平衡的治疗视角，即治疗目的是正常化而非彻底消除患者的强迫性担忧。

动机性访谈的另一个应对矛盾心理的方法是鼓励患者写下改变与不改变的

成本和效益（Egan et al., 2014）。患者可以使用工作表 6.1 来列出主要生活领域中维持和减少强迫症状的有利和不利因素。

只有当患者对改变表现出矛盾心理时，才考虑使用成本 – 效益分析。它应该在治疗阶段的早期引入，而且治疗师可能需要在会谈内帮助患者开始，因为有些患者可能会发现很难想到不改变的好处。然而，当合作已然完成时，工作表 6.1 可以作为一个有用的工具，用来充分探索患者对治疗的矛盾心理。在引入 ERP 的时候，治疗师可以返回到同样的练习（也见工作表 4.2）来解决患者不愿意做暴露作业的问题。

过度寻求保证

强迫症个体经常从治疗师那里寻求保证（见第 3 章关于过度寻求保证的进一步讨论）。这可能从两方面对治疗关系产生重大的负面影响。首先，那些无意中为强迫症患者提供保证的治疗师会破坏治疗效果，因为这减少了学习耐受痛苦和不确定性的机会。其次，治疗师对寻求保证的回应可能会传达出一种对患者的痛苦漠不关心的态度。当治疗师对过度寻求保证（ERS）处理不当时，治疗关系可能会破裂。

认知行为治疗师在治疗会谈中必须警惕 ERS 的出现。例如，在面对暴露作业的时候，患者可能会对治疗师说，“你认为（我）有可能在不知情的情况下撞倒行人吗？”治疗师可能会无意中帮助患者找出相关的信息。虽然这是一种标准的认知干预，但治疗师还是给患者提供了保证。更好的回答应该是，“我理解你为什么问我这个问题，但是你是否认为这是在寻求保证？在过去，来自朋友、家人或网络的保证是否有帮助？你认为同样的事情会不会发生在我的保证上？你是否愿意探索另一种方式来回应你对伤害他人的担忧？”

当治疗师落入 ERS 的陷阱时，会出现几个问题。第一，治疗师最终会强化非适应性的中和策略，这是强迫症一个重要的维持因素。第二，暴露练习旨在检验强迫相关的信念和对痛苦的无法容忍，提供保证会减弱其效果。第三，从治疗师的保证中获得的解脱最多只是暂时的，从而会破坏治疗师及治疗的可信度。第四，ERS 通常要求特定的回应（如，“不可能在不知情的情况下撞倒某人”），这削弱了 CBT 注重合作和调查的性质。第五，ERS 的频率和强度可能会上升，所以治疗可能会被患者对治疗师越来越多的保证寻求所主导。

当然，治疗师需要冷静、理解和共情地讨论 ERS 的问题以维持治疗关系。毕竟，拒绝为患者提供保证就等于无视患者的痛苦——许多脆弱的个体会对这种经历非常排斥。以下是一些处理 ERS 问题的建议。

- 与患者一同回顾他们寻求保证的经验及效果，强调治疗师的保证最终也将变得无效。
- 将寻求保证正常化，要特别指出大多数人都会寻求保证，但最终会发现它没有说服力。
- 以一种高度合作的方式，讨论作为治疗师如何以一种敏感、关怀的方式来回应 ERS，同时保持治疗的完整性。
- 布置一项家庭作业：治疗师对一项特定活动提供保证，让患者监测这个保证对痛苦的影响。可以与不提供保证的活动相比较。痛苦的强度和持续时间有什么不同？治疗师的保证是否如患者预期的那样有效和有用？

僵化和缺乏灵活性

偏离常规、面对不熟悉的事物，或做一些新奇或模棱两可的事情，对强迫症患者来说是非常危险的（如 Kusunoki et al.，2000）。此外，认知和行为的僵化是强迫症公认的缺陷（如 Gruner & Pittenger，2017；Meiran，Diamond，Toder，& Nemets，2011）。因此，强迫症患者经常在日常生活中寻求秩序、常规和可预测的事物。但是，认知行为治疗强调找到新的学习机会，打破固有的思维和行为模式。对那些认为不确定性（或模棱两可）、新奇性和灵活性意味着困难和痛苦的患者来说，治疗代表着一种令人畏惧和高度威胁的情境。每一次需要用不同方式思考和反应的挑战都会引发恐惧和抗拒，这再次给治疗关系带来巨大压力。

当患者缺乏心理灵活性时，治疗就像一种“推拉（push and pull）”练习。对于不情愿的患者，如果治疗师专注于评估旧的方法并尝试新的方法，可能会导致阻抗，甚至引发治疗师和患者之间的直接冲突。为了避免这种对治疗关系的不利影响，治疗师应该承认并肯定患者与做出改变所做的斗争。关于改变的功能失调信念可以被解决，患者和治疗师可以一起将治疗任务分解成威胁性较低的步骤。最重要的是，治疗师要记住，对许多强迫症患者来说，日常生活的改变可能是一个可怕的试探。

控制的需要

对控制的需要是强迫症最突出的认知特征之一（进一步讨论见第 3 章和第 5 章）。对失控的恐惧，尤其是失去对非意愿思维的控制，会在强迫症中反复出现（Clark，2004；Clark & Purdon，1993，2016）。在重度强迫症状态下，患者可能把一整天的时间都浪费在过度控制与强迫相关的琐事上，家庭成员也常受制于患者的强迫症状。在约 25% 的共病强迫型人格障碍的患者中，完美主义以及对秩序和控制的需要尤为突出（讨论见第 1 章；Egan et al.，2014）。毫无疑问，控制的问题会蔓延至治疗关系中，导致患者和治疗师之间的冲突。

CBT 的合作性质对一个习惯按自己的方式做事的强迫症患者来说是陌生的，至少在最开始时是这样。与治疗师分享强迫相关的责任感和控制时，患者可能会感到不安。当治疗会谈中出现分歧、敌意和批评时，治疗师需要探索，对失控的恐惧是否会成为威胁治疗关系的一个问题。治疗会谈可能需要将重点转移到与害怕失控相关的非适应性信念上。治疗师应与患者探讨更多关于控制的适应性信念，并讨论如何共享对治疗设置的控制。至少，当控制的问题出现并威胁到治疗关系时，直接解决它们对治疗师来说很重要。

隐瞒

强迫症患者，尤其是那些有着令人厌恶的强迫思维的患者，在尝试谈论自己的强迫症状时，会感到非常尴尬和害怕，以至于可能会拒绝把强迫内容透露给治疗师（Newth & Rachman，2001）。隐瞒（concealment）是回避的一种形式，如果想要取得进展，就必须克服隐瞒。良好的治疗关系是治疗环境的关键，这种环境让患者感到足够安全，可以坦然和诚实地谈论他们最可怕的强迫症状。如果还没有建立起治疗联盟，患者就更可能拒绝全面暴露自己的强迫症状。或者，他们可能会为强迫症状找借口，或淡化其不合理性和严重性，而这会再次威胁治疗效果。针对令人厌恶的强迫症状，第 12 章提供了一个关于隐瞒以及 CBT 治疗师如何处理这个问题的扩展讨论。当隐瞒很明显时，治疗师需要放慢治疗的节奏，并专注于创造一个安全的治疗环境，鼓励患者全面暴露强迫恐惧和担忧。

人际缺陷和情感疏离

对于许多重度强迫症患者来说，强迫症似乎无处不在，导致他们无法再与他人建立健康的关系。他们可能会退回到自己的"强迫症世界"，在这个世界里，他们的全部注意力都集中在强迫思维和行为上。社会退缩与隔离变得极端，任何与他人的接触都会因患者完全专注于强迫症而扭曲。当有病理性怀疑和严重的重复性强迫行为的患者尝试与他人交流时，他们的沟通可能非常奇怪、难以理解，导致自己被其他人疏远。此外，40% 的强迫症患者共病明显的社交焦虑障碍，约 10% 的强迫症患者可能患有回避型人格障碍（见第 1 章的综述）。患有强迫型人格障碍的患者可能缺乏情感表达的能力，在谈论自己的强迫问题时显得冷漠和疏离。

当尝试建立治疗联盟时，人际关系困难和情感疏离会带来特殊的挑战。为了减轻社交技能不良对治疗关系的负面影响，治疗师首先必须确定是否存在社交焦虑障碍、强迫型人格障碍或回避型人格障碍。如果存在这些情况，治疗就需要考虑到这些共病，进而做出调整。但是，那些不符合人格障碍或社交焦虑障碍诊断标准的患者，也可能存在人际功能不足和情感疏离的问题。当这些问题在治疗过程中出现时，CBT 治疗师需要重新考虑治疗的相关方面。早期的治疗可能需要采取一种更正式的、情感疏离的、以问题为中心的方式，以减少对患者人际上的要求。而在治疗会谈中建立了安全和舒适的环境后，治疗师就可以转向更亲密、更开放、更坦诚的人际关系，这更有利于建立治疗联盟。

怀疑和犹豫

怀疑和犹豫是强迫症的一般特征，其严重程度因人而异，表现出检查和重复的强迫行为的患者最为严重（见第 11 章）。这两个问题都会给治疗关系带来很大压力，尤其是在 CBT 中，因为苏格拉底式提问是首选**方法**（modus operandi）。对一个表现出严重怀疑和犹豫的患者使用苏格拉底式提问可能会令人挫败。对于治疗师提出的问题，患者可能需要很长的时间才能做出回答，因为他们会对回答进行修饰和改正。这会使治疗过程变得缓慢，也会使治疗师感到沮丧和不耐烦。

对于如何应对极度缓慢和犹豫的强迫症患者，这里有一些建议。

- 在治疗会谈中，直接指出并确认患者的犹豫、怀疑及相关的痛苦。
- 抓住患者表现出犹豫的时机，找出犹豫背后的错误评价和信念，并努力帮助患者培养更健康的反应模式来应对怀疑以及对错误和正确的担忧。

- 讨论治疗师如何改变沟通风格，以降低犹豫和怀疑恶化的可能。例如，至少在治疗的早期阶段，少使用一些苏格拉底式提问可能是更可取的做法。
- 设计特定的行为任务，鼓励患者更快更有效地做出决定。事实上，可以在会谈内设计一些决策任务，以便患者能够在治疗师在场的情况下练习更有效的决策方式。

道德僵化和宗教虔诚

强迫症的特征可以被描述为道德上的认知歪曲，表现为与特定的强迫症状有关的过分严格、刻板、僵化的道德规范。例如，与健康对照组相比，强迫症患者在面对非个人道德困境时较少使用功利主义（灵活的）的道德判断，但在非强迫的焦虑组没有观察到差异（Whitton，Henry，& Grisham，2014）。强迫症患者在 TAF- 道德分量表上的得分显著更高（Abramowitz & Deacon，2006；A. D. Williams，Lau，& Grisham，2013），道德的自我领域受到的威胁也更高（Doron，Sar-El，& Mikulincer，2012）。强迫症中过强的道德感是高度选择性的，只局限于患者主要的强迫症状，但它对治疗关系的影响可能是毁灭性的。

合作以及考虑替代方案的意愿是 CBT 的**必要条件**（sine qua non），而这些恰恰是道德僵化的患者无法忍受的。如果再加上宗教虔诚（religiosity），患者可能会对治疗师的观点表现出强烈的抵抗。治疗可能会沦为口头争论，患者会因为治疗师缺乏道德操守或试图破坏自己的宗教信仰而不屑一顾。当这种情况发生时，治疗联盟破裂、治疗过早终止都是可能的。

第 12 章（见表 12.1）提出了针对与宗教相关的强迫思维的具体治疗建议。确认和尊重患者的道德和宗教规范并关注患者的治疗目标是很重要的。治疗师应该始终强调合作，与患者一起制定对他的强迫思维和行为问题的替代反应，并且要与患者的道德观和信仰相一致。患者可能会指责治疗师无能，就像“你不是基督徒，你怎么能理解我的问题？”“你试图使我背离信仰，所以我不能信任你”，或“即便你认为是愚妄的，我仍相信有些想法是有罪的，它们来自魔鬼”。

即使感受到了威胁和患者的拒绝，治疗师也需要保持镇静，继续关注患者陈述的治疗目标，坚持用强迫症的术语而不是道德或神学的语言来描述问题。治疗师可以鼓励有道德顾虑的患者考虑受人尊敬的朋友或家人的道德准则。有没有可能改变患者的道德准则和价值观的某些方面，使之与他最钦佩的人趋于一致？为了保持健康的治疗关系，无论 CBT 治疗师使用何种具体的策略，都要用尊重、温和以及折中的方式来处理道德问题。要记住，道德严厉和刻板的患者仍然是脆弱的，而且承受着自己执着于对错的折磨。

对记忆的低自信

与没有强迫症的个体相比，强迫症患者对自己记忆的信任度较低（如 Radomsky，Rachman，& Hammond，2001；van den Hout & Kindt，2003b；进一步讨论见第 11 章）。显然，对记忆的不信任会对治疗关系产生负面影响。获取患者本人不能立即觉知到的相关信息是引导式发现的一个重要部分（Padesky & Greenberger，1995）。然而，对记忆缺乏信心的患者可能很难回忆过去经历的细节。问题不在于记忆的准确性，而在于对回忆过去经历的自信。这意味着强迫症患者可能会：（1）声称不了解过去的经历；（2）无法回答那些探索更具体的想法和解释的问题；（3）对所有的回答进行修饰。这可能会使治疗会谈变得缓慢而令人挫败。治疗过程可能会变得像一场诘问练习。一旦出现这种情况，治疗关系就会中断，患者可能会考虑终止治疗，因为治疗给人一种冰冷、迂腐的感觉。

要解决这一问题，治疗师应该承认患者对记忆信心不足的问题，接受对问题暂时和部分的回答，然后寻求进一步的澄清。治疗师应该鼓励患者在不确定的情况下回答问题，并指出这种做法其实也可以被视为“对抗强迫症”的经历。同样，治疗师也应该在之后的会谈中再谈论这些经历，询问患者是否还记得它们。这种方法是在向患者表明，任何回忆都能在以后再详细阐述或纠正，这也能降低他们的恐惧——恐惧自己糟糕的记忆力可能对治疗产生永久的负面影响。

自我失谐

通常强迫症中常见的强迫思维与患者的核心价值观、理想或道德信条会存在不一致，甚至冲突——这种自我评价过程被称为**自我失谐**（ego dystonicity；Clark，2004；Purdon，2004a）。例如，一个道德感很强、有责任心的患者可能产生令人厌恶的强迫思维，如伤害他人或进行令人厌恶的、非法的性行为。此外，强迫症可能代表了自我恐惧（feared self）的某些方面（Aardema et al.，2013）。这对治疗关系的意义是，患者在治疗过程中可能会变得焦虑、自我防御，并拒绝聚焦于这些问题。

第 12 章更广泛地讨论了强迫症的自我失谐这一特征及干预策略。再次强调，治疗师必须承认患者在这些不寻常的心理侵入中的挣扎，并讨论如何在治疗会谈中谈论这些令人不安的内容。这可能是某些功能失调信念，比如“我们越多谈论这些恶心的想法，我就越有可能采取这种行为”（TAF- 可能性），这些必须在治疗会谈中加以解决。同样，有必要对患者的自我恐惧进行认知方面的工作（即患者坚信拥有这些令人厌恶的想法对自己的真实自我有某种意义）。最后，令人厌恶的侵入性思维引发了患者的强迫恐惧，如果治疗师利用合作的经验主义方法，采取可测量的、理论支持的和聚焦的方法来处理这些侵入性思维，自我失谐对治疗关系的负面影响就会降低。

结　论

健康的治疗关系对强迫症的有效 CBT 治疗至关重要。强有力的工作联盟、治疗师的共情和积极关注、患者的合作以及共享目标设置是建立积极的治疗师 - 患者关系的重要方面。合作的经验主义是 CBT 的“标志”。在治疗会谈中，患者和治疗师采取合作、经验主义的方法来改变患者非适应性的思维和行为，而这些并不会在治疗过程中自动发生。治疗师必须有意识地在治疗会谈中创建合作的经验主义。当治疗师使用苏格拉底式提问和引导式发现，并确保患者参与目标设置、个案概念化、会谈议程设置和家庭作业时，合作的经验主义就更有可能实现。然而，也不应夸大治疗关系的重要性。治疗过程相关的研究表明，CBT 的具体治疗成分对症状改善的作用远比一般因素重要。此外，治疗联盟对治疗效果的作用可能受患者参与会谈内和会谈间治疗任务的程度的影响。

强迫症的很多特征会对治疗关系构成威胁。矛盾心理、寻求保证、僵化和认知不灵活、控制需要、隐瞒、人际关系缺陷和情感疏离、病理性怀疑和犹豫、道德僵化和高度虔诚、自我失谐等，都可能会给治疗关系带来压力。从很多方面来说，强迫症的这些相关因素会诱发治疗师的消极反应，比如挫败感、批判性和不确定性，这些也会破坏治疗关系。在治疗强迫症患者时，治疗师有责任定期审视治疗关系，并及时修复治疗过程中关系的破裂。

工作表 6.1　强迫症成本 – 效益工作表

指导语：改变强迫症状需要投入大量的时间和精力。像任何投资行为一样，分别考虑治疗强迫症状和维持现状的利弊是很重要的。下面的工作表要求你思考改变和不改变对你生活各个方面的影响。写下每一个生活领域中改变与不改变带来的所有优点和缺点。如果你需要更多的空间，请使用额外的纸张。

		成本 / 缺点	效益 / 优点
维持强迫症状	家庭关系： 工作： 亲密关系： 经济： 社交生活： 休闲 / 娱乐： 精神生活： 健康： 社区：		
减少强迫症状	家庭关系： 工作： 亲密关系： 经济： 社交生活： 休闲 / 娱乐： 精神生活： 健康： 社区：		

第7章

评估与个案概念化

自认知行为治疗创始以来，临床评估和个案概念化一直是其基石。Beck 及同事（1979，p.104）主张认知治疗始于“建立普遍的概念化”，在随后的几年中，这一主张随着 CBT 的进一步迭代也得到了完善和精进（如 J. S. Beck，2011；Clark & Beck，2010；Greenberger & Padesky，2016；Persons，2008）。此外，认知–临床评估一直是许多研究文献和出版物的专题（综述见 Clark & Brown，2015）。因此，多数关于强迫思维和强迫行为的 CBT 治疗手册都强调，评估和个案概念化是治疗的关键组成部分（如 Clark，2004，2018；Rachman et al.，2015；Rego，2016；Wilhelm & Steketee，2006），尽管很多行为治疗不太重视个案概念化（如 Abramowitz，2018）。

本章采取了一种独特的认知方法来进行评估和个案概念化。使用的评估工具、程序和方案都强调对构成强迫症通用 CBT 模型（见图 5.1）的认知行为结构的频率、强度和特点的测量。一般来说，有效的治疗取决于明确以下因素是如何在个体强迫症状的维持中起独特作用的：非意愿的侵入性思维、对重要性的误解、心理控制的努力、中和反应的努力和停止标准。本章首先讨论了临床工作者在评估强迫症时面临的特殊挑战。接下来，对强迫症状和障碍特异性的认知过程的常见测量方式进行了综述，尤其关注了心理测量学特性和临床效用。此外，还说明了自我监测和评分的具体形式，以用于治疗管理和评估。本章的最后介绍了通用的强迫症认知个案概念化，并讨论了概念化过程中的相关问题。

强迫症的特殊评估问题

强迫思维的特征，如无法忍受不确定性、追求精确、对犯错的担心、病理性怀疑和犹豫，会破坏评估过程。例如，强迫性检查的个体可能会对犯错表现出极端的怀疑和担忧，于是回答一份有多个条目和选项的问卷变成了一件令人生畏的事。在临床访谈中填写问卷，甚至只是回答问题都可能会引起焦虑的增加。在这种情况下，患者会经历障碍的病理性症状（即反复检查）、过度寻求保证或拒绝完成评估（即逃离和回避）。

Summerfeldt（2001）讨论了评估强迫症状时会出现的几个问题。Taylor、Thordarson 和 Söchting（2002）也强调了评估强迫症的各种困难，例如患者不愿意谈论强迫症状、对污染的恐惧、症状的隐匿性和反应速度慢。此外，临床工作者可能难以在相关的临床现象中区分强迫思维和强迫行为。表 7.1 总结了：（1）强迫症评估中被归类为疾病本身引发的问题;（2）强迫症患者的反应风格或测试行为（test-taking behavior）带来的困难。

表 7.1　强迫症评估中可能遇到的困难

疾病相关问题

- 重叠或共同症状特征
- 症状内容和表达的异质性
- 隐瞒症状
- 高共病率
- 症状不稳定和变化
- 症状多重性

续表

反应风格的问题
● 评估期间的高焦虑
● 对精确性、正确性的高度关注和无法忍受不确定性
● 病理性怀疑和犹豫
● 反应速度慢
● 强迫仪式（即重复、检查、重做）
● 缺乏自知力；对信念的高度坚信
● 错误评价和信念的激活
● 不依从和回避

疾病相关问题

共同症状

有时，强迫思维很难与其他消极的认知形式区分开，如反刍、担忧、创伤性侵入（traumatic intrusions）、病理性嫉妒或性幻想（Taylor，Thordarson，et al.，2002）。第 2 章提供了对临床强迫思维不同特征的扩展讨论，这些特征可以用来区分强迫思维和其他形式的重复思维（见表 2.2—表 2.4）。强迫仪式和其他类型的中和反应可能很难与某些病理性行为进行区分，如抽动、冲动控制障碍、性相关的强迫行为或刻意的心理控制（Summerfeldt，2001）。评估时可以参考第 3 章讨论过的临床强迫行为的独特特征。

症状异质性

由于任何非意愿的侵入性思维都可能变成强迫思维，因此思维内容是多样的，并且个体会报告由他们独特的生活经历和环境决定的强迫思维和中和反应。我们需要用一种灵活、全面的评估方法来涵盖强迫症的不同症状。正如后面将要讨论的，认知行为治疗师对强迫症的治疗在很大程度上依赖于具体的测量方法，这些方法可以很容易地进行调整，以适应每个患者独特的症状特征。

隐瞒

强迫症患者往往会尽量最小化自己的症状，以掩盖高度不安、尴尬或不道德的强迫思维和行为（Newth & Rachman，2001）。当患者在评估过程中不愿意谈论他们的强迫思维时，治疗师不应该坚持要求患者完全暴露症状，而是应该转向其他方面的评估。第 6 章和第 12 章讨论了建立合作性的治疗关系的重要性，包括等患者准备好再进行完全的暴露。在治疗早期可以进行初步的临床评估和个案概念化，而不需要完全暴露强迫思维的内容。

高共病

同时共病其他障碍，如抑郁症、社交恐惧症和广泛性焦虑障碍，会增加症状的多样性，从而更难以确定临床现象的疾病特异性。在评估中包含一个结构化的诊断访谈，有助于澄清强迫症与过去和现在的其他精神病理之间的时间和功能关系。当很难知道是先治疗强迫症还是同时存在的其他状况（如抑郁障碍）时，这也可以帮助制订治疗计划。

时间不稳定性

强迫症状往往会随着时间的推移而改变，很少有个体在整个病程中保持相同的症状（Skoog & Skoog，1999）。强迫思维内容的改变也很常见，因此个体会在专注于既往主题数周或数月后，报告新的强迫内容。重要的是，治疗师要获得关于患者过去的强迫思维和行为的粗略事件表，以及他们目前主要的强迫症状，并确定是否有任何生活经历可能促使他们症状的转变。例如，一位患者可能最开始有身体污染的恐惧和强迫清洗，但后来转变为伤害相关的强迫思维和仪式性检查。在评估过程中，临床工作者可能会问，“你克服了对污染的恐惧，这很有趣；你知道发生了什么事吗？你是怎么克服这种恐惧的？”“发生了什么？还是说你改变了对可能受到伤害的想法或反应方式，从而导致了你现在的强迫症状？”注意，这一系列的提问可能有助于形成个案概念化，并支持 CBT

治疗的基本原理。

多重性

虽然有些强迫症患者报告自己只有单一的强迫思维，但很多患者经历了多种多样的强迫思维。这使得治疗师在治疗中很难知道要把哪些症状作为靶点。在极端情况下，一些严重的强迫症患者会声称，几乎所有的想法都是强迫性的，所以他们的心理痛苦无法缓解。在这种情况下，临床工作者应该在思维内容中寻找主导性的主题，然后与患者合作选择其中一种强迫思维。

反应风格的问题

评估期间高焦虑

与抑郁或焦虑障碍的患者相比，强迫症患者更渴望完成问卷条目或回答结构化的问题。因为评估引发的病理症状正是他们寻求治疗的原因。评估条目可能会引发非意愿的强迫思维和反复的中和反应。临床工作者应该提醒患者，他们可能会发现评估过程令人焦虑，并提供处理焦虑的策略。治疗师可能需要通过认知重建来处理关于评估的非适应性信念。例如，一个强迫症患者可能会想："我不可能回答所有的问题，这对我来说太多了"；"我真的不知道我的想法或感受"；"我需要完全诚实地给出答案"。值得注意的是，在以上情况（治疗早期的评估阶段）中，临床工作者已经在向患者引入具有挑战性的治疗任务了。对于存在怀疑和犹豫的患者，评估本身就是一次基于暴露的治疗。

高度精确和正确

完美主义和害怕犯错在强迫症中很常见。有这些顾虑的患者努力为每个问题提供完全正确的答案。但大多数评估条目都是高度主观的，依赖于个人的观点和判断，因此强迫症患者会更加模棱两可，他们迫切地想要给出最好的答案。为了解决这个问题，临床工作者可以解释说，一个人不需要提供"绝对正确的答案”，问卷的设计已经考虑了测量误差。如果患者的答案是完全准确的，那么测试结果将很难解释，因为这种结果不同于大多数人采用的回答方式。

病理性怀疑和犹豫

对于高度完美主义的患者，评估过程可能持续伴随着他们对答案准确性和诚实性的怀疑。通常强迫症患者会觉得完成二分选项（如，真/假）的回答特别困难，因为他们可能会把事物解释为“绝对正确”或“绝对错误”。对于有强迫症倾向的人来说，这类条目可能会让他们觉得需要更高的确定性，这使做决定变得更加困难。或者，有些个体会在问卷的空白处为他们的答案写下大量的证明或解释。对此，临床工作者可以强调，他们（临床工作者）期待患者的反应随着时间的推移而变化，让患者在治疗中多次接受评估，以帮助他们消除疑虑。临床工作者可以告知那些在页边空白处解释答案的患者，问卷的评分说明要求必须忽略答案的书面解释。然而，临床工作者可以在后续的治疗中回顾书面解释。

极端缓慢

强迫症患者可能需要大量的时间来完成问卷或回答访谈问题。治疗师应给予耐心和额外的时间来完成评估。临床工作者可能需要处理患者反应缓慢的问题，并确定其决定因素。缓慢可能是由于仪式性检查或严重的完美主义。原发性强迫缓慢（primary obsessional slowness）比较少见，这是一种特别难治的强迫症亚型（Clark，Sugrim，& Bolton，1982；Rachman，1974）。在这些情况下，治疗可能不得不对标准评估指南做出调整。

仪式化

评估可能会诱发仪式性强迫行为，包括检查和复查答案、重复刚刚在访谈中做的陈述，或其他形式的重做。当这种情况出现时，治疗师可能需要指导患者选择可以在仪式化最少的情况下自行完成的条目，然后再处理跳过的条目，这些条目会引起治疗过程中更多的中和反应冲动。显然，如果评估引发了如此多的强迫行为，以至于患者在开始治疗前就终止治疗，结果将适得其反。

缺乏自知力

那些对强迫思维缺乏自知力或对强迫恐惧高度坚信的人，可能会认为自己对评估过程的担忧是合理的。例如，一些患者可能认为参与评估会使他们的强迫症恶化，或者可能害怕不正确地回答问题会向治疗师提供误导性信息。在某些情况下，患者害怕自己不诚实，或者当被问及主观状态时，他们会变得困惑和不确定。就像前面所说的，临床工作者可能需要在继续评估之前直接处理这些问题。

错误评价和信念

错误的评价和信念可能是妨碍强迫症患者参与评估的潜在因素。例如，一些人担心错误的答案可能会破坏治疗效果。在这种类型的思维中，有几个错误评价显而易见，包括高估威胁（“治疗会因为我的错误答案而失败”）、过分的个人责任感（“我有责任确保我的治疗是成功的，这首先需要我提供尽可能准确的答案”）和个人意义（“如果我不能向治疗师提供最准确的信息，代表我又失败了”）。如果这些认知影响因素很明显但对功能影响不大，治疗师应该记下它们，并继续评估。然而，如果患者在这些认知中挣扎，治疗师在继续评估之前可能需要对有干扰的信念进行认知重建。

不依从和回避

多数强迫症患者可以参与评估过程并管理自己的强迫倾向，尽管有时需要付出很大的努力。然而，在严重的强迫症中，怀疑、犹豫和强迫性检查可能会使患者丧失这种管理能力，导致放弃并拒绝继续评估。在一个纳入了 37 项针对强迫症的 CBT 随机对照试验（randomized controlled trials，RCTs）的元分析中，11%（中位数）的患者在第 1 次治疗访谈时就脱落了（Öst et al.，2015）。一些强迫症领域的研究者指出，强迫症拒绝 CBT 的概率和治疗中的脱落率高得令人无法接受（Shafran et al.，2013）。虽然其中的原因还没有得到充分研究，但早在评估阶段，患者面对一系列自评量表的时候，其中一些拒绝可能就开始了。

评估不依从的治疗策略

CBT 治疗师可能需要修改评估方案以应对强迫症患者的特殊需求。表 7.2 列出了评估期间可能需要的几种治疗策略（也见 Clark & Beck，2002；Taylor，Thordarson，et al.，2002）。

表 7.2 提高评估依从性的策略

1. 承认并肯定患者关于评估的焦虑情绪。
2. 提供关于评估的说明。
3. 说明评估的治疗价值。
4. 提供有限的保证和替代责任（vicarious responsibility），以提高依从率。
5. 提供一个简明扼要的评估方案。
6. 为评估预留额外的时间。
7. 识别由评估引发的错误认知评价和信念。
8. 提供一个动态、持续、合作的评估，贯穿治疗全程。

肯定

重要的是，治疗师在评估过程中要承认患者的焦虑情绪（通过肯定对认知治疗中的阻抗进行回应的扩展讨论见 Leahy，2001）。临床工作者应该采取共情、支持和合作的方式，就像在治疗中那样。许多强迫症患者觉得回答问题和完成问卷令人焦虑，因为这种评估形式经常会激活诸如怀疑、犹豫和害怕犯错等强迫症状。对感到评估有压力的患者，治疗师应给予支持和鼓励。治疗师应该在不影响评估过程有效性的前提下，与患者合作找到减少痛苦的方法。例如，治疗师可以在发放问卷前检查每一份问卷，以确保患者理解如何解读问卷条目。

建立一种积极的治疗关系，首先需要治疗师表现出共情，并理解患者在被要求做评估时所经历的痛苦。

心理教育

在评估的介绍阶段，应提供包括各种评估手段及其目的的说明资料。调查问卷、访谈和评分量表可以帮助治疗师：（1）更好地了解强迫症患者的经历；（2）指导治疗计划的制订；（3）评估治疗效果。此外，治疗师可以通过向患者提供结构化任务来解释评估的好处，这些任务包括决策和反应形成。对于强迫性检查、病理性怀疑和犹豫的患者，问卷和量表就是一种暴露练习，需要他们面对自己的强迫性恐惧并预防中和反应（即，重新检查答案）。对于这些患者，参与评估可能带来一些早期的治疗性获益。对评估原理提供充分的说明是为了减少焦虑，并提高依从评估的动机。

替代保证和责任

有时，强迫症患者会变得非常焦虑，这就需要更大强度的干预。虽然通常评估阶段不建议提供治疗，但治疗师可以提供以下指导：

> “我给你的评估工具是按照特定的方式设计的。它要求大家提供第一个出现在脑海中的答案，而不要对这个问题思考太多或改变答案。我希望你选择在脑海中出现的第一个答案。这就是我们要找的。如果你开始分析问题、认真思考答案或者改变答案，那么你就不太可能给出最好的答案。你觉得你能做到吗？”

如果患者怀疑自己无法在不进行过度思考的情况下迅速反应，治疗师就需要花时间处理患者的阻抗。可能有必要通过帮助患者对治疗过程中的一些条目做出反应，来指导患者进行条目确认。

为了获得完整的评估数据，治疗师可能需要对患者的反应承担一定的责任。

Rachman（2003）指出，强迫症患者有时会出于特定的、明确的目的，同意暂时的**责任转移**（transfer of responsibility）。在**克拉克－贝克强迫问卷**（Clark-Beck Obsessive-Compulsive Inventory，CBOCI；Clark & Beck，2002，p.12）中，我们建议采取以下干预措施来鼓励患者完成问卷填写。

> “我知道你觉得回答这些问卷条目很困难［肯定性陈述］。你要不要根据第一印象，自己完成这个问卷呢［引导患者对抗其强迫症状］？我可以看一看你的答案，如果我认为你的答案与你已经告诉我的信息有所不同或不够准确，我会和你讨论，我们可以做出适当的改变［责任转移］。这样，我的责任就是确保你正确地完成问卷。”

当然，这种责任替代的形式只是暂时的，应在评估过程结束后立即撤销。

聚焦性评估

由于强迫症患者在评估时可能会遇到困难，整个评估过程应该尽可能简短。治疗师应该选择那些直接评估患者的核心症状和疾病特异的关键认知和行为过程的测量工具。评估工具的选择应该以 CBT 模型和发展个案概念化所需的信息为指导。后文建议的工具也是基于这些标准选择的。

延长时间

大多数强迫症患者需要更长的时间来完成整个评估。因此，治疗师必须灵活，允许额外的时间。虽然大多数治疗师倾向于在治疗开始前的 2 ～ 3 次会谈内完成评估，但在涉及强迫症的情况下，评估和治疗之间的明确划分或许是不可能的。相反，治疗师需要将评估和治疗结合起来，并将自我监控练习融入初始治疗阶段。

错误的认知评价和信念

当强迫症的认知评价和信念在评估过程中被激活时，可以简单地指出哪些错误评价和信念比较突出，并在治疗过程中回顾这些经验。然而，当这种失调的认知影响了患者参与评估的能力时，就有必要在继续评估之前引入认知重建策略来处理错误信念。

让我们假设一个患者在回答一份强迫问卷时非常缓慢。治疗师发现这个人在想：“问卷条目太多了，要花很长时间才能完成；焦虑将不断加剧，直到变得无法忍受为止”“整个过程没有让我变好，反而更糟了”。治疗师可以对这个信念采取以下方法进行认知重建：“你过去曾经遇到过这种情况吗？”“有没有什么时候，当你填完表后，焦虑并没有你想象的那么强烈？”“有没有什么东西能增加或减少焦虑？”“我想知道我们是否可以尝试一些不同的方法，看看是否能把你的焦虑降低到可以忍受的程度。”然后治疗师可以分配一项行为任务来测试患者的焦虑程度。要求患者一次只完成 10 个条目并交给治疗师。然后完成第二组 10 个条目，以此类推，直到全部完成。这种策略不仅能最终收集到完整的问卷数据，而且是对错误信念（即，“我无法忍受与这份问卷相关的焦虑；这只会让我更糟。”）的直接行为实验。

持续评估

许多强迫症患者担心他们提供的信息会让治疗师误解，从而导致治疗以失败而告终。在这种情况下，治疗师可以解释说，评估是一个持续的过程，只要患者还在接受治疗，评估就会一直进行下去。在每一次的治疗会谈中都会发现新的信息，需要对个案概念化和治疗策略进行改进、说明和修正。因此，患者在评估中提供的任何信息都不存在不合格或在后续治疗中无法改变的问题。重要的是，治疗师要纠正患者的错误信念，即关于他们经历的答案是静态的、不变的和不可调整的事实。这样做的目的是帮助强迫症患者将评估视为一种灵活的、动态的、探索性的、协作的自我发现过程。

诊断和症状测量

强迫症的评估通常开始于诊断性评估和标准症状测量。在临床实践中，大多数治疗师使用非结构化的临床访谈来确定患者是否符合诊断标准。然而，半结构化诊断访谈显著提高了诊断评估的信度和效度，因此比非结构化方法更推荐（Miller，2002；Miller，Dasher，Collins，Griffiths，& Brown，2001）。下面的部分介绍了一些强迫症状的测量工具。更全面的综述可参阅文献（如 Antony，2001；Feske & Chambless，2000；Grabill et al.，2008；Taylor，1995）。虽然下文没有讨论，但临床工作者在治疗强迫症时也要实施抑郁、焦虑和担忧症状的标准测量，因为这些症状在强迫症中也很重要。

诊断访谈

最著名的标准化强迫症诊断访谈是**DSM-Ⅳ的结构化临床访谈**（Structured Clinical Interview for DSM-Ⅳ，SCID-Ⅳ；First，Spitzer，Gibbon，& Williams，1996）和**DSM-Ⅳ的焦虑障碍访谈表**（Anxiety Disorders Interview Schedule for DSM-Ⅳ，ADIS-Ⅳ；Brown，Di Nardo，& Barlow，1994；Brown et al.，2001）。两种测量方法都根据 DSM-5 的诊断标准更新了版本（Brown & Barlow，2014；First，Williams，Karg，& Spitzer，2016）。

在早期版本中，SCID 对强迫症的评分者间信度变化较大，卡帕值（kappa values）从低（0.59）到高（1.00）变动（Steketee，Frost，& Bogart，1996；Williams et al.，1992）。另一方面，ADIS 是专门针对焦虑障碍开发的，因此提供了更多关于强迫症状严重性、自知力缺乏、抗拒和回避的信息。ADIS-Ⅳ全年龄段版本对强迫症（kappa = 0.85）有很高的评分者一致性（Brown et al.，2001）。

虽然这两种访谈都需要培训，也很耗时，但它们提供了有价值的诊断和症状信息。在强迫症诊断方面，ADIS- Ⅳ的可信度可能比 SCID- Ⅳ稍高一些（Feske & Chambless，2000；Taylor，1998）。鉴于强迫症的高共病率及共病对治疗效果的影响，在制订个案概念化和治疗计划时，结构性访谈是必不可少的。SCID–5–CV 和 ADIS–5 可分别从美国精神病学会出版社和牛津大学出版社购买。

耶鲁–布朗强迫量表

最初的 YBOCS 包含 10 个条目，由临床医师对强迫思维和强迫行为的严重程度进行评定，评分独立于症状的类型（内容）或数量（Goodman，Price，Rasmussen，Mazure，Delgado，et al.，1989；Goodman，Price，Rasmussen，Mazure，Fleistchmann，et al.，1989）。在治疗结果的研究中，它被认为是评估强迫症状严重程度的“金标准”。YBOCS 由三个部分组成。首先，访谈者向患者提供强迫思维和强迫行为的定义和一些示例。其次，患者需要完成一份包含 64 项强迫思维和强迫行为的清单，以提供一份关于过去和当前强迫症状内容的概述。

最后一部分包括 10 个核心条目、6 个调查性条目和 3 个整体评价的条目。10 个核心条目和 6 个调查性条目采用 5 点评分，范围从 0（无）到 4（极端或严重）。每个回答的选项都包含一种状态描述。只有 10 个核心条目被包含在总分和分量表得分中。强迫思维（条目 1—5）和强迫行为（条目 6—10）分量表都分别评估了五个症状特征：（1）持续时间 / 频率；（2）对社会或工作功能的干扰；（3）相关的痛苦；（4）抵抗程度；（5）对强迫思维或强迫行为的不可控感。两个附加条目（1b）和（6b），询问患者在典型的一天中不受强迫思维或行为困扰的最长时间，但这两个条目的评分不包括在总分中。6 个调查性条目评估了自知力缺乏、回避、犹豫、过分的责任感、缓慢和病理性怀疑。

YBOCS 的 10 个条目都具有良好的评分者一致性，在 3 项研究中从 0.76

到 0.97 不等（Goodman, Price, Rasmussen, Mazure, Fleischmann, et al., 1989; Nakagawa, Marks, Takei, De Araujo, & Ito, 1996; Woody, Steketee, & Chambless, 1995）。在一些研究中，分量表和总分的内部一致性是可以接受的（Amir, Foa, & Coles, 1997; Goodman, Price, Rasmussen, Mazure, Fleischmann, et al., 1989; Richter, Cox, & Direnfeld, 1994），但在其他研究中没有得到证明（Steketee et al., 1996; Woody et al., 1995）。尽管强迫思维和强迫行为的双因素结构并不常见（综述见 Grabill et al., 2008），但间隔一周或两周的时间稳定性极佳（见 Taylor, 1995）。该量表与其他自我报告的强迫症状和认知测量的会聚效度不一致；而与抑郁和焦虑测量的中度相关，意味着区分效度也较弱（如 Goodman, Price, Rasmussen, Mazure, Delgado, et al., 1989; OCCWG, 2001, 2003; Woody et al., 1995）。YBOCS 对治疗效果高度敏感，并且可以将强迫症患者与其他诊断组和非临床组区分开（Frost, Steketee, Krause, & Trepanier, 1995）。

Rosenfeld、Dar、Anderson、Kobak 和 Greist（1992）曾尝试将临床施测的 YBOCS 转换为计算机施测的自评版本。后续研究表明，自评版 YBOCS 与初始访谈版本高度相关（Baer, Brown-Beasley, Sorce, & Henriques, 1993; Nakagawa et al., 1996; Steketee et al., 1996）。考虑到它们的等价性，多数治疗师会使用自评版 YBOCS（副本见 Antony, 2001）。

最近，YBOCS 第二版（Y-BOCS-Ⅱ）已经出版，解决了初始版本的一些心理测量学问题。几个变化包括:（1）用“强迫思维间歇期”这一条目取代“对强迫思维的抵抗”;（2）将条目回答选项范围扩大为 0—5;（3）增加细致的询问来引出“阻止强迫行为后的痛苦”和“强迫行为的干扰”，以此强调主动回避；（4）修订了症状清单的内容和格式（Storch et al., 2010）。Y-BOCS-Ⅱ的访谈版本表现出了良好的信度和足够的构念效度，而且与最初的 YBOCS 存在很高的相关。但是它与**强迫症状问卷 – 修订版**（Obsessive-Compulsive Inventory-Revised,

OCI-R）的相关较低，且与抑郁和担忧的测量存在中等程度的相关（Storch et al., 2010）。随后的一项强迫症研究报告称，Y-BOCS-Ⅱ总分和分量表的评分者间信度都较高，与临床工作者对强迫症严重程度的评分也具有良好相关（Wu, McGuire, Hong, & Storch, 2016）。意大利语版的 Y-BOCS-Ⅱ发现了与初始版本不同的双因素结构，但它与自评的强迫量表存在显著相关，尽管与**贝克抑郁自评量表第二版**（Beck Depression Inventory-Ⅱ, BDI-Ⅱ）的相关（$r = 0.40$）几乎与 OCI-R（$r = 0.45$）相同（Melli, Avallone, et al., 2015）。

自评版 YBOCS 是评估强迫症的重要工具，给临床工作者提供了一种独立于内容的症状严重程度的测量。它对治疗效果很敏感，而且被广泛使用，已经有了相当多的规范数据。当然，它也存在一些缺点，这促进了对 Y-BOCS-Ⅱ的开发。第二版很有前景，但它的诊断特异性是未知的，治疗敏感性也没有记录，并且与抑郁相关的区分效度有限。

强迫症状问卷

强迫症状问卷（Obsessive-Compulsive Inventory, OCI）是一份包含 42 个条目的自评问卷，旨在：（1）广泛评估强迫症状的内容；（2）提供更大的症状严重性范围；（3）广泛应用于临床患者和非临床个体（Foa, Kozak, Salkovskis, Coles, & Amir, 1998）。每个条目都按李克特量表（Likert scale）对频率和痛苦程度进行 5 点评分。由此得出频率和痛苦程度的总分，以及以下 7 个合理确定的分量表分别的频率和痛苦程度得分：清洗（8 条目）；检查（9 条目）；怀疑（3 条目）；排序（5 条目）；强迫思维（8 条目）；囤积（3 条目）；心理中和（6 条目）。

在最初的心理测量研究中（Foa, Kozak, et al., 1998），频率和痛苦程度总分以及多数分量表（心理中和除外）的内部一致性系数都在可接受的范围（大于 0.70）。两周重测系数范围为 0.68 ～ 0.97。强迫症组有相似的频率和痛苦程度得分，而其余各组在频率测量上的得分显著高于痛苦程度得分。强迫症组在除囤积外的所有 OCI 分量表上的得分显著高于其他焦虑障碍患者和非临床对照组，并且这些量表与**莫兹利强迫问卷**（Maudsley Obsessive Compulsive Inventory，MOCI）和**强迫行为检查清单**（Compulsive Activity Checklist，CAC）的总分有很高的相关，但与访谈版 YBOCS 的相关较低。

研究者修订开发了 18 条目的简版 OCI（OCI-R），它与 42 条目问卷的相关系数为 0.98（Foa，Huppert，et al.，2002）。分析得出了六个因素（即，清洗、检查、排序、强迫思维、囤积、中和），基于这个因素结构的分量表显示出可接受的内部一致性系数和良好的重测信度。虽然 OCI-R 与 YBOCS 有中度相关（r = 0.53），与 MOCI 有高相关（r = 0.85），但它与抑郁相关的测量（BDI）也有显著相关（r = 0.70）。在除囤积外的所有分量表中，强迫症患者的得分都显著高于广泛性社交恐惧症和创伤后应激障碍患者。

后续研究普遍支持 OCI-R 的会聚效度，并在较小程度上支持区分效度（综述见 Grabill et al.，2008；Overduin & Furnham，2012）。除囤积外，OCI-R 分量表得分对 YBOCS 的主要强迫症状敏感（Huppert et al.，2007）。接受者操作特征曲线（receiver operating curve，ROC）分析表明，OCI-R 临界分为 12 分时，能准确区分 83% 的强迫症样本和非临床对照组（Wootton et al.，2015）；而 Abramowitz 和 Deacon（2006）的 ROC 分析表明，临界分为 14 分时能最好地区分强迫症与其他焦虑障碍。对西班牙语版的 OCI-R 进行的 ROC 分析表明，总分为 21 分时可以最好地区分强迫症与非强迫症的焦虑组和非临床组（Belloch et al.，2013），这一发现与最初的心理测量研究中报告的临界分一致（Foa，Huppert，et al.，2002）。此外，OCI-R 的强迫思维分量表具有良好的诊断特异性，最优临界分为 5 分（Foa，Huppert，et al.，2002；也见 Overduin & Furnham，2012）。强迫症患者在总分、清洗、检查、强迫思维和中和分量表上的得分始终显著高于非强迫症的焦虑组和非临床组（Abramowitz & Deacon，2006；Belloch et al.，2013；Foa et al.，2002；Sica et al.，2009）。排序和囤积分量表的效标关联效度不太一致，但该测量对治疗效果很敏感（Belloch et al.，2013）。

OCI-R 具有良好的心理测量学特性，在筛查、诊断和治疗评估中具有良好的信度和效度。它已在许多不同的语言和文化中得到验证，并已成为强迫症临床研究文献中被一致认可的自评量表。CBT 临床工作者应考虑将 OCI-R 纳入强迫症的评估工具。然而，我们必须认识到该问卷的一些局限，包括：（1）强迫行为权重较大，而评估强迫思维的只有 3 个条目；（2）与抑郁和担忧呈现中度相关；（3）删除了一个单独的严重程度量表；（4）与 YBOCS 呈现低到中度的相关；（5）与强迫症的认知测量呈现低相关。原始版本的 OCI 可以在 Antony 的文献（2001）中找到，OCI-R 可以在 Foa、Huppert 及同事的文献（2002）中找到。

克拉克–贝克强迫问卷

25 条目的 CBOCI（Clark，Antony，Beck，Swinson，& Steer，2005；Clark & Beck，2002）是一份强迫症状的自评问卷，其条目结构和回答形式与 BDI-Ⅱ（Beck，Steer，& Brown，1996）相同。4 个回答选项的陈述与每个条目相关联，并在 0—3 的范围内打分。其中 14 个条目评估强迫思维的核心诊断、症状内容和认知特征，11 个条目评估强迫行为的类似特征。CBOCI 的总分以及强迫思维和强迫行为的分量表得分，都是通过对相应条目求和得出的。

最初的 CBOCI 心理测量研究报告了总分和两个分量表的较高内部一致性，且 3 个月的时间信度测量是足够的（Clark et al.，2005）。强迫症患者在 CBOCI 所有量表上的得分显著高于非强迫症的焦虑、抑郁或非临床对照组，CBOCI 总分与自评版 YBOCS（$r = 0.78$）和帕多瓦量表（Padua Inventory，$r = 0.77$）有高相关。然而，该问卷与担忧、焦虑和抑郁症状的测量也存在高相关，尽管偏相关分析显示 CBOCI 与强迫思维的相关比担忧更高。在非临床样本中，CBOCI 强迫思维和强迫行为与强迫信念和顾虑（scrupulosity）程度存在中度相关（Inozu，Clark，& Karanci，2012；Inozu，Karanci，& Clark，2012），对宗教信仰程度高的个体在 CBOCI 分量表上的得分显著高于宗教信仰程度低的个体（Hale & Clark，2013）。

施密德 – 莱曼分析（Schmid-Leiman analysis）结果显示了一个高阶的（high-order）一般痛苦因素（解释了方差的 68%）和两个低阶（lower-order）因素，强迫思维（17%）和强迫行为（15%）。这表明 CBOCI 评估了强迫症的特异性症状特征（Clark et al.，2005）。在一份未发表的报告中，ROC 分析表明，临界分为 22 分时，对于将强迫症患者从学生对照组中区分出来，CBOCI 具有很高的敏感性（90%）和特异性（78%）（Clark，Antony，Beck，Swinson，& Steer，2003）。

CBOCI 对强迫思维和强迫行为提供了均衡的评估。它将关键的认知特征如责任感、不可控性、心理中和以及完美主义作为简短的症状筛查的一部分进行评估。然而，该问卷在研究文献中并不常用，因为它是一种受版权保护的、已出版的工具。因此，它缺少重要的心理测量学信息，如对诊断特异性和治疗敏感性的分析。尽管与抑郁和担忧的测量高度相关，但这可能是由于对强迫思维的强调，而被试难以将强迫思维与其他类型的重复性负性思维区分开。CBOCI 可从皮尔逊临床评估（Pearson Clinical Assessment）获得。该工具已被译为西班牙语和土耳其语。

温哥华强迫问卷

温哥华强迫问卷（Vancouver Obsessional Compulsive Inventory，VOCI）的开

发始于 1994 年，是 MOCI 的完全修订版（Hodgson & Rachman，1977）。初始条目结构产生了最终 55 条目的问卷，该问卷对 6 种强迫症状结构（即，污染、检查、强迫思维、囤积、恰如其分和犹豫）进行李克特 5 点评分（Thordarson et al.，2004）。最终的验证研究表明，VOCI：（1）有稳定的因素结构；（2）在强迫症患者中有良好的时间信度，但非临床组没有；（3）所有量表的内部一致性都很高；（4）与除 YBOCS 外的其他强迫症测量工具有较强的会聚效度；（5）区分效度不一致，因为它与自评的焦虑、抑郁和担忧有中度相关。强迫症患者在 VOCI 的总分以及污染、检查、恰如其分和犹豫分量表上的得分显著高于非强迫症焦虑组，但在强迫思维和囤积分量表上并非如此（Thordarson et al.，2004）。在大学生样本中施测的 VOCI 法语版本也报告了类似的心理测量特性（Radomsky，Ouimet，et al.，2006）。

Gonner、Ecker、Leonhart 和 Limbacher（2010）提出了 30 条目的 VOCI 修订版，包括 VOCI 的 24 个条目以及**对称、排序和整理问卷**（Symmetry，Ordering and Arranging Questionnaire，SOAQ；Radomsky & Rachman，2004）的 6 个条目。问卷被命名为 VOCI-R，由以下症状结构组成：污染 / 清洗、囤积、检查、伤害性强迫思维、不道德强迫思维和秩序 / 对称。Gonner 及同事认为，VOCI 的恰如其分和犹豫分量表应该被剔除，因为它们不是强迫症的核心症状表现；强迫思维分量表中的 5 个条目也应当被剔除，因为它们不涉及伤害或不道德的内容。验证性因素分析支持 VOCI-R 的因素效度，并且其表现出良好的会聚效度和区分效度。然而，由于缺乏关键的心理测量信息，如时间稳定性、效标关联效度、ROC 特征和治疗敏感性，VOCI-R 还不能用于临床。

总结

强迫症的临床评估应该包括：（1）诊断性访谈；（2）强迫、抑郁、焦虑、担忧症状的简易筛查测量;（3）更详细的强迫症自评测量，比如 VOCI。OCI-R、自评版 YBOCS 或 CBOCI 都是简短且高效的筛查问卷，能提供强迫症状严重程度的概况。然而，还有许多其他的强迫症测量方法没有被讨论到：多维强迫量表（Dimensional Obsessive-Compulsive Scale，DOCS；Abramowitz et al.，2010）、帕多瓦量表－华盛顿州立大学修订版（Padua Inventory-Washington State University Revision，PI-WSUR；Burns，Keortge，Formea，& Sternberger，1996）、强迫行为检查清单（Freund，Steketee & Foa，1987）以及佛罗里达强迫问卷（Florida Obsessive-Compulsive Inventory，FOCI；Storch et al.，2007）。此外，临床工作者可能希望纳入与特定强迫症亚型相关的症状测量工具。第 10—13 章将更集中地讨论这些更聚焦的强迫症状量表。

强迫症的认知评估

在完成诊断和症状评估后，CBT 治疗师会想要对强迫相关的认知过程进行评估。这一信息对认知个案概念化至关重要。有两种类型的测量可用于认知评估：标准化的和个体化的。

信念和评价的标准化测量

研究者开发了一些自评量表用于评估 CBT 通用模型中的评价、信念以及中和内容。虽然这些测量主要用作研究工具，但它们也可以在临床场景下作为辅助测量使用，以帮助识别治疗的关键认知过程。接下来的部分提供了对认知测量的简要描述。

强迫信念问卷

基于 OCCWG（1997）强迫症的认知概念化，研究者开发了 87 条目的强

迫信念问卷（Obsessive Beliefs Questionnaire，OBQ），用于评估 6 种信念：高估威胁、无法忍受不确定性、思维的重要性、控制思维、责任感和完美主义（Taylor，Kyrios，Thordarson，Steketee，& Frost，2002）。最早的验证研究表明，OBQ 的分量表具有较高的内部一致性、中等程度的重测信度和会聚效度（OCCWG，2001，2003）。然而，OBQ 分量表与自评焦虑、担忧和抑郁的相关与强迫症状一样高，且强迫症组仅在控制思维、思维的重要性和责任感上的得分显著高于非强迫症焦虑组。

随后对 OBQ 的因素分析表明，44 条目的版本具有与原始版本相似的心理测量学特性（OCCWG，2005）。它由三个分量表组成：责任 / 威胁评估、完美主义 / 确定性和思维的重要性 / 控制。由于 OBQ-44 的长度较短，它已成为后续研究选择的工具，尽管只有思维的重要性 / 控制和完美主义 / 无法忍受不确定性可能在较小的程度上与强迫症相关（如 Fergus & Wu，2010；Kim et al.，2016；OCCWG，2005）。然而，OBQ-44 分量表与焦虑、抑郁和担忧的测量显著相关（如 Myers et al.，2008；Tolin et al.，2008），并对治疗效果表现出敏感性——这引起了对其类特质（trait-like）特征和强迫症状特异性的质疑（Anholt et al.，2010）。通过一系列基于非临床样本的因素分析，Moulding 及同事（2011）将 OBQ-44 缩减为一个 20 条目的问卷，评估了高估威胁、过分的责任感、完美主义 / 无法忍受不确定性以及控制思维的重要性 / 需要。Fergus 和 Carmin（2014）发现，尽管思维的重要性 / 控制分量表与 DOCS 的总分没有更高的相关，但 OBQ-20 具有良好的心理测量特性，而且责任感和完美主义分量表与自评的抑郁和广泛性焦虑有很高的相关。

OBQ-44 主要作为研究工具使用，因此临床效用尚未确定。如果临床工作者意识到强迫相关信念可能不是 OCD 特有的，那么它可以作为这些信念的初步指标在临床场景下应用，并且较高的得分可能并非是由于强迫症状的存在。此外，

OBQ 分量表之间高度相关，所以它们是否测量了不同的构念也值得探讨。

思维 – 行为融合量表

19 条目的**思维 – 行为融合量表**（Thought-Action Fusion Scale，TAF）被开发用于评估 Rachman 的"**心理融合**（psychological fusion）"构念，即倾向于认为强迫思维会增加恐惧结果的可能性，或在道德层面上将思维等同于被禁止的行为（Rachman & Shafran，1998）。该问卷由 Shafran 及同事（1996）开发，用于评估 TAF 的三个方面：道德（12 条目）、可能性 – 他人（4 条目）和可能性 – 自我（3 条目）。然而，双因素验证性因素分析表明，TAF 的条目形成了一个"TAF– 一般因素"和特定方面的"TAF– 可能性因素"（Meyer & Brown，2012）。

强迫症患者在 TAF– 修订版（TAF-R）上的得分高于非临床组，并且与强迫症状的测量有良好的会聚效度，尽管比起 TAF– 道德，TAF– 可能性与强迫性的关系更密切（Berle & Starcevic，2005；Shafran & Rachman，2004；TAF– 道德的特异性证据见 Bailey et al.，2014）。然而，关于 TAF 是否特异于强迫症，以及 TAF 的结构是否会随时间和情境波动，研究结果尚不一致（Amir，Freshman，Ramsey，Neary，& Brigidi，2001；Coles，Mennin，& Heimberg，2001；Rassin，Merckelbach，Muris，& Schmidt，2001；Rassin，Muris，Schmidt，& Merckelbach，2000；Shafran et al.，1996；Smári & Hólmsteinsson，2001）。如果在评估阶段使用，TAF-R 量表的得分可能可以说明是否应将 TAF 偏差包括在认知个案概念化中（进一步讨论见第 5 章）。

无法忍受不确定性量表

27 条目的**无法忍受不确定性量表**（Intolerance of Uncertainty Scale，IUS）作为不确定性不耐受的指标，评估个体在不明确情况下的情绪、认知和行为反应（Buhr & Dugas，2002；Freeston，Rhéaume，et al.，1994）。虽然最初是为广泛性焦虑障碍和担忧开发的，但 IUS 表现出与强迫症状测量的高相关，强迫症患者在

IUS 或其简版 IUS–12 上得分都较高（如 Fergus & Wu，2010；Jacoby，Fabricant，Leonard，Riemann，& Abramowitz，2013；Tolin et al.，2003）。此外，IUS 与强迫思维有中度相关，与 OBQ-44 的完美主义 / 不确定性分量表有高相关（$r = 0.66$；Calleo et al.，2010）。IUS 在有病理性怀疑和仪式性检查的患者中表现出了特殊的相关性（Jacoby et al.，2013；Tolin et al.，2003；见 Gillett，Bilek，Hanna，& Fitzgerald，2018）。然而，Gentes 和 Rusico（2011）发现 IUS 对广泛性焦虑障碍的特异性比对强迫症更高，而 OBQ-44 完美主义 / 不确定性分量表无法区分强迫症和抑郁障碍。简版的 12 条目的 IUS 包括**预期焦虑**（Prospective Anxiety）和**抑制性焦虑**（Inhibitory Anxiety）两个因素，与最初的问卷具有相似的心理测量学特性（Carleton，Norton，& Asmundson，2007）。OBQ-44 完美主义 / 不确定性或 IUS（简版或原版）都有助于确定无法忍受不确定性是否可能与认知个案概念化有关。

责任感解释问卷和责任感态度问卷

Salkovskis 及同事（2000）开发了 2 份有关过分的责任感的信念评估问卷。**责任解释问卷**（Responsibility Interpretations Questionnaire，RIQ）是一个 44 条目的回顾性自评量表，用来测量信念的频率与强度，涉及对解释的陈述，以及对伤害的责任感和非意愿的侵入性思维的重要性和控制。受试者需要写下“你知道可能毫无意义或不现实但令人担忧的侵入性思维”（Salkovskis et al.，2000，p.353）。患者根据他们对过去两周受到侵入性思维困扰的次数的回忆对 RIQ 条目进行评分。问卷会得出 4 个分量表分：高责任感频率；低责任感频率；高责任感信念百分比；低责任感信念百分比。**责任感态度问卷**（Responsibility Attitude Scale，RAS）由 26 个条目组成，用来评估对日常责任感的一般态度或信念。

最初的研究报告说，RAS 总分、RIQ 高责任感频率和信念具有可接受的两周重测信度、高内部一致性，并与强迫症状测量有很高的相关（Salkovskis et al., 2000）。同样，强迫症患者的得分显著高于非强迫的焦虑障碍患者和非临床对照（也见 Cougle, Lee, & Salkovskis, 2007）。RIQ 低责任感频率和信念表现出较低的时间稳定性，因此未进行进一步分析。使用 RAS 和 RIQ 日文版本的研究发现临床和非临床样本具有相似的心理测量学特性。尽管 RAQ 和 RIQ 可以在存在病理性怀疑和检查的人群中施测，但临床效用尚未确定（Cougle et al., 2007; Foa, Sacks, et al., 2002）。此外，Pozza 和 Dettore（2014）的元分析认为，责任感是一个跨诊断因素，因此测量的得分较高可能并不是强迫性所致。

思维控制问卷和元认知问卷

由 30 个条目组成的**思维控制问卷**（Thought Control Questionnaire, TCQ）评估了在经历非意愿的、不愉快的、难以控制的思维和意象时各种思维控制策略使用的个体差异（Wells & Davies, 1994）。它包含 5 个分量表：转移、社会控制、担忧、惩罚和重评。相关分析表明，TCQ 的担忧和惩罚是与强迫、焦虑、抑郁和/或担心症状相关的非适应性的控制策略，而转移和重评是与症状呈现负相关的适应性策略（Ree, 2010; Reynolds & Wells, 1999; Wilson & Hall, 2012）。此外，临床样本在 TCQ 惩罚上的得分显著高于非临床对照组（如 Halvorsen et al., 2015）。TCQ 惩罚分量表可用于确定是否存在过度的自我批评，但其他分量表的临床效用尚不清楚。

元认知问卷（Metacognitions Questionnaire, MCQ）包括 65 个条目，用于评估有关担忧和侵入性思维的积极和消极信念（Cartwright-Hatton & Wells, 1997）。基于 Wells 对担忧的元认知理论，7 项系列研究报告了 MCQ 在临床和非临床样本中的发展和心理测量特性。因素分析显示出 5 个因素：（1）对担忧的积极信念；（2）对思维不可控性及相关危险的消极信念；（3）缺乏认知自信；（4）对迷信、惩罚和责任感（Superstition, Punishment, and Responsibility, SPR）的消极信念;(5)认知的自我意识。除 MCQ 积极信念和认知意识外，其他分量表与特质焦虑呈现中度相关，与强迫检查症状低相关。回归分析发现 MCQ 认知自信对帕多瓦－检查得分的贡献度最大。判别分析（discriminant analysis）表明 MCQ-SPR 和认知的自我意识分量表可能对强迫症有更高的特异性。

在随后的研究中，Wells 和 Cartwright-Hatton（2004）报告说，30 条目的简版 MCQ（MCQ-30）表现出足够的心理测量特性，其因素结构略有不同，5 个因素包括:(1)认知自信;(2)对担忧的积极信念;(3)认知的自我意识;(4)对思维不可控性及危险的消极信念;(5)控制思维需求的信念。相关分析表明，MCQ-30 与忧虑、在较小的程度上与特质焦虑的关系更密切（相比于强迫症状），尽管思维不可控性、认知自信和控制思维需求的消极信念与自评的强迫症状显示出一定的相关。其他研究也报告了一致的发现（如 Halvorsen et al., 2015; Wilson & Hall, 2012），与其他精神病理性状态相比，MCQ-30 与焦虑有更强的相关性（Hjemdal, Stiles, & Wells, 2013）。更具体地说，比起强迫思维，它在评估忧虑时更有用。

白熊抑制问卷

白熊抑制问卷（White Bear Suppression Inventory, WBSI）是由 Wegner 和 Zanakos（1994）开发的一份 15 条目的自评量表，目的是测量控制非意愿思维的努力抑制的个体差异。他们发现 WBSI 总分和强迫症状之间存在显著相关，尽管慢性思维抑制也与其他情绪状态显著相关，如焦虑、担心、抑郁以及情绪反应（de Bruin, Muris, & Rassin, 2007; Smári & Hólmsteinsson, 2001; Wegner & Zanakos, 1994）。然而，Rassin、Diepstraten、Merckelbach 和 Muris（2001）发现，治疗前的 WBSI 评分并不能预测接受 CBT 的强迫症患者的症状改善。不过，WBSI 的心理测量特性已经得到了不同研究的支持（如 Muris, Merckelbach, & Horselenberg, 1996; Wegner & Zanakos, 1994）。正如预期的那样，在思维抑制实验中，较高的 WBSI 分数与非意愿思维的侵入频率以及更强的控制想法的努力有关（Lynch, Schneider, Rosenthal, & Cheavens, 2007；Muris et al., 1996）。此外，Rassin、Merckelbach、Muris 和 Stapert（1999）发现，相比于 WBSI 得分低的学生，得分高的学生报告了更强烈的参与仪式的欲望、更多仪式引发的不适、对参与仪式的欲望更多的抗拒。在实际仪式化行为的频率或成功抵抗仪式化欲望方面没有差异。

Höping 和 de Jong-Meyer（2003）发现 WBSI 存在一个严重的问题。他们在 WBSI 的因素分析中得到了两个因素：一是非意愿的侵入性思维，二是思维抑制。因素一解释了该问卷与消极情绪和强迫症状测量之间的大部分相关，而非因素二。这一发现后来在其他研究中得到了验证（如 Kennedy, Grossman, & Ehrenreich-May, 2016；Schmidt et al., 2009），这表明应该谨慎使用 WBSI 作为特质性思维抑制的测量工具。

侵入和评价问卷

对强迫症认知基础的研究推动了大量有关非意愿的侵入性思维及其认知评价和控制策略的自评量表的发展。一些最著名的工具包括**认知侵入问卷**（Cognitive Intrusions Inventory；Freeston et al., 1991）、**强迫侵入问卷–修订版**（Revised Obsessional Intrusions Inventory, ROII；Purdon & Clark, 1994b）、**侵入性思维解释问卷**（Interpretations of Intrusions Inventory, III；OCCWG, 2001, 2003）以及 **ROII 的西班牙语修订版**（Inventorio de Pensamientos Intrusos Obsesivos, INPOIS；Garciá-Soriano et al., 2011）。这些测量都已经被用作研究工具，它们的心理测量特性也已经在各种研究中有所报告，但根据样本特征和考虑的认知评价或控制变量而有所不同，所以它们的临床效用在很大程度上是未知的。只有在一些特殊情况下，当临床工作者无法通过更精确的个体化方法确定患者的错误认知评价和控制反应的时候，才应使用这些工具。

个体化的认知评估

个体化的认知评估（idiographic assessment）指的是针对个人的特异性方法，它关注个体内部的差异性，而不是人与人之间的比较。它涉及在不同时间或情境下个体内部的表现或功能的变化（Lyon et al.，2017）。由于测量是为捕捉那些对患者持续的强迫状态起到独特作用的结构和过程专门定制的，这种个体化的认知评估的临床效用有所增强。因此，从个体化的测量中获得的信息对个案概念化、治疗计划和结果评估做出了非常重要的贡献。有两种个体化的方法对强迫症的认知评估特别重要：自我监测和症状诱发。

自我监测

几十年来，日记、个性化的等级量表和半结构化日志一直是认知和行为治疗收集临床数据的主要工具。自我监测表对于识别患者独特的强迫思维和强迫行为体验至关重要。工作表 7.1—工作表 7.4 可作为基线测量工具，提供认知个案概念化需要的核心信息。此外，工作表 3.3 提供了关于中和反应的决定因素的重要信息。

当这些工作表作为治疗前家庭作业完成后，治疗师在会谈中要花大量时间来复习患者提供的信息，寻求信息的细化和澄清，以识别对重要性和中和反应的错误评价。自我监测也许是阐明强迫症患者认知基础的最有价值的评估工具。

症状诱发

另一种个体化的方法是在会谈内对故意诱发的强迫症状进行行为观察。患者被邀请接近一个让他害怕的事物，例如，如果害怕躯体污染，就触摸办公室的门把手，并对感受到的痛苦等级和中和欲望进行评级。此外，临床工作者可以实时询问患者与强迫症状诱发练习有关的评价、信念和中和策略。

将症状诱发作为评估过程的一部分会带来几个问题。首先，诱发练习需要以合作的方式确定，邀请患者参与，并在尝试练习之前充分讨论任何顾虑。如果症状诱发过于强烈，可能会导致患者拒绝继续进行评估。其次，必须为诱发练习提供一个坚实的理论基础，强调行为观察对理解患者强迫症的益处。最后，询问患者对这种练习的反应也很重要。如果一个人在离开评估会谈时仍因症状诱发而感到痛苦，那么他可能就不会再回来了。这也可能传递关于暴露的错误信息，使患者与 CBT 的观点对立。因此，在评估阶段引入症状诱发时必须谨慎。这段体验应该带来对改变的希望和积极期待，而不是对接下来可能发生的事情的恐惧。

强迫症的认知个案概念化

个性化的个案概念化包括发展一个有关心理障碍的病因和维持因素的信息驱动的合作性假设，以制定治疗目标、识别需要改变的非适应性过程并选择治疗策略（Beck，Freeman，& Davis，2015；Key & Bieling，2015）。在一个最详细的认知行为个案概念化中，Persons（2008）指出，它应该包括：（1）提供症状、障碍和问题的描述；（2）提出关于因果机制的假设；（3）识别疾病的起因或诱因；（4）确定机制的起源。最后的机制包括诸如回避或强迫仪式等应对机制。

制定个案概念化是 CBT 中最难掌握的临床技能之一（Key & Bieling，2015）。在概念化中有以下几个方面需要注意。

1. **试验性的**：个案概念化是从初始会谈就开始的，但在整个治疗过程中会持续发展和变化。认知概念化是一种假设，随着在治疗中获得新的信息和洞察，这个假设也会变化。
2. **信息驱动**：个案概念化的建立基于临床访谈、患者病史、自评量表、会谈内的观察、家庭作业回顾和治疗中的互动。在 CBT 模型的指导下，治疗师必须确保个案概念化的建立和修改主要源于患者的体验。

3. **个性化的**：虽然强迫症患者的个案概念化会有很多共同点，但概念化必须根据每一个患者独特的社会和个人特征进行调整。对于强迫症来说，概念化应该包含错误评价、信念以及中和努力在患者的强迫思维和行为中是如何体现的。
4. **合作**：个案概念化的建立应该强调合作。认知行为治疗师要主动提出认知概念化。每个人都会得到一份概念化，并且在治疗期间定期回顾并征求患者的反馈意见。
5. **治疗导向**：认知个案概念化的目的是指导治疗。如果治疗会谈偏离了概念化，则必须解决偏离，或者修改概念化以符合患者当前的需求和想优先解决的问题。

认知概念化

工作表 7.5 提供了一个认知个案概念化的概览，可用于确定治疗目标和指导治疗过程。这个概览基于图 5.1 所示的通用模型。它首先需要列出患者的主要强迫内容。这可以很容易地从临床访谈或强迫症症状量表，如 YBOCS 中获得。尽管患者对暴露于那些令人厌恶和尴尬的侵入性思维感到犹豫，但绝大多数人可以很容易地报告他们的主要强迫思维。在这样的案例中，可能需要多次会谈才能开始建立个案概念化。即便如此，治疗师在记录患者概况时仍然需要以一种简短和隐蔽的方式写下这些强迫思维，以尽量减少患者的痛苦。

对意义的解释

下一步是描述错误的认知评价和信念，这些错误评价和信念是引发强迫思维的情绪意义的重要原因。患者往往很难理解模型的这一部分，因为他们关注的是由强迫思维引发的情绪。如果治疗师问，“是什么让这种强迫思维对你如此重要？”他们经常会回答“因为它会让我感到焦虑、内疚、不安。”为了引导患者找到这种情绪背后的错误解释，可以进行以下提问。

- **高估威胁**。“当你的脑海里突然冒出这种非意愿的想法时，你最担心的是什么？这种想法是否对你或其他人构成威胁？如果是，这种威胁是什么？”
- **TAF- 可能性**。“你担心强迫思维会让你做一些会后悔的事情吗？如果是，那是什么？”
- **过分的责任感**。“当你有这样的想法时，你是否感到更强烈的责任感或自责感？如果是，你认为你有责任预防这些（灾难化的事情）发生在别人或你自己身上吗？”
- **无法忍受不确定性**。“这种强迫思维是否会在你的脑海中引起任何疑虑或者是不确定？你不确定什么？这种不确定让你有多不舒服？”
- **对控制的需要**。“停止思考强迫思维很重要吗？你会在多大程度上想要抑制强迫思维或是把它从你的脑海中抹去？你有没有试着阻止自己出现强迫思维——也就是说，从一开始就阻止它进入你的脑海中？你担心失去对这种强迫思维的控制吗？”
- **思维的重要性**。“你觉得这种强迫思维有个人意义吗？它是否代表着你的人格、价值观或道德观？它是否会让你质疑自己的正直，或质疑自己是什么样的人？”
- **完美主义**。“你对自己有这样的想法感到失望吗？你是否认为不应该这样想，觉得自己一定是出问题了？这些强迫思维是否像是对个人标准的违背，也就是说，违背了你对自己的期望？”
- **自我失谐（害怕的自我）**。“这些强迫思维是否与你对自己的看法完全相反？它看起来完全不像你、和你的人格完全不同？这种强迫思维是否涉及你对自己的恐惧，比如你最糟糕的噩梦？”

在探讨了患者的错误认知评价和信念后，让患者用自己的语言总结这项工作也很重要。花大量的时间讨论这些认知评价并强调它们的意义，以确保患者了解这些认知评价与强迫症状的关系。

心理控制策略

强迫仪式是患者主要的心理控制策略。任何用来终止强迫思维、减少相关痛苦或防止可怕后果的策略都应该列出来。回避、寻求保证、思维阻止、心理仪式、合理化等都是强迫症中常见的控制策略。与强迫症相关的中和策略检查表（工作表 3.2）和中和反应的影响因素评分量表（工作表 3.3）是发现导致患者强迫状态的关键控制策略的有用资源。此外，应注意用于标志强迫终止的停止标准。

相关的负性认知

许多强迫症患者会体验到其他类型的负性认知，这些负性认知会导致他们情绪状态的恶化。这些负性认知包括担忧、思维反刍以及负性自我参照思维（self-referential thinking）。这种负性认知通常与个体的强迫症状直接相关。例如，一位（患有强迫症的）家长可能会担心孩子受到自己的强迫症的负面影响；另一位患者可能会反复思考强迫症的原因；第三个人可能会感到沮丧，认为自己一定很愚蠢或心理脆弱，才会被这种非理性的想法困扰。通常，这种负性思维会随着强迫症状的缓解而消退，但在一些患者中，治疗师可能需要将这些相关思维纳入治疗计划。

结　论

对强迫思维和行为的有效认知行为治疗始于理论驱动的、障碍特异性的评估和对患者强迫症体验的认知个案概念化。标准化和个体化的评估工具的选择以通用 CBT 模型（见图 5.1）和工作表 7.5 展示的个案概念化为指导。临床工作者必须认识到，强迫症的各个方面都有可能对评估带来挑战，例如症状的异质性、隐瞒、共病和时间不稳定性。强迫症患者可能会因为高度焦虑、对正确性和诚实的不现实的标准、病理性怀疑、犹豫、缓慢和缺乏自知力而认为评估具有威胁性，尤其是完成问卷的阶段。治疗师可以使用肯定和鼓励、明确解释评估的原理，并对关于评估的错误信念进行认知重建，通过这些方法减轻患者的痛苦。

强迫症的 CBT 评估包括诊断和临床访谈，以及标准的自评问卷和 / 或临床工作者评估量表，临床评估量表主要以量化的形式评估强迫症状的频率和严重程度。此外，还有多种认知测量工具可用于评估错误的认知评价、强迫信念和中和反应，但由于其研究取向的性质，这些方法的临床效用可能有限。最后，用于评估强迫症独特特征的个体化评估工具将为认知个案概念化的形成提供最有价值的信息。各种临床资料可以帮助完成评估过程中个体化的部分。

工作表 7.5 给出了一个通用的认知个案概念化的模板。强迫症亚型的章节中提供了更有针对性的模板，但每个模板都遵循本章中的通用模型。个性化的概念化必须与 CBT 模型紧密结合，同时结合个体特征与患者合作建立，并定期修改。正如下一章将要讨论的，患者的认知个案概念化是目标设定、心理教育和引入认知干预策略的基础。

工作表 7.1　强迫思维和行为体验工作表

指导语：接下来的一周里，在每天结束的时候填写这张工作表，总结你的强迫症状体验。

日期	列出体验到的强迫症状	**对强迫思维的反应** （列出你实施的所有强迫行为、中和努力、回避或心理控制策略）	**平均痛苦评分** （0—10；0 = 没有痛苦，10 = 惊恐般的痛苦）	**个人意义** （为什么会注意强迫思维？是什么让它们带给你如此大的痛苦？记录下强迫思维带给你的所有负面影响和结果）
周日				
周一				
周二				
周三				
周四				
周五				
周六				

工作表 7.2　情境记录和评分量表

指导语：使用下面这张工作表列出那些最经常引发主要强迫思维的情境、物体或环境，并完成每个情境下的评分。

触发情境清单	情境痛苦评分 （0—100；0 = 无，100 = 极度、惊恐般的痛苦）	回避情境的可能性 （0—100；0 = 从不回避，100 = 总是回避）
1.		
2.		
3.		
4.		
5.		
6.		
7.		
8.		
9.		
10.		

工作表 7.3　预期后果记录

指导语：使用下面的工作表列出如果这种强迫思维一直在脑海中，你最担心的后果或结局，然后对这些结局进行评分。

与强迫思维相关的负性结局 / 后果	**后果的可能性**（0—100；0 = 不可能发生，100 = 必然会发生）	**预防后果的重要性**（0—100；0 = 完全不重要，100 = 对我的生存至关重要）
1.		
2.		
3.		
4.		
5.		
6.		
7.		
8.		
9.		
10.		

工作表 7.4 控制策略工作表

指导语：工作表中列出了人们应对强迫思维时所用的不同策略。使用评分表来估计你使用每种策略的频率和你感知到的有效性。

控制策略	频率（0 = 从不，1 = 偶尔，2 = 经常，3 = 频繁，4 = 每天，5 = 每天多次）	有效性（0 = 没有效果，1 = 偶尔有效，2 = 经常有效，3 = 频繁有效，4 = 总是有效）
1. 强迫行为（如洗涤、检查、重复）。[BC]		
2. 心理强迫（如说某个特定短语、重复某个祷文、思考某个特定想法）。[MC]		
3. 思考为什么这种强迫思维是无意义的、不重要的或不理智的。[CR]		
4. 试着向自己保证一切都会好起来。[SR]		
5. 向别人寻求“一切都会好起来”的保证。[OR]		
6. 通过做事转移自己的注意力。[BD]		
7. 通过思考其他事来转移注意力，可能是令人愉悦的想法或意象。[CD]		
8. 试图让自己放松。[R]		
9. 告诉自己停止思考强迫思维。[TS]		
10. 对自己沉浸在强迫思维中感到生气、失望。[P]		
11. 试图回避会诱发强迫思维的任何事情。[A]		
12. 当出现强迫思维的时候，什么也不做。[DN]		

注：修改自中和反应的结构化访谈（见 Ladouceur et al., 2000）、思维控制问卷（Wells & Davies, 1994）和强迫侵入问卷 – 修订版（Purdon & Clark, 1994b）。编码：A，回避；BC，强迫行为；BD，行为转移；CD，认知转移；CR，认知重建；DN，什么也不做；MC，心理强迫；OR，寻求他人保证；P，惩罚；R，放松；SR，自我保证；TS，思维阻止。

工作表 7.5 认知个案概念化概览

指导语：这份工作表需要在个案概念化会谈中与患者合作完成。将个案概念化的关键点记录在对应的部分，并向患者提供一份副本。整个治疗过程中，应在不同的时间间隔对这份概览进行回顾和重新评估。

强迫思维内容

1. ______________________________
____
2. ______________________________
____
3. ______________________________
____

↓

对意义的解释（错误的认知评价）

____
____
____
____
____

↓

心理控制策略（强迫行为等）

1. ______________ 2. ______________
3. ______________ 4. ______________
5. ______________ 6. ______________

↓

相关的负性认知

1. ______________________________
____
2. ______________________________
____
3. ______________________________
____

注：改编自 Clark（2018），已获得 New Harbinger Publications 的许可。

第8章

治疗目标、心理教育和认知干预

假设患者已经接受了认知个案概念化，治疗就进展到了设定目标、心理教育和介绍治疗基本原理的阶段。早期的治疗会谈应该致力于评估和矫正错误的评价和信念，并进行认知干预。关于治疗应该从暴露性干预还是认知重建开始，还存在一些争论。过去的 CBT 治疗师更喜欢从 ERP 开始，然后在后期引入认知干预（如 Freeston & Ladouceur，1999；Steketee，1999）。最近，研究者们建议在进行 ERP 之前引入认知工作（Abramowitz，2018；Rachman，2003；Rachman et al.，2015；Salkovskis，1999）。事实上，一位著名的 CBT 研究者认为，没有 ERP 的认知治疗也能有效治疗强迫症（Radomsky，2014）。无论如何，治疗从认知干预开始有以下几个原因。

- 许多强迫症患者觉得 ERP 太危险且难以承受。在认知层面进行工作让患者有机会在接受更严格的练习之前适应治疗。
- 认知干预强化了患者对 CBT 观点的理解。
- 认知干预可以加强治疗联盟。
- 认知干预提供了一些策略，使患者能够在 ERP 期间应对自己的焦虑，从而鼓励他们坚持练习。

乍看之下，认知干预在强迫症的治疗中似乎相当无效，甚至可能是适得其反的。强迫症患者通常能意识到自己的强迫思维和行为是不合理的。因此，对强迫恐惧的不可能性进行详细论证是徒劳的，因为患者已经知道这种恐惧与现实的联系非常微弱（Salkovskis，1999；Steketee，Frost，Rhéaume，& Wilhelm，1998）。即使能说服一个强迫症患者，比如，说服他通过触摸门把手而感染致命疾病的概率只有十亿分之一，他也可能会得出这样的结论：即使概率非常低，也足以构成继续强迫清洗和回避的充分理由。此外，许多强迫症患者特别擅长使用理智化和合理化来支持自己对主要强迫思维的关注。

尽管谈话治疗的方式对强迫症的干预效果存在争议，但是一些治疗研究已经表明，认知干预可以对症状的改善做出显著贡献（如 de Haan et al.，1997；van Oppen，Hoekstra，& Emmelkamp，1995；Whittal，Woody，McLean，Rachman，& Robichaud，2010；元分析见 Olatunji et al.，2013）。最近的一项研究发现，CBT 前 6 周中强迫信念的改变可以预测治疗结束时的症状（Diedrich et al.，2016）。此外，目前最好的实践指南认为，应该向强迫症患者同时提供认知和行为干预［APA，2007；National Institute of Health Care and Excellence（NICE），2005］。

本章重点介绍了初始的几次 CBT 会谈，其中目标设置、心理教育和认知重建是主要的治疗目标。首先，我们通过一个临床案例来说明本章讨论的各种治疗成分。我们从设置治疗目标开始，而这源于个案概念化。其次，我们描述了一个个体化的、基于经验的心理教育方案，这是为了加深患者对强迫症的认知基础的理解，并促进他对治疗原理的接受。最后，我们提出了几种认知干预策略，用以修正错误的认知评价和信念，正是这些错误评价和信念导致了强迫思维和强迫行为的持续。

案例介绍

达里恩（Darren）从小就在与强迫症做斗争。起初，他的强迫症关注的是身体污染和强迫清洗。许多情境，比如浴室、学校、公共场所、公园或类似的地方，都会引发他的恐惧，他害怕自己接触了脏东西、相信自己被污染了并可能会传染给其他人。随着焦虑和厌恶情绪的升级，他会进行各种清洗仪式，比如过度洗手、在“被污染的地方”洒水，或是吐口水。最近，他的强迫关注转向了身体分泌物，尤其是精液。他开始担心自己的衣服上是否会附着少量精液并转移到其他人身上。他避免手淫或任何性行为，因为他害怕上帝的反对和永恒诅咒的惩罚。他经常感到厌恶和道德败坏，认为精液和尿液可能从他的阴茎中渗出。为了处理非意愿的身体分泌物，达里恩过度地清洗和淋浴、使用过多的卫生纸、反复清洗所有的衣物和被褥，并反复检查自己坐过的地方，以确保没有留下精液或尿渍，以免污染他人。

本案例显示了强迫污染的混合症状。严重的身体污染症状可以追溯到他的童年时期，而最近心理污染和担忧也会开始出现。他主要依靠强迫清洗和清洁来中和自己的恐惧和被污染的可能，同时，他还回避许多情境和活动，以免引起强迫恐惧。图 8.1 展示了达里恩的认知个案概念化，这也是本章所有临床讨论的基础。

强迫思维内容

1. 也许我的衣服上有精液的痕迹，然后转移到了我同事的身上。
2. 也许地板上的红色斑点是血，如果有人踩到它而被感染，那就是我的错。
3. 如果我不道德，上帝用永恒诅咒惩罚我怎么办？

↓

对意义的解释（错误的认知评价）

因为我太关注尿液和精液了，其中肯定有什么原因。如果有人因为不小心接触了我留下的污渍而生病，我会感觉很糟糕，这完全要怪我。即便概率微乎其微，但一想到别人有可能接触到我微量的精液，我就觉得恶心。我必须确保自己是干净的，不会把别人置于危险之中。任何关于这一点的任何不确定性都无法容忍，而且会让我担心自己已经伤害了别人。此外，什么样的人会一直担心尿液和精液？很明显，我不能被别人信任。

心理控制策略（强迫行为等）

1. 强迫清洗
2. 重复检查
3. 自我保证
4. 合理化
5. 思维抑制
6. 认知转移

相关的负性认知

1. 思维反刍，专注于事后加工，以说服自己没有污染他人
2. 担心未来，担心强迫症是否会毁了自己的生活
3. 过分的自我批评（无意义、无助、失败的想法）

图 8.1　达里恩的认知个案概念化

设置治疗目标

目标设置一直是认知行为治疗的一个重要元素。治疗师可以在整个疗程中与患者合作，以达成指导后续治疗的目标。除非患者之前有过 CBT 的经验，否

则他们不可能与治疗师有相同的目标。通常情况下，患者接受治疗时希望了解到：

- 如何有效控制他们的强迫思维和行为。
- 如何消除生活中的强迫思维和行为。
- 如何尽可能减少焦虑、内疚和其他与强迫思维相关的负性情绪。
- 如何预防强迫症状的复发。

显然，这些治疗期望与 CBT 的基本观点并不相符。例如，达里恩的目标是停止思考身体分泌物和相关焦虑、能够忽略红色的斑点或斑纹，并确信上帝真的不在乎他是否手淫。当然，对于达里恩的治疗，CBT 的观点是完全不同的，它强调接纳关于身体分泌物和可能污染的侵入性思维、关注污垢和斑点而不是进行中和、拥抱不确定性并了解到自己不可能知道上帝的想法。CBT 的目标和基本原理很容易与患者对治疗的期望产生冲突。当这种情况发生时，患者很有可能决定不再继续进行治疗。

图 8.2 给出了一个基于强迫症认知个案概念化的治疗目标设定方案。治疗师可以与患者一起检查，以促进患者自己的目标设定并接受治疗的基本原理。可以鼓励患者根据图 8.2 写出自己的版本，尤其关注他们如何根据右边四个方框中的描述来指定他们的目标。治疗师可以问："你认为以强迫症的方式思考会带来什么结果？"（左侧）和"如果你确实地以治疗的方式看待强迫症，你认为可能会产生什么后果和结果？"（右侧）。这种合作的、苏格拉底式提问的方法将促进患者对治疗及目标的承诺，并提供了过渡到心理教育和治疗原理的机会。

强迫症视角	转化为	治疗视角
强迫思维是一种不正常的思维，会导致焦虑或痛苦持续存在。	→	强迫思维是一种非意愿的侵入性思维，是大脑默认运行模式的产物。正常的大脑都会产生积极、消极和中性的自发思维，所以每个人都会经历消极侵入。
强迫思维是非常重要的个人威胁，必须加以控制。	→	强迫思维是一种想象出来的威胁，是无害的、无关紧要的心理垃圾。
强迫思维是由于心理控制薄弱，所以需要更多的努力来控制它们。	→	强迫思维的运作过程是矛盾的，在这个过程中，放弃心理控制是最有效的反应。
担忧和自我批评表明强迫症对个人幸福感有可怕的影响。	→	担忧和抑郁的想法是努力控制非意愿的侵入性思维带来的结果。

图 8.2 治疗目标方案

综上所述，CBT 的关注点与患者最初的治疗期望对比表述如下。

- 学习放弃对强迫思维和行为的心理控制。
- 学习忍受，甚至拥抱强迫思维和反应预防强迫行为。
- 去除强迫思维的意义和重要性。
- 学习如何应对强迫症状的复发。

心理教育

对患者进行认知模型及治疗的教育是治疗早期的一个关键治疗成分。在抑郁的认知治疗的初始会谈中，治疗师会向患者介绍思维和感受的联系，并提供治疗原理（Beck et al., 1979）。在焦虑障碍的认知治疗（Beck & Emery, 1985）中，研究者再次强调了对患者的教育，J. S. Beck（2011）也指出了分享个案概念化和与患者合作制订治疗计划的重要性。一些强迫症研究人员和从业者也认识到教育是治疗的重要组成部分（Freeston & Ladouceur, 1999; Rachman, 1998, 2003; Salkovskis, 1996; Steketee, 1999; Whittal & McLean, 1999）。

对强迫症患者进行 CBT 观点的心理教育并不是一个单独的治疗阶段，而是贯穿评估、概念化和目标设置过程的重点。在这一背景下，心理教育被定义为**一种经验的、个体化的学习过程，它强调错误评价、中和、过度控制的努力和不明确的停止标准在个体的强迫症状和相关痛苦中的作用**。这个定义强调，心理教育的学习过程必须适合患者，并基于他们的强迫症的个人经历。治疗师应避免简单讲授这个模式，而是应向患者说明 CBT 的观点如何解释强迫症状的发作和维持、如何治疗潜在的认知及中和过程从而缓解症状。因此，心理教育应包括以协作治疗方式引入的体验式、个性化的学习练习。本着引导式发现的精神，治疗师应该引导个体充分检验 CBT 观点是否适用于他们强迫思维和行为的日常体验。

治疗师可能会发现，使用通用 CBT 模型（图 5.1）或后面章节中相关亚型的模型，以及认知个案概念化概览（工作表 7.5）和从强迫症视角转向治疗视角的目标设定方案（图 8.2）会很有帮助。在每一个案例中，治疗师都务必在资料上做笔记，描述这些认知和行为如何表现在患者的强迫体验中。在对患者进行教育时，需要说明 CBT 模型的以下几个方面。

正常化非意愿的侵入性思维

在治疗中，让患者理解侵入性思维的正常性是一个重要的治疗元素。多数患者不熟悉**侵入性思维**（intrusive thoughts）这个术语，所以心理教育应从对这种现象的描述开始。可以问患者，“是否曾有过一个想法、一种意象、一段记忆或冲动毫不费力地突然出现在你的脑海里？”如果患者的回答是肯定的，就问他最近的一个自动思维的例子。如果患者想不到，就让他静坐3分钟，然后报告自己的想法。与患者讨论，在这3分钟的间隔中，所有的想法都是努力的、有指向的，还是有一些是自发的、分心的。这个联系可以引出对四个重要问题的讨论。

- 自发思维是人类大脑功能的正常特征，被称为大脑的**默认运行模式**（Killingsworth & Gilbert，2010）。
- 自发或侵入性思维可以是积极的、消极的或中性的（即，无害的、不相关的、不重要的）。
- 侵入性思维普遍存在，尽管有些人可能有更多的侵入性思维，或者比其他人更能意识到它们。
- 我们阻止这些“心理入侵者”的能力是有限的（即，我们不能阻止大脑产生自发思维，即使这些思维是消极和痛苦的）。

《焦虑思维工作手册》（*The Anxious Thoughts Workbook*；Clark，2018）中提供了一些练习，可以提高个体的敏感性和对侵入性思维理解。对于强迫症患者，心理教育更强调非意愿的侵入性思维和强迫行为之间的关系（见第2章）。治疗师可以向患者展示与强迫症相关的常见侵入性思维列表，如资料8.1所示。

患者需要从列表中选择一些他们体验过但并不造成困扰的侵入性思维，再选择一个确实让他们困扰的思维，而后者可能是他们的首要强迫思维的症状。治疗师可以问患者，“为什么你认为一个想法让你感到困扰，另一个却没有？”这个问题引导患者进行讨论，关于错误评价以及令人不安的侵入性思维是否具有以下特征。

- 被认为非常不可接受（“我不应该这么想”）。
- 会吸引或扰乱注意力。
- 令人沮丧或痛苦。
- 难以忽视、抑制或消除。

治疗师强调，具有这些特征的非意愿的侵入性思维可能会发展成强迫思维。强迫思维就像“打了鸡血的侵入性思维（intrusions on steroids）”，最开始是一种非意愿的、消极的、不自觉的想法、图像或冲动，但随后发展成为一种心理折磨。多数强迫症患者认为，强迫思维本身就是核心问题。对于大多数人来说，“强迫思维源于正常思维”是一种新奇的观点。很多患者会问，“如果我的强迫思维开始时是一种正常的思维方式，为什么它变得比其他人的侵入性思维更频繁、更令人痛苦、更难以控制？”这个问题的答案揭示了错误评价和中和反应作为关键认知过程的作用，正是它们导致非意愿的侵入性思维升级为临床强迫思维。

错误评价

因为强迫症患者过于关注强迫思维的内容，以及强迫思维是否真实、是否可能导致可怕的后果，他们可能难以从元认知的角度（即，认识强迫思维的个人意义或重要性）来看待强迫症。这可能是心理教育过程中最具有挑战性的部分，但认知行为治疗师可以通过对认知评价的解释来建立这种视角：“想法被赋予的重要性”（Freeston & Ladouceur，1997a）或“你对侵入性思维的看法以及它的意义”（Whittal & McLean，1999）。第 7 章的个案概念化部分提供了一个具体问题的列表，可以用来探究患者对重要性的错误评价。

在教育患者关于错误评价的作用时，以患者的个案概念化为基础的材料很重要（工作表 7.5）。下面的对话是达里恩和治疗师之间的一个假设性的对话，说明了关于错误评价的教育。

治疗师：达里恩，让我们来看看为什么这种关于精液沾在衣服上的侵入性思维变得如此频繁和痛苦。我想让你看一下个案概念化的第二个方框。你能把内容读出来吗？这样我们都能听到。

达里恩：（读关于意义解释的内容。）

治疗师：根据你所读到的，是什么让"关于精液的想法"吸引了你的注意力，让这个想法在你心中如此重要？

达里恩：嗯，我一直在想如果有人因为我的精液而生病该有多可怕。我无法忍受那样的自己。那太可怕了。

治疗师：好吧，所以你害怕这种想法成真的后果。还有别的吗？

达里恩：嗯，我一想到精液就感到很焦虑。我告诉自己最好不要再这样想了，否则我将不得不请病假离开工作岗位。我感觉很糟糕，无法在别的事上集中注意力。

治疗师："精液的思维侵入"如此重要的另一个原因是它强烈的情绪化特点和你必须把它从脑海中清除的信念。还有别的吗？

达里恩：嗯，如果能确定我的衣服上没有精液，我就不会再想它了。所以我一直在想我需要做些什么来应对这个思维。

治疗师：达里恩，你已经确定了一些"精液思维"成为重要的侵入性思维的原因。你认为它有可怕的后果、令你情绪不安、创造了可怕的不确定状态并且需要被控制。从我们之前关于令人不安的心理侵入的讨论中，你能看出"精液思维"是如何呈现出强迫性特征的吗？你是否看到侵入性思维是如何变成一种困扰的？

为了加强患者对错误评价的作用的理解，可以要求他们选择一个自己经历过但并不构成困扰的负面侵入性思维，然后再选择一个主要的强迫思维。可以借助资料 8.1 或类似的侵入性思维列表。治疗师可以使用苏格拉底式提问:“为什么这种消极思维不会困扰你？为什么它对你来说不重要或不值得注意呢？”然后可以问患者，“这个想法在什么情况下会变成痛苦的想法？你在考虑什么的时候会被这个想法弄得心烦意乱呢？”最后，治疗师会让患者考虑他们的主要强迫思维，并问患者:“你需要如何看待这个强迫思维，才能把它变成另一个（不构成困扰的）非意愿侵入性思维？”关于这种错误评价的教育方法，更详细的指导和练习可以在《焦虑思维工作手册》（Clark，2018）中找到，在书中这被称为“有毒（toxic）”和“无毒（nontoxic）”的意义解释。这种对错误评价重要性的强化心理教育，为本章后续讨论的认知干预策略奠定了基础。

中和行为

CBT 视角下的心理教育包括强迫行为、中和行为、回避行为和其他控制策略在强迫症发病机制中的作用。患者需要再次回顾他在个案概念化（工作表 7.5）中列出的控制策略以及控制策略工作表（工作表 7.4）。集中讨论每项策略的短期和长期效益。教育达里恩关于强迫洗涤的作用可以按如下方式进行。

治疗师：达里恩，我在个案概念化中注意到，当认为你的衣服上可能有精液的痕迹时，你会立即换衣服并彻底清洗“被污染的衣服”，然后反复洗手，以确保没有精液的痕迹。所有这些清洗行为的效果如何？

达里恩：嗯，在短期内，当我知道我已经清除了所有可能存在的精液，我感觉好多了，尽管我从不确定自己“摆脱了精液”。我总是有点担心我没有完全清除。

治疗师：你是否有过强迫清洗的时候？也就是说，你清洗之后会感觉好一点，然后发生了别的事情，导致你马上又要清洗？或者，你是否有过这样的经历，即使清洗或清洁过，你还是会感到焦虑？

达里恩：哦，是啊，我有过像那样糟糕的时候。

治疗师：另一方面，你有没有遇到过不能洗澡的情况，比如在工作或拜访朋友的时候？如果有，发生了什么？

达里恩：是的，有几次我以为衣服上沾了精液，但不能换衣服，也不能在浴室里洗很长时间。我会情绪失控一会儿，但最终会冷静下来。几个小时后，我就忘了这件事。

治疗师：我试着总结一下，这听起来似乎大多数清洗和清洁能在短期内带来一些缓解，但这种缓解不会持续，因为“精液思维”最终会回来。其他时候，当你不能清洗或清洁时，短期内会感到压力很大；但长期来看，你会安定下来，强迫思维会消失，或者至少是可以忍受的。

达里恩：你描述得相当准确。

治疗师：我在想清洗和清洁的强迫行为是否可能在“喂养你的强迫症（feeding your OCD）”，让你对精液的强迫恐惧更严重；而阻止清洗和清洁的行为是否可能会“饿死强迫症（starve the OCD）”，也就是说，降低精液强迫思维的频率和强度。

此时，治疗师可以引入 ERP，通过一系列实验来观察延迟强迫行为的效果，以确定其对强迫思维及相关痛苦的影响（详细讨论见第 9 章）。患者应该了解的是，强迫行为、中和行为、回避行为和其他控制策略会增加强迫思维的重要性和意义，从而提高其频率和强度。努力消除强迫行为和其他中和行为是一种切实可行的方式，通过这种方式，患者可以将强迫思维视为一种无害的、无关紧要的心理侵入。

过度心理控制

让强迫症患者认识到过度心理控制的有害影响很有挑战性，因为这些患者通常认为自己的自控能力较弱，因此寻求治疗以更好地控制强迫症。然而，CBT 模型认为，强迫症的一个主要问题就是个体**太过努力地**对强迫性侵入性思维施加心理控制（Clark & Purdon，1993；Freeston et al.，1996；Rachman，1998；Salkovskis，1996）。CBT 的目标是鼓励患者**放弃**控制强迫思维的努力。

比起用口头劝说或争论来改变个体对控制的看法，用白熊思维抑制实验这样的经验练习更有效。这是一个有力的学习性练习，可以证明**心理控制的悖论**（paradox of mental control）。源于思维抑制的实验研究（Wegner，1994b；Wegner et al.，1987），白熊思维抑制实验已经成为 CBT 治疗强迫症的一个有用的临床工具（Freeston & Ladouceur，1997b；Clark，2018）。在实验的第一个**思维保持**（thought retention）阶段，参与者被要求闭上眼睛连续想着一只白熊 2 分钟，以提高任务的注意力。如果注意力分散了，他们可以举起一根手指发出信号。治疗师记录 2 分钟内中断的次数。接下来，简要讨论在保持特定思维时遇到的困难、心理控制的局限性，以及大脑产生干扰、分散注意力的自然倾向。在第二阶段，引入**思维排斥**（thought dismissal），要求患者在 2 分钟内不要去想一只白熊，并在非意愿的白熊思维侵入意识时发出信号。然后，治疗师使用苏格拉底式提问，引导患者进行关于心理控制的观察。

- 努力“不去想”一个特定的想法要比努力“去想”一个特定的话题或观念困难得多，也更难成功。
- 即使在最好的情况下，对于一个中立的想法，有意识的心理控制也是有限的。

- 注意力不断地从一件事转移到另一件事上。
- 即使我们试图将注意力集中在一个想法上，大脑还是会不断产生干扰性的想法。
- 强烈的心理控制努力可能是徒劳的，在最坏的情况下甚至适得其反。

如果患者难以接受最后一点，可以重复白熊实验，并请患者尽量“不去想白熊”。然后比较正常努力和额外努力条件下“熊侵入”的数量。即使需要额外心理努力条件下的侵入较少，也可以询问患者这种差异是否值得，他是否能够在几个小时或几天、而不是仅仅 2 分钟内，维持这种巨大的努力。心理教育应该让患者意识到，他们过度努力的心理控制反而会导致强迫症。

停止标准

正如第 3 章所讨论的，强迫症患者经常使用模糊的、多重的、主观的内在状态来决定何时可以停止强迫或中和行为。这些标准应该在评估和认知个案概念化中得到明确说明。作为心理教育的一部分，治疗师需要讨论停止规则对强化强迫状态的作用。例如，达里恩在洗衣服和洗手时，停止标准是焦虑情绪的减少和“**已经尽力了**”的感觉。此外，如果他认为，“**上帝知道我已经尽力了**”，那么他会感到较低的罪恶感并可以停止强迫。在这种情况下，治疗师将探索多重标准是否有时会相互冲突、这些标准是否会让他更难知道什么时候已经做得足够了，以及这些停止标准是否阻碍而不是促进了安全感和确定性。对于停止标准的心理教育应该能让患者接受，一个更具体的、基于感官的外部标准可能有助于减少强迫症状。

治疗原理

心理教育应包括对治疗原理的讨论。治疗师需要告知患者，治疗将聚焦于帮助他们改变对强迫思维的反应。下面说明了一种可能的治疗原理。

> "正如你从我们目前所做的工作中看到的，患者对他们非意愿的侵入性思维和强迫思维的应对方式影响了症状的出现频率和痛苦程度。治疗将包括各种各样的干预策略，用来探索解释或理解强迫思维的不同方式，你将学会不那么重视强迫思维的重要性和个人意义。治疗的一个目标是帮助你把这种困扰看得不那么危险。第二个目标是发展不同的方式来应对这种困扰，减少使用强迫仪式、中和行为和其他心理控制策略。此外，你会了解，最好停止控制侵入性强迫思维的尝试，接受自发思维的出现。同时，你将学习使用不同的停止标准，这样就不会陷入强迫仪式。一旦这种想法对你变得不那么重要，你学会了更健康的应对方式，你就可以期待看到强迫思维出现的频率和痛苦程度显著降低。你的治疗预期还需要 15 ～ 20 次。除了我们将在每周的治疗中做的工作，在治疗之间还有各种各样的自助任务需要你完成。这些设计是为了帮助你更好地应对强迫思维。你对治疗有什么问题吗？"

认知工作完成之后，治疗师应在治疗中告知患者 ERP 的治疗原理。第 4 章详细讨论了如何让患者为 ERP 工作做好准备、解决可能存在的依从性的问题，并提供治疗的基本原理（也见 Kozak & Foa，1997）。

认知干预

评价的自我监控

认知治疗以对最近一次强迫体验的深入分析为开始。工作表 8.1 提供了一个工作表，可以在会谈之间用来自我监控错误的认知评价和对强迫思维的中和反应。

该工作表的功能与传统的焦虑抑郁认知治疗中的思维记录表相同。它是一种临床资源，用于:（1）提高患者对错误认知评价和中和反应的认识;（2）加强患者对 CBT 模型的理解;（3）为实施认知重建的干预提供资料。资料 8.2 和 8.3 提供了进一步开展关于错误认知评价信念的心理教育的材料。在这些材料的帮助下，治疗师将重点放在患者对意义的误解中明显存在的特定错误认知评价上。随着不断实践，患者变得更善于识别与强迫症相关的错误评价。对错误评价敏感性的增加是从认知重建中获得治疗益处的先决条件。打破“对意义的评价”可按以下方式进行:

> “现在你告诉了我这种非意愿的侵入性思维（强迫思维）对你如此重要的原因，那么我想更仔细地了解一下，看看是否有某些个人议题或评价方式在影响这些侵入性思维，使之变得如此重要。认知行为模型假设我们倾向于用某些方式来评价自己的思维，让我们的思维变得更加频繁和痛苦。我想看看你对强迫思维的解释中是否存在这些有问题的评价方式。”

多数强迫症患者很难识别他们的错误认知评价。自我监控的家庭作业可能需要反复布置，治疗师或许需要通过好几次会谈，与患者合作找出他们对强迫思维的误解中明显可见的特定评价。最终，患者可以更好地自我觉察自己对强迫思维的错误的元认知过程。

认知重建策略

一旦患者深入了解到他们的错误认知评价，下一步就可以通过提供认知技术来挑战“意义解释”的认知评价。使用认知干预来治疗强迫症有如下三个原因。

- 帮助患者认识到，他们对非意愿想法的“自动”解释是对该想法做出反应的**几种可能方式**之一。
- 证明对强迫思维的意义的评价是基于**可能性推断**（possibility inference）的（O’Connor & Robillard，1999）。也就是说，人们之所以认为强迫思维很重要，不是因为“**会**（will）发生什么”，而是因为“**可能**（could）发生什么”。
- 强调患者对强迫思维的错误认知评价及过度控制导致了对某些非意愿想法的**高度选择性**（highly selective）关注。帮助患者意识到他们对低频率、无痛苦的侵入性思维和高频率、令人痛苦的强迫思维的不同反应，说明用其他方法来应对强迫思维可能是有益的。

下面将讨论一些具体的认知干预措施，这些干预措施可用于个体对持续存在的强迫思维的主要评价。认知行为治疗师可以从这些认知干预开始，但他们也应该迅速将其与行为任务和行为实验结合起来。关于强迫思维相关信念评价的具体认知干预可以在各种出版物中找到（如 Clark，2018；Freeston et al.，1996；O’Connor & Aardema，2012；Rachman，2003，2006；Rachman et al.，2015；Salkovskis，1999；Salkovskis & Wahl，2003；van Oppen & Arntz，1994；Whittal &

McLean，1999，2002；Wilhelm & Steketee，2006）。

高估威胁

对高估威胁的认知工作首先要具体描述患者强迫恐惧。对达里恩来说，他的一个强迫思维是“如果我的衣服上有精液的痕迹，它转移到了我同事的身上，然后他们生病了怎么办？”然后，治疗师要求患者估计这种强迫性担忧在现实生活中发生的可能性。评估应该基于患者的感受，而不是事后的理性解释。以下是达里恩和他的治疗师之间可能发生的一个交流。

治疗师：达里恩，当你陷入“精液思维”引发的最强烈的恐惧时，你的同事因为你的精液而生病的可能性有多大？

达里恩：嗯，我知道这不太可能。

治疗师：我相信，当你平静地坐在这里谈论这种强迫思维时，这似乎是极不可能的。但在“一时冲动”下，当你被这种强迫思维所困扰时，它会有多大的可能呢？

达里恩：哦，当这种强迫思维很强烈的时候，我觉得有十分之一的概率感染了我的同事。

建立了基于情绪的可能性之后，治疗师就可以和患者一起确定导致可怕结果的事件或步骤的发生顺序。最好将灾难性结果作为流程图的结尾。首先，治疗师要解释这个练习的目的：“我想了解强迫性担忧成为现实所需的一系列步骤。我想为这些步骤创建一个流程图，每个步骤都与下一步相关联，最后是那个令人担忧的可怕后果。”图 8.3 展示了达里恩“精液思维”的一个可能流程图。

当个体看到强迫性担忧以这种方式被打破时，他们往往会感到难堪。但是，重要的是继续练习，并要求患者估计每个步骤发生的概率。这里需要再次强调，概率估计是基于强迫思维发作时的“感觉”，而不是事后的理性解释，这一点很重要。这部分干预源自 van Oppen 和 Arntz（1994）对累积概率（cumulative probability）练习的描述，在练习中需要将患者对可怕后果的原始估计值与导致后果的所有步骤的多重估计值（multiple estimate）进行比较（也见 Wilhelm & Steketee，2006）。同时，治疗师也可以将强迫担忧的累积概率与某个非强迫症的日常风险的概率进行比较。这种干预的目的有三个：

- 夸大不良后果的可能性会增加焦虑和痛苦。
- 降低对不良后果的估计可以减少焦虑和痛苦。
- 因此，反复矫正对威胁评价的高估将有助于减少强迫性担忧相关的焦虑和痛苦。

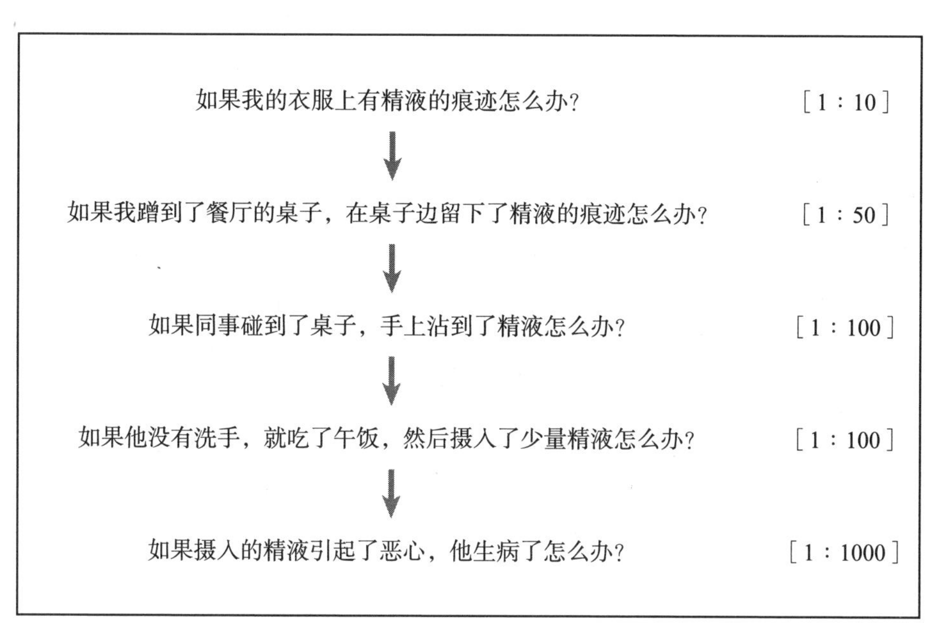

图 8.3 达里恩“精液思维”的流程图

为了阐明这种认知干预的应用，请参考达里恩对“精液思维”相关步骤的概率估计（见图 8.3）。治疗师邀请达里恩“猜测”每个步骤在现实生活中发生的可能性。为了获得所有步骤中达里恩的精液导致同事生病的概率的累积值，我们将图 8.3 所示的概率相乘（0.1×0.02×0.01×0.01×0.001），得到的结果是二十亿分之一（当然，所有这些都是想象的，因为把微量精液视为炭疽是不现实的）。然后治疗师将患者最初的估计（十分之一）与计算出的概率（二十亿分之一）进行比较。此外，治疗师还可以将患者对精液过高的威胁估计值和他对发生轻微车祸过低的威胁估计值进行比较，但实际上后者的可能性要高得多。治疗师可以用如下方式对这种干预进行总结。

治疗师：即使你告诉自己感染的可能性很大，比如十分之一，但从这些计算中可以看出，你微量精液感染别人的概率是二十亿分之一。这些信息对你有什么影响？

达里恩：我知道这一切都很荒谬，但那时候看起来很真实。

治疗师：你是否也认为你夸大了同事由于意外接触到你的微量精液而生病的可能性？

达里恩：是的。

治疗师：你认为夸大这个概率让你对精液的焦虑增加还是减少了？

达里恩：可能增加了。

治疗师：当你开车的时候，你不会去想发生事故的可能性，尽管它有点高。认为事故发生的可能性很低的这个想法会让你感到更焦虑，还是不那么焦虑？

达里恩：不那么焦虑。

治疗师：所以，我们从中发现了一个策略，可以用来减少你对精液的焦虑。当你产生强迫思维的时候，如果你练习用二十亿分之一的估计值来反驳十分之一的估计值，这能帮你减轻焦虑吗？

达里恩：也许吧，但我看不出这有什么用。

治疗师：我同意你的说法。一开始这似乎没有什么帮助，但相比于你应对强迫思维的策略来说，这是更健康的方式之一。通过这种练习，加上其他策略，比如ERP，你可以学会接受强迫恐惧的本质：一个荒谬的、高度存在于想象中的想法。

TAF偏差

苏格拉底式提问和归纳推理是解决TAF–可能性偏差的相关认知策略，因为TAF的基础是"威胁估计"和"思维的过度重要性"信念。正如前面的讨论，干预首先要明确陈述因果关系，即，患者坚信自己越是有这种强迫思维，就越有可能出现令人害怕的结果（如，"如果我认为我的男朋友会出事故，他发生事故的风险就越大"）。信念程度评分可以用来确定个体在多大程度上相信非意愿思维会导致非意愿行为，从而产生现实生活中的负性后果。接下来，治疗师要探讨具体而详细的解释，让患者说明强迫思维如何增加负性事件发生的可能性。下面的例子说明了如何用一系列的苏格拉底式提问来挑战TAF–可能性的认知偏差：

"在你看来，有关事故的想法是怎么导致事故在现实生活中发生的？"

"你觉得一想到事故，事故就可能会立刻发生，还是会有时间延迟？"

"当你想到事故时，它会在短期或长期内增加事故发生的概率吗？"

"这是否增加了某类事故或任何一般事故发生的可能性？"

"你产生事故想法的时间越长或次数越多，事故发生的可能性就越大吗？"

"你认为你会因为自己的想法而对某人遭受的伤害或死亡承担法律责任吗？"

"你认为每年有多少人死于别人的想法？"

这种苏格拉底式提问的目的是引导患者认识到，他们错误地为自己的强迫思维赋予了因果关系。如果强迫思维会以某种方式导致不好的事情发生，那么相信这种想法的人就会过度关注这些想法。但是，如果“频繁出现非意愿的想法会在现实生活中产生后果”这一前提是错误的，那么这些侵入性思维的意义和重要性就降低了。这种干预是让患者为下一章要讨论的“实证假设—检验—预测实验”做准备的好方法。

TAF- 道德偏差基于这样一个前提：我们的思维决定了我们真正的品德。也就是说，“坏的思维”等于“坏的行为”。第 12 章中介绍的自我失谐和 TAF- 道德的认知干预与当前的讨论相关。以下的苏格拉底式提问有助于患者重新评估 TAF- 道德的有效性。

> “你有没有改变过对一个人的看法，你起初认为他是一个道德高尚的人（一个好人），现在却开始质疑他的品德？是什么让你改变了想法？是这个人的想法还是他的行为？［此处治疗师可以从新闻报道中举出一个例子，一个杰出人物被指控犯下道德上应受谴责的罪行，如谋杀、强奸、暴力袭击等，并询问值得报道的是此人的想法还是行为。］如果道德主要是由我们的想法决定的，那么一个人有多少坏的想法才能被认为是不道德的？ 1 个非常不道德的想法等于 100 个稍微不道德的想法吗？是许多种不道德想法的数量还是一种不道德想法的频率，引发了对个体道德品质的质疑？”

治疗师可以使用这种类型的引导式提问，将患者的道德推理从基于对非意愿思维的僵化、绝对的心理控制系统，转变为更具适应性的、现实的行为自控系统。

Whittal 和 McLean（2002）提出了另一种针对 TAF- 道德偏差的认知干预。首先向患者呈现一个连续谱，一端被标记为“最好的人”，另一端则是“最坏的人”（也见 Steketee，1999）。接下来，邀请患者想出一个适合于连续谱任一端的人，然后请患者标出这个人认为自己在连续谱上的位置。治疗师可以提供一些有过坏想法或做过坏事的人的例子，把他们放在连续谱上（如，一个对朋友有攻击性想法的人和一个对朋友进行身体攻击的人）。然后讨论集中为什么一个人比另一个人更接近连续谱上不道德的一端。同样，这个练习指出，在道德判断的标准上，“恶行”比“恶念”更重要，从而挑战了 TAF- 道德偏差。

治疗师也可以探究一个人的意志对道德价值的作用。可以考虑故意撞倒行人的人和不小心撞倒违章行人的人。Freeston 及同事（1996 年）提出，可以进行一个小调查，询问患者亲密的朋友或家人是否有过“坏想法”。同样，也可以要求患者去调查他们所认识的最有道德的人是否有过“坏想法”，如果有，有多频繁，以及这些信息是否会让人怀疑他的道德品质。对患者身边最不道德的人，可以采用相反的策略：也就是说，他是否有过“好想法”，如果有，有多频繁，以及这些好的想法是否说明他们有更好的道德观？这些认知干预的目的在于挑战具有 TAF- 道德偏差的患者，将他们的道德自我评价从阻止“坏想法”的能力转变为行为自控的能力。

过分的责任感

饼图是一种经常用于挑战过分的责任感的认知技术（Abramowitz，2018；Salkovskis & Wahl，2003；van Oppen & Arntz，1994；Whittal & McLean，2002；Wilhelm & Steketee，2006）。首先，治疗师会问：“你认为自己需要对强迫思维相关的可怕后果负多少责任（百分制）？”和之前一样，需要强调的是，最初的估计是基于患者对强迫思维的情绪体验达到顶峰时的感觉。对于达里恩及关于身体分泌物污染他人的强迫思维，他可能会说，他觉得自己应为没有清理餐厅柜台上的一个红色污点承担 85% 的责任，而这个污点是他手臂划伤留下的。如果同事碰了这个污点，他们可能会被感染并生病。

接下来，要求患者考虑所有可能导致可怕结果的因素。在达里恩的例子中，同事可能会生病，因为她：（1）感染了在办公室四处传播的流感病毒；（2）照顾生病的孩子；（3）没有接种季节性流感疫苗；（4）从患重感冒的朋友那里感染；（5）没有适当的个人卫生习惯；（6）身体健康状况差，可能与饮食、缺乏锻炼或睡眠质量有关；（7）工作压力过大；（8）患有慢性病；（9）免疫系统受损；（10）接触到餐厅柜台上达里恩没能清理干净的红色污点。

画一个圆圈（即饼图），邀请患者将所有的可能性填入饼图中，并估计每种可能性对强迫性担忧的重要性或责任所占的百分比。Van Oppen 和 Arntz（1994）认为患者自身的归因应该放到最后去评估，并且保证所有估计值加起来是100%。然后治疗师将患者最初的责任评估与饼图中的最终评估进行比较。图 8.4 显示了一个责任饼图，达里恩认为，在他看到一个可能是血的红色污点后，没有清理餐厅柜台而导致同事生病这件事，自己应承担 85% 的责任。

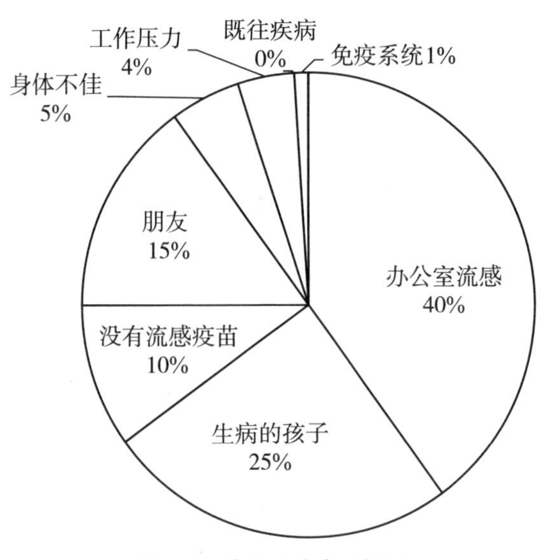

图 8.4　达里恩的责任饼图

为了让责任饼图技术带来更充分的治疗效益，可使用苏格拉底式提问来强调患者在练习中学到了什么，以及在体验到强迫思维时如何使用它来反驳错误的责任评价。达里恩的治疗师可以提出以下问题：

“你如何看待最初的责任估计和这次饼图练习产生的责任估计之间的巨大差异？你认为哪个更准确，或者说，哪个更可能是现实的？”

“当你认为自己要为同事生病承担 85% 的责任时，你有什么感觉？它如何影响你的强迫思维？”

“在责任饼图练习中，当意识到你让人生病的可能性微乎其微时，你有什么感觉？当你陷入强迫思维时，如果对个人责任的现实估计进行反思，你认为这会是另一种减轻强迫思维和行为强度的认知工具吗？我们可以考虑一下如何有效地利用责任饼图来应对你的强迫症状。”

巩固练习后，治疗师可以建议患者做家庭作业，让他们记录使用责任饼图来纠正错误的责任评价和信念时的成功或困难。

另一种认知干预是责任转移，即要求患者暂时将他们对强迫性担忧的责任转移给治疗师一周，然后在下一周承担全部责任（Freeston et al., 1996; Rachman, 2003）。每周，患者都要在自我监控表中记录强迫思维的频率、痛苦程度以及自己的反应。再一次，治疗师要使用苏格拉底式提问来探索完全责任和延迟责任对患者强迫症状的影响。

第三种认知干预是法庭角色扮演，其中患者扮演检察官的角色，检察官必须只能使用经验证据（即，不是感觉或推测）来证明自己对某些负面事件负有“毫无疑义”的罪责或责任（Freeston et al., 1996; Wilhelm & Steketee, 2006）。接下来，患者（通常在治疗师的帮助下）再扮演辩护律师的角色，为患者的“清白”辩护，因为检察官未能在合理怀疑之外证明其应负的责任。然后治疗师和患者站在法官或陪审团的角度，考虑控辩双方提出的事实证据。这将引出一种替代性观点，即根据角色扮演中呈现的事实证据来分配罪责或责任。这是一个很好的练习，可以突出患者夸大责任的解释其实是站不住脚的，甚至是只存在于想象的。Wilhelm 和 Steketee（2006）强调，法庭技术需要重复几次才能有收益。此外，角色扮演必须以温和、共情的方式进行，而不是争论的方式。

最后，Wilhelm 和 Steketee（2006）针对责任解释提出了两种补充的认知干预。在双重标准技术中，治疗师创建一个两栏表格，患者在表格的第 1 栏列出他对强迫性担忧需要负责的所有原因，然后在第 2 栏列出某个朋友或家庭成员需要对强迫性担忧负责的所有原因。例如，达里恩可以列出他对同事生病负责的原因，再列出另一个同事 Cynthia 对其他人的疾病负责的原因。然后，治疗师会探究患者是否对自己有一个标准，而对其他人有另一个更现实的标准。

另一种干预，个人责任连续谱，是对 Wilhelm 和 Steketee（2006）所描述的干预方法的修改。在这个练习中，一条线的左端是 0%（无个人责任），中间是 50%（中等，分摊责任），右端是 100%（完全个人责任）。请患者在 0%、50% 和 100% 个人责任的位置上列出相关经验，尤其是行为或行动。例如，在 0% 的位置，达里恩可能会列出：其他人在上班路上是如何开车的、同事的情绪状态、清晨的交通状况等等。对于 100% 的个人责任，他可以列出：个人的自我关照、体育锻炼、饮食。达里恩可能会发现，他的大部分经验是围绕连续谱 50% 的区域展开的。然后，询问患者他们应该把自己的强迫性担忧放在连续谱的什么位置。这是一个很好的练习，可以突出责任的维度性质，以及在确定个人责任时犯下的全或无的认知偏差。治疗师可以通过这项练习指出患者对个人责任的正常思考能力，并为他们的大部分日常经验分配合理的责任解释。如果患者错误地把强迫性担忧放在责任连续谱中过高的位置，治疗师可以根据这一点进行夸大个人责任的成本－效益分析，或者查看责任饼图，以确定患者的责任评估是否符合现实。

思维的过度重要性与控制

这些干预方法的重点在于，错误评价涉及循环推理，即评价既是思维频繁出现的**原因**，又是**结果**。当一个非意愿的侵入性思维被认为对个体很重要时，它会变得更频繁；反过来，更高的频率又会加强个人的信念，即该思维一定是重要的。

比较列表的认知干预可以用于挑战“如果思维很频繁，那它一定很重要”的信念（见 Whittal & McLean，2002）。患者被要求给出一些重要的非强迫性思维的例子（如，考虑即将到来的体检、没有完成所得税申报、工作面试的结果），并采用苏格拉底式提问来确定患者对这些想法的关注程度。在第二张清单中列出不重要的非强迫性思维，并记录个人对这些想法的关注程度。最后列出一份强迫思维清单，鼓励患者分别评估这些想法与前两张清单上的想法的重要性。从这个练习中能得出的结论是，患者自己的经验表明，一个想法的重要性不仅仅取决于它的频率。这是因为，一个想法经常出现并不意味着它很重要。

另一种干预思维的过度重要性的认知技术基于言语辩论。Freeston 及同事（1996）强调，过度重要性的认知评价涉及“扭曲的笛卡尔推理（distorted Cartesian reasoning）”的循环思维。他们用下面的例子来说明这种循环思维：“人们购买更多特定品牌的香肠是因为它们新鲜，而正是因为人们买得多，香肠才新鲜”（pp.437—438）。通过引导式发现，治疗师可以与患者一起探索他们的强迫思维如何被卷入一种扭曲的推理过程中。治疗师会问，对重要性的评价是否更有可能引起对强迫思维的关注，而不是相反？请注意，这些会谈内的认知练习对开展下一章讨论的经验性假设—检验实验很关键。

Wilhelm 和 Steketee（2006）讨论了其他几种可以用来挑战思维的过度重要性的认知干预技术。其中包括：（1）慧心技术（wise mind technique），治疗师帮助患者捕捉他们有偏差的思维，并用理性和情绪性更平衡的思维来代替；（2）用隐喻来阐明思维（即对事物的想象）如何在非真实存在的情况下引发感受；（3）箭头向下技术，治疗师探索“可能发生的最糟糕的事情是什么”，以强调患者思维的不合理性；（4）向专家咨询强迫思维是否重要；（5）双重标准、连续谱和成本－效益练习。所有这些干预都是为了帮助患者纠正他们的假设，即，强迫思维一定很重要，因为它经常出现。

强迫症的 CBT 必须包括针对以下内容的认知工作：控制强迫思维的需要相关的信念和评价；努力中和的重要性和有效性（Freeston & Ladouceur，1997a；Salkovskis，1999；Salkovskis & Wahl，2003；Whittal & McLean，2002）。第 3 章讨论了与中和反应有关的评价和信念，以及心理控制在强迫症中的作用。对控制的需求驱动了对心理控制的过度努力，这是 CBT 通用模型中的一个主要结构（见图 5.1）。白熊抑制实验及其变式是处理这种思维控制需求的最有效的干预措施，这将在下一章中重点讨论。对过度心理控制的成本和效益进行苏格拉底式提问，可以作为以上干预措施的补充（Wilhelm & Steketee，2006）。

如前所述，另一种对过度思维控制的认知干预是对自发的侵入性思维进行正常化（Clark，2018）。需要重申的是，这是从“大脑如何工作”的指导式讨论开始的，强调超过 50% 的大脑正常功能活动涉及自发的、独立于刺激的思维（Christoff，2012）。鼓励患者列出积极和消极的非强迫性自发思维的例子。下面是一个例子，阐述了治疗师如何将这种认知干预应用于个体对思维的过度控制。

治疗师：我从列表中看到，你能识别出一些自发想法的例子。其中一些是积极的，一些是消极的，还有一些只是随机的、无关的想法。你意识到你的大脑产生了这么多自发的想法吗？

患　者：当然，我一直知道我可以自发的思考。事实上，我经常会想出一些好主意，像凭空冒出来一样。

治疗师：你认为你能阻止自发想法的出现吗？你认为你的大脑有可能只思

考你想让它思考的东西吗？事实上，你甚至想失去所有的自发性吗？

患　者：不，即使这是可能的，但那会把我变成某种机器人。也许自发性是我们成为人类的原因。

治疗师：我同意。那么，你如何看待你的强迫思维以及控制强迫思维的需要？强迫思维不是一种非常消极、自发的想法吗？你认为你能阻止大脑产生强迫思维吗？事实上，你能任性地让自己只有积极的自发想法吗？

患　者：那似乎是不可能的。

治疗师：是的，不过如果你有疑问，可以试着做下面的练习："今天真是美好的一天"是你在列表中列出的一个自发想法。接下来的一周里，每天早上醒来时提醒自己，你希望你的大脑自发地产生这种想法。既然这个想法一定是自发的，那么你不能主动想。它必须毫不费力地自动进入你的脑海。让我们看看会发生什么。

患　者：我已经知道结果了。我不可能让自己有这种自发的想法。

治疗师：好吧，但我建议你试试。这个方法能很好地了解"心理控制"的局限性。

重要的是，在进行"自发思维的正常化"之后，治疗师需要采取干预措施以证明思维消除的局限性（见第 9 章）。结合本节介绍的认知策略，患者可以了解到，过度努力控制自己的强迫思维是适得其反的，这样只会导致强迫症的持续。

无法忍受不确定性 / 完美主义

对无法忍受不确定性（IU）和完美主义的评价和信念的认知干预主要聚焦

在:(1)证明绝对的确定性或完美主义是不可能的;(2)追求确定性和完美主义的负性影响;(3)证实个体实际上在日常生活中承受着相当多的不确定性和不完美。治疗师能够找到关于完美主义(Egan et al.,2014; Shafran,Egan,& Wade,2010)和无法忍受不确定性(Dugas & Robichaud,2006)的 CBT 治疗手册,这些手册有助于治疗强迫症中的相关问题。

IU 和完美主义的认知治疗从苏格拉底式提问开始,目的在于帮助患者理解这两个概念。重要的是鼓励患者尽可能具体化,并指出他们如何判断自己的强迫性担忧达到了严格或绝对的确定性或完美主义。通常患者对确定性和完美主义只有模糊的、基于情绪的标准,比如“我只是感觉自己知道不用再检查了”或“感觉很好,我就发了邮件”(见第 3 章“停止标准”一节)。治疗师可以探索患者在生活的其他领域是否有更宽松的确定性和完美主义标准。比较严格标准与宽松标准的优缺点后,鼓励患者在体验到强迫思维和强迫行为时,构建更宽松的确定性 / 完美主义标准。

在第二种认知干预中,患者需要回忆他们对某个行动或决定非常有把握或者表现得很完美时的难忘时刻。每一个确定和完美的情况都可以按照利弊分析的方式来展开讨论。换句话说:

“那次非常有把握或完美表现的结果怎么样?”

“为了达到想要的确定性或完美,你付出了多少努力?”

“回想一下,这样的努力值得吗?”

“什么样的优势或积极的结果与确定性或完美状态有关?”

“在这种特定情况下,追求确定性或完美主义是否需要付出代价或存在弊端?”

治疗师通过讨论追求确定性和 / 或完美主义的具体例子来挑战患者的信念,

即他们无法忍受不确定性，或者不停地尝试直至达到完美。

然后，邀请患者回忆那些没有百分之百确定或达到完美，因此不得不带着疑惑去生活的重要经历。再次探讨忍受不确定性和不完美的积极和消极影响。治疗师还应进一步探索实现百分之百确定和完美的频率，以及在努力实现这些目标时所付出的努力。这种干预的目的是，让患者认识到确定性和完美主义很少实现，并且他们能比自己意识到的更好地容忍不确定性和不完美。认知重建练习以成本 – 效益分析作为结论："追求确定性和完美真的值得吗？""总的来说，成本远大于收益吗？"如果患者认可追求确定性和完美主义是没有好处的，那么这将为构建一个更容易接受的不确定和不完美的相关认知提供额外的动力。

焦虑 / 痛苦不耐受

尽管与高焦虑或痛苦敏感性相关的认知评价和信念是焦虑障碍的跨诊断特征，但它们对强迫症状的维持也起着重要作用，并可能破坏患者对 ERP 的依从性（Freeston et al.，1996；Rachman，1998）。焦虑不耐受包括以下信念：（1）焦虑会导致严重或威胁性后果；（2）当人们焦虑时，他们不能正常工作或表现；（3）焦虑或痛苦必须保持在一个绝对的最低水平。Rachman（1998）指出，焦虑不耐受通常涉及**前因后果推理**（ex-consequentia reasoning；Arntz，Rauner，& van den Hout，1995），从焦虑的感觉中推断出威胁或危险的存在（如，"我感到焦虑，所以这种情况下一定存在某种威胁"）。

对于焦虑 / 痛苦不耐受，最有效的干预措施是基于暴露的练习，这种暴露会导致焦虑水平的升高。当然，暴露前要先进行认知干预来增强患者的决心，以挑战他们不耐受的评价和信念。这种干预从苏格拉底式提问开始，以了解患者对体验到焦虑 / 痛苦水平升高的预期后果的想法和评价。

> "当你离开家，对是否真的锁上房门而感到焦虑时，你对这种焦虑有什么样的担心呢？"

“焦虑的持续时间是否和你预期的一样？”

“焦虑是如何影响你的社会功能的？”

“如果你的焦虑持续时间超过正常水平，会有什么直接后果吗？”

“你离开家 2 小时（或 4 小时等）后，感觉怎么样？”

可以邀请患者记录他们与强迫相关和不相关的焦虑 / 痛苦体验，以及他们如何努力降低或消除消极情绪，而不是让焦虑自行消退。同样，记录表还可以包括焦虑后果一栏。焦虑记录表是箭头向下技术的基础，用来确定患者离自己认为的灾难性结局有多近（Wilhelm & Steketee，2006）。此外，可以比较对强迫症相关焦虑和非强迫症相关焦虑的耐受性，以确定当与强迫无关时，患者是否对焦虑 / 痛苦更具心理弹性。例如，达里恩可能会觉得，如果他不完成自己的强迫清洗、无法缓解“精液思维”带来的痛苦，焦虑会“几乎让他发疯”。作为家庭作业，可以要求达里恩改变强迫思维和强迫清洗行为之间的时间间隔，以了解他焦虑耐受和想象中的后果的信息。可用苏格拉底式提问来探讨，如果知道后果并不像预期的那么可怕，患者是否可以像耐受非强迫症相关焦虑一样耐受强迫相关的焦虑。讨论可以集中在患者耐受非强迫相关焦虑 / 痛苦的策略是否可以转移到强迫相关的情况。至少，干预患者对焦虑 / 痛苦的信念是一种有效的治疗策略，可用于处理过高的预期焦虑和不愿参加 ERP 的家庭作业的情况。

形成替代性解释

强迫症的认知治疗并不是以认知重建作为结束，接下来还有基于暴露的行为实验。为了使患者从行为干预中获得最大收益，让他们对强迫性担忧采取一种替代性的、更具适应性的解释至关重要。如果患者要接受自己对强迫思维的评价和信念是错误的，那么他们必须采用不同的框架来理解症状的维持。

强迫信念认知重建的最终结果是患者对强迫思维产生了新的、威胁较小的理解，在这种理解中，强迫症的维持是由于对强迫思维的**解释**，而不仅仅是发生（Salkovskis & Freeston，2001）。此外，这种替代性的观点必须与错误的解释相反，这样接受一种观点就需要拒绝另一种观点。资料 8.4 给出了与 OCD 中的错误评价相反的替代性解释。

替代性解释的首要主题是，与强迫性担忧相关的、非意愿的侵入性思维（如，污垢、疾病、怀疑、意外伤害）是大脑产生的自发思维，是大脑功能的正常表现。这种非自主的、突然出现的思维是无害、无意义、对个人并不重要的“杂念”。个体可以承认它的存在，但不需要对此采取任何行动。目的是接受以非意愿的侵入性思维的形式出现的杂念，将其评价为无意义的，并停止任何有意控制它的努力。与侵入性思维有关的焦虑和痛苦来自对重要性和中和努力的错误评价。在治疗的这一阶段，治疗师与患者一起合作，结合患者在强迫症中的独特经验，对强迫症的（不）重要性（insignificance）进行解释（Clark，2018）。

一个好的替代性解释具有以下几个特征。首先，它必须根据强迫思维的具体内容和个人意义进行调整。标准解释对于反驳患者强迫思维的错误评价效果较差。例如，一位有着伤害性强迫思维的年轻女性认为，她经常想到自己是否会失去控制并对无辜者进行性侵犯，这证明她可能是一个“潜在强奸犯”（将想法评价得过分重要）。她的替代性解释是，她经常出现“与强奸有关的想法”，是因为自己是一个过于敏感、道德感过高的人，尤其会受到这种想法的侵扰，因此更加关注相关的主题。注意，替代性解释应该与资料 8.4 中提供的解释相吻合，但它是根据患者强迫思维的内容量身定制的。

其次，通过合作的引导式发现来发展替代性解释很重要（见 Padesky & Greenberger，1995）。患者不太可能考虑由治疗师指定的替代性解释。在引入替代性解释之前，对错误评价和信念进行一些认知和行为干预可能会有帮助。然而，干预措施至少应该包括对评价的适应性和非适应性的检验。在上述例子中，治疗师进行了一项行为实验，来收集证据证明该女性是“存在无意识的强奸动机”还是“对伤害他人的想法过于敏感”。Rachman（2003）提供了如何收集新信息的方案，治疗师和患者可以使用这些新信息来构建对强迫思维意义的替代性解释。

最后，替代性解释需要强调，焦虑和痛苦是由于错误地将强迫思维误解为对个人有重大威胁，并试图通过中和反应和其他心理控制努力对其进行有意识的控制。如果个体能够接受非意愿的想法、意象或冲动是无害的、不相关的，甚至是愚蠢的，自己不需要对其做出回应，那么他们就能形成一种更具适应性的观点来对抗未来可能出现的强迫倾向。以下是对达里恩的“精液思维”的替代性解释：

“我知道我是一个极富创造力和想象力的人，脑海里会突然出现很多奇怪的想法。其中一个疯狂的想法是，其他人因为接触了我身体的微量分泌物而生病，尤其是精液。如果我有过性行为，有关精液的侵入性思维在我的脑海里就会很猖獗。当然，哪个年轻人不曾偶尔怀疑过自己衣服上有精液‘渗漏’呢？

“然而，我对此已经完全深陷，并感到非常焦虑，因为我完全高估了思维的危险性、重要性以及控制思维的必要性。我说服自己必须要控制想法，因此我发展出一套清洗仪式，但这只会让问题变得更加糟糕。在现实生活中，我知道，即使意外接触精液也不可能生病。这只是我疯狂的创造性思维中的一种，就像外星人绑架、生活在另一个现实中，以及‘如果我是僵尸怎么办？’就像我脑海中其他的奇怪想法一样，我可以学会微笑着面对‘精液思维’，我可以对自己说，‘它又来了，那疯狂的、富有想象力的大脑。’当产生这种强迫思维的时候，我没有必要做任何事情。事实上，试图中和这种想法只会让事情变得更糟。不管我有多焦虑，最好的选择是承认这个想法，然后继续生活。”

结　论

设置治疗目标、向患者介绍 CBT 模型以及认知重建，都是在引入基于暴露的行为干预之前的关键治疗成分。它们都是情绪障碍标准认知治疗的关键要素，但都经过了修改和完善，以适用于强迫症的独特特征。在强迫症中，设置治疗目标可能更具挑战性，因为患者的治疗期望常常与 CBT 视角的目标背道而驰。重要的是，治疗师应解决这些相互冲突的期望，以尽量降低患者的阻抗、对家庭作业的不依从以及过早终止治疗的风险。

可以使用苏格拉底式提问、指导性说明和体验式练习向患者介绍 CBT 的观点，这些练习突出了 CBT 模型的关键要素：非意愿的侵入性思维或强迫思维的正常化、错误评价的作用、中和反应的有害影响以及过度心理控制的徒劳。心理教育在早期治疗中占主导地位，但随着治疗的进展，它的重要性也逐渐降低。治疗的教育阶段旨在为患者提供扎实的治疗依据，以促进他们更多地参与治疗过程。

在患者理解了 CBT 模型和治疗原理后，就可以向他们介绍认知评价的自我监控，以增加他们对强迫思维成因的错误评价和信念的敏感性及认识。这种新的认识为认知重建奠定了基础，该干预聚焦于对强迫思维认知评价和信念的修正。多次认知重建最终能使患者用一种更健康的、基于接受的观点来看待强迫思维，并停止强迫行为。通过认知干预削弱对强迫思维和行为的错误评价及信念，能够创建治疗环境，提高基于暴露的经验性假设—检验实验的有效性，这也是下一章的主题。

工作表 8.1　认知评价工作表

指导语：使用此工作表记录你日常生活中实际体验到的强迫思维。根据个案概念化和治疗师提出的问题，确定在每种情况下，是什么让你的强迫思维如此重要并且对个人有高度威胁。也可以参考强迫思维和行为体验工作表（工作表 7.1）来回顾你的强迫体验。

日期	诱发事件 （情境）	非意愿的侵入性思维 （即，强迫思维）	侵入性思维的重要性、个人意义	控制反应 （如，强迫行为、中和反应）

资料 8.1　非意愿的侵入性思维列表

- 离开房屋 / 公寓时，会想到没有关厨灶、没有关灯、没有锁门等。
- 开车时，突然产生驶向对面车流的冲动。
- 认为可能因接触到的东西（如马桶座、门把手）而患上性病或使别人患上性传播性疾病（sexually transmitted disease，STD）。
- 想对与自己交谈的人发表粗鲁或侮辱性的评论（即，告诉对方自己的真实想法）。
- 在公共场所性交的想法或意象。
- 开车时，产生“我是否不小心撞到了另一辆车、一个行人或骑自行车的人？”的想法。
- 看见一把锋利的刀时，产生刺伤旁边的人的想法。
- 在公共场所时，会因为触摸别人碰过的东西而变得肮脏或被污染，比如门把手、椅子、桌子、长凳等。
- 产生失控并做出令人尴尬的事情的想法，例如露阴（expose oneself）或高喊亵渎性的言语（yell profanities）。
- 与权威人物（如教师、管理者）或厌恶的人发生非意愿的性关系的非意愿想法或意象。
- 没有自杀倾向，但产生跳到汽车或火车前的冲动。
- 抱着婴儿时，产生不小心把他摔到地上的想法。
- 由于自己的过失或疏忽而导致发生可怕的事情的想法。
- 因自己粗心大意而可能使朋友或家人生病的想法。
- 忘记了一些重要事情的想法。
- 脑海中突然产生一种关于性或暴力的令人厌恶的、反感的或不道德的想法或意象。
- 对上帝、圣经或其他圣言的亵渎或亵渎性的想法。
- 突然产生猛烈攻击甚至杀死某人的想法或冲动。
- 虽然自己在安全的地方，但突然产生处于危险之中的想法。

注：基于 Clark（2004）、Steketee 和 Barlow（2002）。

资料 8.2　强迫思维中常见的错误评价示例

强迫思维	对强迫思维的解释	具体评价
我睡前必须遵守严格的作息程序和活动顺序。如果没能遵循程序，我将重做，直到正确为止。	“遵循严格的就寝时间很重要，如果不这样做，我会变得非常焦虑，无法入睡。如果睡不着觉，我就更容易生病和呕吐。如果生病了，我就会错过很多学校课程，成为别人的负担。”	1. **高估威胁。**“如果失眠，我会生病的。” 2. **完美主义。**“必须遵循特定的就寝程序。” 3. **责任。**“我要避免生病，以免给别人带来负担。” 4. **焦虑不耐受。**“我不能让自己焦虑。”
一想到我的男朋友可能会受到伤害，我就重复这些仪式。	“如果他出事了，那就是我的错，因为我一直在思考他会受到伤害。而且这些想法让我感到很焦虑。过去，我很担心别人受伤，所以我不能让自己的想法再变得那么糟糕，这很重要。”	1. **思维 – 行为融合。**“想到伤害似乎会使它更容易发生。” 2. **责任。**“我需要做点什么来确保我的男朋友不会受到伤害。” 3. **对控制的需要。**“我需要控制这些想法，以使它们不会变得更糟。”
为了应对“我小时候有没有被一个年轻保姆性接触过”的想法，我会一遍又一遍地重复念叨某个短语，或一次又一次地重复某个活动（如，来回踱步）。	“这个想法使我感到非常焦虑，因此我需要重复当下（想法出现的时候）进行的一切活动。如果我可以一遍又一遍地重复，直到这种强迫思维消失，那么想法和动作之间的联系就被打破了。如果我不这样做，就会有越来越多的事情会触发这种想法，使我产生更多的强迫思维。最终，我将陷入这种强迫思维，被焦虑压垮，直至精神崩溃。”	1. **过度重要性。**“一想到我小时候被性接触的可能性，这就成了我最重要的想法。” 2. **控制的需要。**“我需要确保这种想法不会变得更加频繁。” 3. **中和反应。**“我需要通过重复与之相关的行为来抵消这种想法的影响。” 4. **高估威胁。**“这种想法会不断恶化，直到我精神崩溃。” 5. **无法忍受不确定性。**“我必须一遍又一遍地重复某个短语或动作，直到我确定自己已经完美地完成了这件事，并且不存在这种强迫思维。”

资料 8.3　错误评价的定义

评价类型	说明	示例
高估威胁	高估强迫思维的严重性和/或发生严重的负面甚至灾难性后果的可能性。因此，这种强迫思维是对个人幸福感的严重威胁。	1. “如果和陌生人握手，我就会染上致命的疾病。”。 2. “如果我不锁车，就会有人偷车。”。 3. “如果我感到身体有点不适，那就意味着我一定病得很重。”
思维－行为融合	认为想到负面事件会增加负面事件发生的可能性，或者“坏”的想法在道德上等同于“坏”的行为。	1. “如果我思考邪恶的事情，那它就更有可能发生。” 2. “如果我想到（或想象）某人正在发生事故，则他就更有可能真的发生事故。” 3. “想到我可能与一个儿童有过性接触，几乎和做过这件事一样糟糕。” 4. “如果我想到自己犯了一个错误，那我很可能真的犯了一个错误。”
过分的责任感	让自己承担责任，以避免可能对自己或他人造成实际或想象的负面结果。个体认为自己影响了负面结果，因此应该对结果负责。	1. “如果在路上看到一块碎玻璃，我必须捡起来。不这样做的话，如果汽车碾到玻璃并出了事故，那就是我的错。” 2. “如果我做错了什么，上帝就会以使别人生病的方式来惩罚我。” 3. “我必须确保我不会污染别人。”
思维的过度重要性	一个持续出现的非意愿想法一定对自己有某种意义，因为它经常违背个人意志产生。	1. “我一定非常容易生病，因为我纠结于如何避免污染。” 2. “如果我对人有暴力和攻击性的想法，也许在内心深处我很想伤害他们。” 3. “因为我经常有亵渎神明的想法，所以我一定是一个邪恶的人，或是被恶魔附身了。” 4. “如果我不停怀疑自己做事的方式是否正确，那可能是因为我必须格外关注自己的粗心。”

续表

评价类型	说明	示例
控制想法	为了避免负面后果，假设对非意愿的想法进行近乎完美的控制是可能的，也是非常可取的。	1.“如果不能更好地控制这些强迫思维，我会变得焦虑不安。” 2.“如果我能更好地控制自己的强迫思维，这就意味着我不太可能对它们采取行动。” 3.“如果我不能控制这些想法，它们最终会让我‘发疯’。”
无法忍受不确定性	为了使可预测性和控制感最大化，在想法或行为中获得几乎绝对或完美的确定性至关重要。应避免模棱两可、新奇感、变化或不知道的事物，因为它们会增加焦虑和压力。	1.“如果我对一个决定有任何疑问，我必须反复考虑，直到确信这个决定是正确的。” 2.“我必须有证据，保证自己是一个好人，不会强奸（他人）。” 3.“我需要确定我没有犯那张工作表上的错误。” 4.“重要的是，我的房屋（或公寓）不能受到一丝污染。”
完美主义	假设每种问题或情况都可能有一个最佳应对，并且高度渴望做到这一点。即使是微小的错误和不准确也必须避免，因为它们会导致严重的后果。	1.“我要为每一次特殊场合都找到‘完美’的礼物，这非常重要。” 2.“只有在每种情境下都能完美地描述我的时候，我才能对问卷条目回答‘是’。” 3.“我永远不应该对上帝或其他人有不好或罪恶的想法。” 4.“我必须确保我的房间里没有一点污垢会污染我。”
焦虑或痛苦不耐受	认为焦虑或痛苦是不好的，因为它们可能产生有害的后果。因此，应尽一切努力避免感到焦虑或减少焦虑。	1.“我无法再忍受这种焦虑了。” 2.“如果我为一个不必要的侵入性思维烦躁或不安，那么我必须做些什么来减轻焦虑。” 3.“如果我在第一次感觉到这些反应时不加以处理，恐怕焦虑和痛苦会变得更严重。”

资料 8.4　替代解释

评价类型	错误解释	适应性的替代解释
高估威胁	任何引起强迫思维的事物都会增加产生极不希望的后果的可能性。	除非有外部的真实证据表明实际威胁或危险的存在，否则情况就是安全的。想到可能的负面后果，并不意味着现实生活中真的会发生负面后果。
思维 – 行为融合（TAF）	**TAF– 可能性。**强迫思维的出现增加了负面事件发生的可能性。 **TAF– 道德。**拥有“坏”想法与按照这些想法行事一样，都是不道德的。	**TAF– 可能性。**想法不能对现实世界中的事件产生直接的因果影响。 **TAF– 道德。**道德品质是基于我们的行为，而不是想法。
过分的责任感	如果一个人思考了发生伤害的可能性，那么他应该对防止自己或他人受到伤害负主要责任。	现实生活中所有负面事件的发生都涉及多种因素。导致结果发生的责任分散在许多影响因素中，一个人对事件通常只发挥很小的作用，实际上甚至是微不足道的作用。由于个人对可能发生的负面事件的影响非常有限，因此防止该事件的个人责任微乎其微，甚至是不存在的。
思维的过度重要性	持续出现的强迫思维一定是非常重要的，因为它们代表着某些不良的内在动机或可能。	因为强迫思维涉及的主题与个体珍视的价值观和倾向完全背道而驰或格格不入，所以个体往往会给予它们过分的关注。仅仅停留在一个想法上就会提高这个想法的重要性。
控制想法	如果不能对这种强迫思维进行有力和有效的控制，将导致极为不利的负面后果。	努力控制一个非意愿的想法会导致它的频率、重要性和相关痛苦的增加。通过放弃对强迫思维的心理控制，最终将会减少对想法的关注，也会降低想法的个人意义。

续表

评价类型	错误解释	适应性的替代解释
无法忍受不确定性	个体必须努力在想法和/或行动中获得绝对的确定性，以减少怀疑、模棱两可和产生负面结果的可能性，而这些反过来又会引起焦虑或痛苦。	不确定性是不可避免的，无法完全消除。焦虑的加剧和感知到的危险的恶化是由于对寻求确定性（或彻底消除怀疑）的努力，而非不确定性本身。
完美主义	个体必须努力对每一个问题或情况做出完美的回应或解决，以避免由于小错误和不准确而产生严重后果。	小错误、不准确或缺陷是所有人类努力都不可避免的一个方面，不会导致严重的负面后果。焦虑和痛苦是为无法达到的东西而奋斗的产物——绝对完美。一个可替代的观点是：人们的行为只要符合当下情况的要求，就是最佳的表现。
焦虑或痛苦不耐受	如果不减少或消除焦虑或痛苦，将导致有害后果。	焦虑和恐惧是人类生存的自然情绪。一个人可以适应各种程度的短期焦虑，而不会造成有害的长期后果。

第 9 章

经验性假设—检验实验

CBT 治疗师认识到，必须将基于经验的干预纳入治疗方案中，以有效治疗强迫症。多数经验性的干预措施都涉及 ERP 的不同成分，第 4 章中对此进行了广泛的讨论。本章则展示了设计特定的行为练习来进行假设—检验实验，用以评估功能失调的强迫性评价和信念，及其更具适应性的替代性评价和信念。当经验性干预与认知干预结合时，经验性假设的检验往往是最有效的治疗成分。CBT 治疗师经常使用认知重建来帮助强迫症患者为本章所述的基于暴露的假设—检验实验做准备。

行为实验

经验性假设的检验是强迫症认知行为治疗的关键要素。Beck 及同事（1979）指出，将行为干预以微小实验（mini-experiments）的形式引入治疗，可以测试通过检验功能失调想法和信念的正确性，是否可以带来认知上的改变。在针对强迫思维和强迫行为的认知行为治疗中，一旦患者学会如何识别错误评价和信念，就可以在认知重建的同时进行行为实验。表 9.1 总结了针对强迫症的 CBT 治疗中经常使用的 25 个经验性实验。

表 9.1　强迫性评价可选择的经验性假设—检验实验

评价类型	假设—检验实验
高估威胁	风险评估。记录暴露于威胁后风险增加的真实证据。
	威胁预测。写下暴露于强迫问题时预期（预测）的不良后果；参与暴露；记录暴露的真实后果。
	威胁调查。采访熟人和 / 或在网上搜索与主要强迫思维有关的实际伤害或危险的信息。
	非典型暴露。参与一些在正常活动之外的不寻常行为来测试关于负面后果的特定信念（也见第 4 章的抑制学习）。
TAF	预感实验。在某天的开始，想象某个特定的人会在这一天联系你，然后记录在这一天中，与这个人的联系是否增加了。
	侵入调查。对信任的朋友和家人进行调查，了解他们所经历的非意愿的侵入性思维的类型。
	思维力量。在某天的开始，先对一件积极或中性的事情形成一个具体的想法，然后记录这件事情是否发生了。接着考虑一件发生在治疗师、朋友或自己身上的不好的事情，并记录结果。
	认知冒险。主动增加自己陷入非意愿想法中的频率和持续时间，然后记录所有关于负面结果有增加趋势的证据。
过分的责任感	责任感操纵。在高个人责任周和低个人责任周，分别记录强迫思维出现的频率和相关痛苦。
	责任等级。在主要的强迫问题中，建立责任感等级，主动逐级暴露于不同等级程度的责任感任务中。
想法的过度重要性	人为的重要性。在一周内，密切关注一些无害的外部刺激（如，“房屋出售”标志）；在接下来的一周内，避免关注这类目标刺激。
	重要性操纵。选择一个非强迫性的侵入性思维，集中注意力 30 秒，然后评估这个思维的重要性和痛苦程度。重复上述练习，但这一次美化该思维的重要性，并再次评估重要性和痛苦程度。
	过分的重要性。故意用一段很短的时间（10 秒）关注强迫思维，并对它的重要性和痛苦程度打分。然后用更长的时间（60 秒）再次关注这个思维，评估其重要性和痛苦程度。
	专注日任务。每隔一天就密切关注强迫思维，记录其频率、相关焦虑和其他结果。在其他的时间里不对此纠结，将它当作一种无关紧要的侵入性思维。

续表

评价类型	假设—检验实验
控制思维	白熊实验。首先抑制一个中性的想法 2 分钟，然后记录想法出现的次数。接下来，抑制非强迫性但重要的想法（如，当前的某个担忧）2 分钟，记录想法复现的情况。最后，在相同的时间内抑制主要的强迫思维，并记录想法的复现情况。
	交替控制日任务。每隔一天，就有意识地暂停对强迫思维的心理控制，在其他的时间保持常规的控制，将这两种情况进行对比。
	心理控制的假期。在对强迫症的警惕和控制中休息 1 天，把注意力放在更有成效的活动上（Rachman，2003）。
无法忍受不确定性	确定性调查。对朋友、家人和同事进行确定性调查，了解他们是否会记得某些日常行为的完成情况（如，关掉厨灶、锁门）。
	确定性操纵。记录日常生活中自己对非强迫性活动的确定性和记忆水平（如，刷牙、彻底打扫房间）。选择这些任务中的一个，增加对确定性的努力，在整个练习中记录成功的确定性和相关的痛苦程度。
	不确定性暴露。在不同的执行或决策方式下，强迫相关任务会引发低、中或高度的不确定性，记录暴露于不同程度的不确定性中的成本 – 效益，以及个体耐受不确定性的能力。
完美主义	成本 – 效益分析。挑选一些在工作或家庭中会引发完美主义的关键任务。对每种情况下完成指定任务时的完美主义程度、努力程度及相关痛苦程度进行评分。“计算”患者为了获得特定的完美性增量所需要的额外的时间和努力程度。
	观察完美主义。治疗师请患者选择一位因工作效率和成功而受到赞赏的朋友或同事，并观察和评价他在关键任务中的完美程度。探讨他是否达到了“绝对完美”的黄金标准，以及达到的这种标准的频率。他是否有明显的缺陷或缺点？如果是，这些缺陷或缺点对最终结果有什么影响？他是专注于绝对的完美还是满足于一个较低的标准，比如符合形式的要求？
	故意犯错。故意带着一些小缺陷和不准确去执行强迫相关任务，记录这个有缺陷的操作表现的后果。
	指示性的检查。通过不同程度的重复和重做来完成与强迫担忧相关的任务，并对任务表现的准确性和实现完美结果的确定性进行评分。
焦虑或痛苦不耐受	焦虑调查。询问朋友或家人的焦虑、紧张或害怕的经历。在调查中，焦虑有多普遍？采访对象是什么情况？他们是如何应对的，结果是什么？

续表

评价类型	假设—检验实验
焦虑或痛苦不耐受	焦虑监控。观察人们在各种情况下的表现，然后对他们的焦虑程度做出判断。什么表现能够说明一个人焦虑？焦虑的强度有多高？它对人们的表现或任务结果有什么影响？
	焦虑比较。执行非强迫性焦虑的任务（如，做工作报告），并与完成强迫性任务时患者经历的焦虑水平进行比较。
	焦虑预测。在暴露之前，对预期的焦虑水平及其影响做出预测，接下来进行暴露练习，记录实际的焦虑水平及其影响，将预期的焦虑水平和实际水平进行比较。

注：材料基于 Freeston and Ladouceur（1997a），Freeston et al.（1996），Rachman（1998），Salkovskis（1999），and Whittal and McLean（2002）。

行为干预往往以合作的方式引入（见第 6 章），并针对患者特定的强迫症问题“量身定制”。经验性实验是非常有效的干预方式，可以为患者的错误评价提供相反的证据并支持替代性解释。重要的是，治疗师可以在后续的会谈中探讨患者行为任务的经验，以将治疗效益最大化。事实上，治疗师经常在后续会谈中对患者的经验进行回顾，这样可以强化行为实验中的重要经验（如，“回想一下你几周前做的实验，在实验中，你在某几天尝试抑制自己的强迫思维。还记得那次实验的结果吗？”）。下面的部分将简要介绍表 9.1 中总结的行为练习（也见 Abramowitz，2018；Clark，2018；Rachman，2003；Wilhelm & Steketee，2006）。

高估威胁

基于暴露的干预非常适合用来评估患者夸大强迫思维问题的概率以及负面后果的严重程度，并确定在强迫情境中，个体是否比假设的情况更安全。表 9.1 包括 4 种类型的假设—检验实验，它们可能对这类错误的评估特别有效。**风险评估练习**（risk assessment exercise），主要是在完成暴露任务后收集风险或危险增加的真实证据。例如，可以请那些有身体污染强迫思维的患者裸手按下电梯按钮或扶住楼梯扶手，然后不进行任何清洗行为，让患者记录所有可能提示与污染有关的不舒服或不适的症状（如，喉咙痛、咳嗽、疼痛或痛苦）。治疗师可以强调关于危险的经验性证据的缺乏，并说明患者正在使用“基于情绪的标准”来确定风险，这导致了过高的威胁评估，从而导致强迫症状的加剧。通过转向经验性证据，患者可以降低风险等级，并得出一个更平衡的解释，即在其他强迫情境中，自己很可能也是安全的。

CBT 经常使用**威胁预测**（threat prediction）来治疗焦虑障碍（Clark & Beck，2010）。在这个干预实验中，要求被试预测暴露任务中会发生什么。（类似于第 4 章在抑制学习中讨论的 ERP 变式。）在身体受污染的情况下，可以请患者描述，如果他们裸手抓住公共楼梯的扶手，会发生什么？为使治疗效果最大化，最好是在之前的治疗过程中引导患者进行预期性的叙述。治疗师可以保存这些记录，再邀请患者参与到暴露任务中，然后让他们写下自己的实际体验（可以使用工作表 4.5 和工作表 4.6）。在后续治疗过程中比较预期与实际的记录。当预期或预测的结果比实际体验糟糕得多时，这就成为患者高估强迫相关威胁或危险的证据。下面是一段假设的对话，说明如何以治疗的方式解释威胁预测实验。

治疗师：在两份记录中，我看到关于裸手握住扶手的结果，你预期的情况比实际经历要糟糕得多。你怎么理解实际上自己对洗手的焦虑和欲望远没有想象的那么强烈？

患　者：是的，我也感到惊讶。实际比我预期的好多了。

治疗师：当然，你很出色地完成了这项任务。并且，很显然你是真的下定决心要打破强迫的循环。思考一下你在这个实验中的反应，相比于你在现实生活中的体验，你是否认为自己预测了更多的负面后果？如果是，你认为这种消极的预测对你的强迫症有什么影响吗?

患　者：肯定有，我明白了。我可能一直在预测最坏的情况，然后我就真的感到焦虑了。

治疗师：我很同意。这是一个夸大危险的好例子，当我们夸大危险时，就会加剧我们的焦虑。对强迫症患者来说，这还会让他们体验到更强烈且更难以抗拒的想要清洗的冲动。所以，你需要学习的一个技巧是，当发现自己在夸大一些即将到来的危险时，尝试用更加现实性的期待来代替，这样你就不会那么焦虑，也更有可能去做暴露性的体验。你觉得这是从这个练习中得到的重要经验吗?

患　者：我同意自己的消极预测是一个问题，但我认为这是一个很难打破的习惯。我似乎一直都在这样做，不仅仅是针对我的强迫症。

治疗师：打破夸大威胁预测的习惯是困难的，但我帮助过其他人解决这个问题。这需要对这个问题的认识以及大量的意愿和实践。你想好开始了吗?

患　者：可以。

工作表 9.1A 和工作表 9.1B 是为威胁预测实验专门设计的工作表，包含详细的指导和问题，患者可以使用它们来引导预测性体验，并记录实际体验。

第 3 个实验是**威胁调查**（threat survey），这对那些有伤害性强迫思维的患者很有用（见 Rachman，2003；Steketee，1999）。在这种干预中，治疗师邀请患者采访熟人和 / 或查询网络上的相关统计数据或信息，例如，因为没有锁门而被盗窃的案件量、因为没关灯而导致房子着火、因使用公共厕所而感染癌症、被母亲用菜刀捅伤的孩子的数量、被突然失控的人性侵的孩子或陌生人的数量等。即使患者发现，只有在非常罕见的情况下，有证据表明强迫性担忧导致了那些可怕的结果，也可以邀请患者收集在日常情况下更容易导致负性事件发生的原因（如，最常见的房屋失火原因、癌症的病因学、性侵者的特征）。也可以收集关于强迫性担忧没有导致负面结果的频率（如，有多少次人们握手后并没有感染疾病、有多少次灯开着但房屋没有着火、有多少次司机驾车驶回车道而没有撞到行人）。通过威胁调查的数据，治疗师可以向患者指出他们对强迫恐惧及其后果的威胁高估。如果患者想要争辩这种调查的结果是否表明强迫担忧会发生，治疗师就需要回到实验的主要目的上："你是否同意，调查表明你高估了强迫性恐惧发生的概率和严重程度？当你高估威胁时，你是否感到更加焦虑并且强迫症状产生了恶化？"

最后一个基于威胁的实验是**非典型暴露**（atypical exposure），在这个实验中，患者需要实施一个暴露任务来检验某个特定的强迫思维。例如，某个有伤害性强迫思维的患者有一种令他非常不安的暴力性强迫思维：想用锤子攻击他的妻子。尽管他真诚地爱着她，也绝对没有任何家暴或虐待的迹象（在进行这项练习之前，这是必要的评估）。在这个案例中，治疗师建议将通常放在地下室的普通木工锤移到房子的不同位置，要求患者评价"实施暴力行为的欲望"与不同程度的锤子可及性的关联（如，当锤子被移动到厨房、客厅、卧室时）。通过增加对锤子的暴露，检验这位患者夸大的威胁信念"我必须避开锤子，因为我可能会崩溃、失控，然后变得暴力"。可以设计特定的暴露任务，来检验负面结果发生的可能性是否与患者的假设相同，甚至可以实施超出正常范围的实验（如，一个小时不上锁；在自己的裤腿上抹一点狗屎；把后备箱打开再关上，不向里看）。

TAF偏差

Whittal 和 McLean（2002）描述了一个**预感实验**（premonitions experiment），

在这个实验中，要求患者反复考虑一个特定的人或情况，然后记录下他们收到那个人信息的次数，或者想象的情况在接下来的一周中发生的次数（也见 Rachman，2003）。这个练习的重点是测试 TAF- 可能性，即仅仅思考事情就可以影响它们是否发生。这个练习的一个变式是检验是否个体对一件事想得越多，事件发生的可能性就越大。例如，可以要求患者在一周内偶尔思考母亲打来电话的情况，然后在下周经常思考母亲打来电话的情况，让患者预测母亲每周会打电话的次数，然后记录实际的电话数量。这项实验检验了 TAF- 可能性的另一个方面，即想法出现的次数与行为或事件产生频率的增加之间存在的直接联系。

为了检验 TAF- 道德，可以进行**侵入调查**（intrusions survey），在该调查中，患者可以采访他们信任的人经历过的“奇怪想法”的类型（Freeston et al.，1996；Rachman，2003）。患者可以使用一份典型的非意愿的、自我失谐的侵入性思维列表，如资料 8.1，来指导自己回忆经历过的侵入性思维。Freeston 及同事（1996）提出，这个练习对于正常化强迫思维并挑战 TAF- 道德偏差的基础非常有用。

工作表 9.2 是一项道德价值调查，可以用来收集关于想法和行为在定义个人道德准则方面的作用的具体信息。治疗师首先要求患者在会谈内完成调查，然后将其保存在患者的档案中。接下来，将调查问卷复印几份交给患者，让其分发给亲密的朋友和家人。在后续会谈中回收（发给朋友和家人的）问卷，计算每个条目的认知（a）与行为（b）得分，将结果与患者的调查结果进行比较。可以强调以下几点：

- 哪一点在评价个人品德时贡献最大，想法还是行为？
- 与其他接受调查的人相比，患者是否更强调将想法作为品德的决定因素？
- 人们认为有道德的人会有不道德的想法吗？不道德的人会有道德的想

法吗？

- 如果想法并不是衡量道德的良好指标，那么认为人们的想法决定了他们的道德品质，这难道不是错误的吗？而这不就是强迫症和 TAF- 道德偏差中发生的事吗？
- 如果个体主要关心的是思考方式，他们会变得不那么道德吗？也就是说，他们是否会过分关注“坏想法”，以至于忽视了“好行为”的重要性，而实际上“好行为”才是人们道德准则的基础？
- 最后，患者的道德准则或价值观是否基于行为比想法更重要的假设？如果是，为什么不重新调整强迫症的关注点，使其与患者的道德准则一致（即，坏想法不等同于坏行为）？

第 3 个实验被命名为**思维力量练习**（power of thoughts exercise），它有助于挑战 TAF- 可能性信念，即，对结果的思考会影响其发生的可能性（Rachman，1998，2003；Whittal & McLean，2002）。治疗师可以从一件积极的事情开始，比如中彩票；或者甚至是更平凡的事，比如某人一周内可能会在工作中收到多少对他外貌的称赞。要求患者记录这些事件的基线情况（中奖的基线可能接近于 0；接受称赞的基线可能是 3）。在接下来的一周里，要求患者每天从想象收到赞美的积极事件开始，然后在一天中反复思考可能的结果。预测在“**心理作用周**（mentation week）”期间赞美的出现是否会增加。记录所有在基线周和心理作用周收到赞美的事件。然后，治疗师和患者讨论实验结果，考虑是否有任何证据表明，想要接受赞美会导致赞美的增加？通常，强迫症患者会持有一种不对称的“心理理论（theory of mind）”，认为积极想法不能影响积极事件，但是消极想法可以影响消极结果。如果患者表达出这种信念，就需要进行下面的假设—检验实验。

Rachman（1998）最早描述了**认知冒险练习**（cognitive risk exercise），在这种练习中，患者需要有意识地考虑不利的或令人害怕的结果，并注意观察负面结果发生的可能性是否会增加。治疗师可以从某种非强迫性的负面想法开始，记录下心理作用的增加是否会导致事件发生的可能性增加（如，想到在工作中被批评会导致更多的批评）。如果这个练习很顺利，那么治疗师可以进展到轻微的、然后是中度的强迫思维（如，更多地思考某人会生病，注意他是否真的生病了；更多地思考朋友会遇到小事故，注意他们是否真的发生了事故）。这些练习不仅可以用来挑战 TAF– 可能性，而且可以强化替代性解释，即，想法对现实生活事件没有直接的因果影响。完成这些练习还可能提高患者对更具威胁性的 ERP 练习的接受度。

过分的责任感

在第 8 章中，责任转移和责任饼图是用来修正过分的责任感信念和评价的主要认知干预措施。除了这些干预之外，**责任等级**（responsibility gradient）也是一个有用的行为练习。在这个练习中，患者要暴露于一系列强迫情境，对以前回避的或会引发焦虑的任务不断承担更高水平的责任。例如，可以要求有强迫检查行为的患者离开房子、锁上门、检查一次门把手，并且检查时间不超过 3 秒。最初，患者的配偶可能会在患者锁门时站在他们身边，观察到门上了锁，但不能向患者保证门是安全的。下一步，当门被锁上时，配偶站在台阶的底部。然后配偶可以坐在车里看着患者锁门。最后，患者锁上门，但配偶故意将视线移开，不去注意任务。注意，随着任务的进行，对锁门的责任将越来越多地从配偶转移到患者身上。这不仅是一个可以直接修正关于责任的错误信念的很好的练习，也是对 ERP 的一个有用的调整，可能会提高患者的依从性。

想法的过度重要性

对想法的过度重要性进行经验性假设检验的目的是要挑战这种信念：强迫思维之所以重要，是因为它出现的频率很高。这些练习支持的替代性观点是：正是对非意愿的想法给予了更多的关注，才导致人们感知到它的重要性和意义。加上前面描述的认知干预，这些练习强化了这样一种观点：强迫思维没有内在意义，而是注意力被放在了错误的位置。

第 1 种行为练习最初由 Whittal 和 McLean（2002）提出，可以称为**人为的重要性任务**（artificial importance task）。在这个练习中，患者首先估计他们在一周内看到无害目标刺激的次数，比如“房屋出售”的广告标志。然后，在为期一周的时间里，密切关注目标刺激，并记录目击的次数。在接下来的一周里，患者不再关注刺激，而只记录看到目标的次数。通常，这项练习的发现是，仅仅关注中性刺激就会增加个体对其感知的频率，即使在不集中于目标刺激的那一周也是如此。（类似的体验是想购买某种类型的汽车，就会在路上看到更多类似的车型。）这项任务表明我们越关注或越思考一个非意愿的话题，就越会感觉到它的频率和重要性，从而突出了过度重要性和关注的循环。

Rachman（1998）提出了**重要性操纵**（importance manipulation），再次证明患者对强迫思维的反应与感知到的重要性之间的联系。患者需要从一系列非意愿的侵入性思维清单中选择一条并非自己目前关注的强迫思维。在 2 分钟的时间里持续关注这个负面的侵入性思维，然后评估它的主观重要性和相关的痛苦程度。在这一点上，二者的评分应该都很低。接下来，可以使用苏格拉底式提问来发现患者可能如何思考这种侵入性的想法并提高它的重要性。下面的例子演示了这个练习：

“从你的评分中可以看出，你并不会特别在意‘我可能会因为使用公共厕所而受到污染'的想法。显然，这对你来说不是一个重要的想法，但有些人会因为这样的想法而感到非常沮丧。你能想象他们是怎么想的吗？让我们写下某个人会如何夸大这个想法的重要性[1]。"

一旦"过分的重要性剧本（inflated importance scenario）"被构建出来，可以再次请患者用2分钟的时间思考这个侵入性思维，并使用"重要性剧本"来尽可能深入、生动地思考侵入性思维的内容。重要性和痛苦评分可以在间隔2分钟后再次完成，然后比较第1次和第2次思考时的评分，以确定人为夸大想法的重要性会带来的效果。这个练习不仅强调了过度重视想法带来的负面影响，而且可以证明感知到的对自我的负面影响如何在错误评价中发挥核心作用。

Rachman（1998）认为，如果能顺利操纵非强迫性思维的重要性，那么治疗师就可以逐步开展针对强迫性思维的操纵。表9.1中列出的**过分的重要性任务**（inflated significance task）是Rachman方案的变式。要求患者在短时间（10秒）内形成强迫思维，然后在更长的时间（60秒）内再次形成。在每个时间间隔后，完成对感知到的重要性和痛苦程度的评分，并进行比较。这个练习的目的是检验患者对强迫思维的持续关注是否会增加感知到的重要性。

针对过度重视认知评价的最后一个经验性假设—检验实验是**专注日任务**（attentive days task）（Rachman，1998，2003；Salkovskis，1999；Whittal & McLean，2002）。工作表9.3可用于本练习。每隔3天，让患者密切关注他们的强迫思维，记录其发生的频率、相关的痛苦程度和当天"感受到的重要性"。感受到的重要性（felt importance）是指患者基于情感对这种强迫思维的评估，而不是对其实际意义的事后理性评估。"高关注"的时间段反映了患者通常的强迫

[1] 即下文中的"重要性剧本"。——译者注

表现。在另外 3 天，指导患者“让想法自由来去，认为它们无关紧要”（Whittal & McLean，2002，p.424）。练习之前，要求患者预测哪一天的强迫思维最频繁、最令人痛苦。研究发现，在“低关注”的时间段，那些非意愿想法不那么成问题，这有力地证明了过度重视认知评价的负面影响和降低对强迫思维的关注带来的积极疗效。

控制思维的需要

表 9.1 中列出了 2 个行为练习，挑战了以下认知评价和信念：需要对想法施加更大的心理控制。多数强迫症患者认为他们的心理控制能力很差，因此需要更努力地控制非意愿的侵入性思维。这些练习的目的是：（1）证明加强控制侵入性思维的努力是徒劳的；（2）挑战需要更多控制的相关信念；（3）强调放弃努力控制强迫思维的好处。

最有效的体验式练习之一是**白熊实验**（white bear experiment）。这是基于 Wegner 及同事（1987）的经典思维抑制实验，通过调整该实验来证明有意的心理控制带来的有害影响（也见 Rachman，2003）。白熊抑制实验最初可以在会谈中进行，之后也可以布置为家庭作业。治疗师要求患者思考一个中性的想法（即，白熊）2 分钟，每当他们的注意力被想法干扰时就举手指示意。通过这个思维形成期之后，治疗师会花几分钟进行苏格拉底式提问，探讨将注意力集中在单一想法上的困难程度。接下来要求患者在 2 分钟内抑制相同的中性想法（即，不要想白熊），并在每次出现非意愿的想法时发出信号。治疗师记录白熊侵入的次数，并与患者一起探讨他们的自我效能感和努力进行心理控制的结果。重要的是要强调，相比于有意地保持单一想法，阻止想法的难度更大。

可以用一种非强迫性的担忧（如，考试不及格）作为被抑制的想法，对这个实验进行重复练习。同样，讨论聚焦在感知到的成功和控制效率上。第 3 个抑制思维的实验尝试与重要的强迫思维同时进行。可以预计，与非强迫性思维相比，抑制强迫思维会有更大的困难。这个实验的最后一次重复练习可以作为家庭作业。白熊实验及其变式简单但有效，可以用来证明加强心理控制的努力是徒劳的，它迫使患者考虑“不控制”是不是对强迫思维的最佳反应。

第 2 个行为实验，**交替控制日任务**（alternative control days）是前面讨论的专注日任务的一个变式。该任务不要求患者密切关注强迫思维，而是要求患者在其中 3 天对强迫思维实施强烈的、有意识的心理控制，在隔天进行较低的心理控制（Clark，2018）。鼓励他们在一天结束时记录高控制日和低控制日强迫思维出现的频率、强度和痛苦程度，以及其他的成本 – 效益——对日常情绪和功能水平的影响。在高控制日邀请患者使用他们的正常反应来应对强迫思维，包括任何强迫性仪式。在低控制日要求患者“让强迫思维自由来去”，而不是刻意去阻止、抑制或消除这种思维。下面是一个假设性的例子，说明在治疗过程中如何利用交替控制日实验的结果。

治疗师： 凯拉（Kayla），我从你的日记中注意到，在控制程度高的日子和控制程度低的日子里，强迫思维的频率和强度并没有太大区别。还有什么不太明显的区别吗？

凯　拉： 嗯，我确实发现要在“低控制日”忽略强迫思维真的很难。我担心它不会消失，我会整天焦虑不安。

治疗师： 但是，在低控制日里强迫思维和焦虑实际上发生了什么呢？

凯　拉： 最终其他事情分散了我的注意力，焦虑减轻了。所以我想我最害怕的事情并没有发生。

治疗师： 总的来说，你觉得怎么样？低控制还是高控制对你更有利？每种方法的成本 – 效益是什么？如果把所有事情都考虑在内，为了控制这种强迫思维而付出的额外努力值得吗？如果你每天放弃心理控制，会有一些长期的个人利益吗？

凯　拉：（在完成了高控制与低控制的成本 – 效益分析后）我可以从这个练习中看到，所有短期的控制效果都被长期的负面影响抵消了。我想如果我现在做些事情来应对强迫思维，我会感觉好一些。但我也感到沮丧，因为我把这么多时间花在了强迫思维上。我认为你是对的：所有用于控制强迫思维的努力都让我筋疲力尽。这根本不值得。

治疗师：听起来你从这个练习中学到了很多。让我们讨论一种也许对你更有益的低控制的策略，也不必那么累——比如接纳、转移注意力或正念。

凯　拉：听起来不错。我意识到我需要一个新的方法来解决强迫思维。

对那些不愿意参加交替控制日任务练习的患者，治疗师可以鼓励他们从强迫性思考中解脱出来（Rachman，2003）。可以将某个特殊的日子（如，周末或国家法定假日）指定为“无控制日”。鼓励患者做一些低水平的强迫诱发暴露，克制自己不要有意识地寻找强迫思维，而是当它侵入意识中时，仅仅承认它的存在，而不要刻意地阻止、抑制或消除它。相反，患者可以专注于计划好的、经过深思熟虑的、有成效的日常活动。鼓励患者把“假期经历”记在日记里，在下一次会谈中治疗师可以回顾日记，强调放弃控制强迫思维的困难和好处，自然而然地达到鼓励患者每天对强迫思维采取“**假期方法**（holiday approach）”的目的。

无法忍受不确定性

针对**无法忍受不确定性**的经验性假设—检验挑战了患者的固有信念，即

“可以而且必须消除对行为和决定的准确性和正确性的所有怀疑和不确定”，从而避免想象的负面结果的发生。像其他的错误解释一样，可以用调查法来获得关于不确定性的重要信息。可以让患者对信任的朋友和家人进行**确定性调查**（certainty survey），以确定他们对日常事件的实际记忆，比如锁车或锁门、洗手、关掉厨灶等（Whittal & McLean，2002）。在调查之前，患者会预测人们对自己的记忆有多自信。正如Whittal和McLean（2002）指出的，多数人都不记得自己做过的这些日常事件，而且即使不确定性在大多数人中普遍存在，也很少会导致负面结果，这常常令患者感到惊讶。事实上，这项调查表明，人们对自己日常生活中的经历有相当大的不确定性。忍受不确定性是常态，而不是在所有行为和决定中争取绝对的确定性。

确定性操纵（certainty manipulation）可以作为调查法之后的另一个练习。让患者选择一些不属于强迫思维内容的日常活动（如，刷牙、用吸尘器打扫房子、在停车标志前完全停下来、在信封上贴邮票、回复电子邮件、短信或语音信息）。选择其中一个活动，让患者详细记录接下来的一周内执行这项活动时的确定性水平。评分依据是每天正确和完整执行这项活动时的确定性。同样，在完成任务时以及完成任务后1～2小时内，患者要评估自己对这项活动完成情况的信心和痛苦程度。

从这个练习中可以得到许多新的发现。患者会了解到自己在日常生活中执行许多“非强迫性”任务时也会有一定程度的不确定性，这种不确定性并不会导致负面后果。此外，这个练习强调了在一段时间内几乎不可能保持绝对的高确定性水平。这项任务还表明，即使是非强迫性活动，追求确定性也会增加痛苦。此外，治疗师可以与患者讨论，更确定地执行非强迫性任务是否有任何好处或能否降低风险。

更为直接的治疗性干预是将患者暴露在不同程度的不确定性中。**不确定性**

暴露（uncertainty exposure）包括创造一定程度的怀疑和不确定性，让患者完成各种与强迫症相关的活动。告知患者等待几个小时甚至几天，然后检查以确定是否有任何负面后果与该行为相关。例如，指导一个强迫检查的患者快速（冲动地）给朋友购买生日卡，然后在卡片上写几行问候语，而不重新阅读所写的内容。卡片被放进信封、密封、盖章，不加检查就寄出。几天后，患者要打电话给这位朋友，查看卡片以确定结果。这种干预措施很有用，可以证明忍受不确定性（即使是强迫性的任务）也不一定会增加负面后果、威胁或危险发生的风险。然而，对治疗师来说，确保“延迟检查”不会成为安全寻求行为也很重要。

完美主义

因为关于完美主义和 IU 的认知评价是重叠的，所以在这两种认知评价下列出的行为练习是相互适用的。可以通过调整 Whittal 和 McLean（1999）用来挑战“确定性需要（need-for-certainty）”的**成本 – 效益分析**，用来挑战完美主义。选择患者在工作或家庭中与强迫思维相关的任务，让患者从三个方面进行评分：（1）完成这些任务时达到的完美程度;（2）完美地完成这些任务所需的努力程度;（3）相关的痛苦程度。在接下来的一周里，要求患者尝试提高他们在各种任务上的表现，从而提高完美水平。然后讨论为了更好地完成任务而付出的额外努力给患者带来的成本和收益。

例如，一位强迫检查的患者表示，当他一遍又一遍地重读和重写信件时，能够达到 85 分（满分 100 分）的完美水平。在接下来的一周里，患者被要求尝试将写信的完美水平提高到 95 分，并记录为了达到这一分数自己付出的努力和痛苦程度，以及写信所需的时间和结果。治疗师可以使用在这一练习中收集的数据来确定，追求完美是否与成本的显著增加（即，延迟完成任务、更多的痛苦）和微不足道的效益有关。

通常，有完美主义倾向的患者会认为自己的完美主义是令人钦佩的，或者是能在生活中取得更大成功的适应性特征。他们可能错误地专注于完美主义所带来的好处，而忽视了它的负面后果。为了解决这个问题，治疗师可以建议患者参与一个系统的**观察完美主义练习**（perfectionism observation exercise），在这个练习中，选择一个因高工作效率而受到赞赏的朋友或同事。在接下来的一周，要求患者记录这个人完成的各种任务和相应的结果，评估其完美水平，并注意其表现的优点和缺点。例如，患者可能会表示，他对办公室主任领导部门会议时的出色表现印象特别深刻。这个时候可以让患者在下次会议上观察主任的表现，并对其完美程度打分。这个练习的目的是为了证明，即使我们赞赏的人也会表现得不完美，但能取得非常积极的结果。因此，完美主义并不是确保良好表现或预期结果的必要条件。

当患者能够完成不那么具有威胁性的完美主义练习，治疗师就可以通过调整不确定性的暴露任务，更直接地挑战完美主义。挑选某些与强迫思维相关的任务，指导患者以一种有轻微缺陷或不准确的方式来执行。这些**故意犯错**（intentional errors）的后果将被记录下来，在下一次会谈中讨论。有的患者在与朋友交谈时担心自己是否说了一些令人尴尬的话，治疗师可以鼓励他们故意说一些可能会带来轻微尴尬的话。例如，患者可以对朋友说："对不起，我走神了，我没有注意到。你能重复一下你刚才说的话吗？"患者随后要记录下这次"有缺陷的谈话"的结果，包括朋友对这个请求的反应，以及任何可以观察到的长期或实际的后果。这个练习的目的是测试患者"小错误必须避免，因为它们会导致严重的负面后果"的信念。

最后一项行为练习是**指示性的检查**（instructed checking），它基于强迫检查的认知理论（Rachman，2002；也见第 12 章）。在这个练习中，患者针对主要的强迫检查问题，按计划次数进行检查、重做、重读等。例如，一位患者认为她的电子邮件必须写得完美，以表达对收件人问题的充分理解，并以完美的清晰度和洞察力传达她的观点。要求患者检查她的电子邮件：（1）1 次或 2 次；（2）中等频率的次数（3 ～ 5 次）；（3）高频率的次数（10 ～ 20 次）。在完成每项例行检查后，患者对自己完美完成任务的信心程度进行评分（见 Egan et al., 2014）。在随后的会谈中，治疗师使用苏格拉底式提问来强调反复检查对患者完美完成任务的信心所带来的负面影响。

焦虑或痛苦不耐受

在焦虑或痛苦不耐受的条目（见表 9.1）下列出的行为练习聚焦于提供新的证据，以证明焦虑是常见的，患者可以忍受焦虑并工作得相当好。同样，也可以使用一种**调查方法**（survey method），让患者采访信赖的朋友，了解他们感到焦虑、紧张或恐惧的经历。在演讲、求职面试、考试、看牙医等情况下，多数人都会报告不同程度的焦虑症状。这些信息应该能帮患者认识到，焦虑的感觉甚至在那些所谓不焦虑的人中也很常见，而且这些人也会体验到患者在强迫相关情境下感受到的焦虑症状。

还可以使用一种辅助性的**焦虑监控练习**（anxiety monitoring exercise），让患者观察工作中或公共场所的人，看他们是否有焦虑的迹象。记录下情境和反映他人存在焦虑的具体行为。此外，对他人的焦虑程度进行评估，并记录其焦虑表现的结果。这些练习的目的是为了表明：焦虑是常见的；即使在焦虑的时候人们也能正常工作；焦虑表现很少会导致显著的负面后果。

最后两个行为练习聚焦在患者自己的焦虑体验上。**焦虑比较任务**（anxiety comparison task）提供了患者在非强迫情境下可以忍受焦虑的证据。分别在非强迫情境（如，准备考试、去一个新城市旅行、演讲、去看牙医）和强迫相关情境下收集焦虑体验的数据。用苏格拉底式提问探讨两种情境下焦虑的异同。如前所述，可以通过调整 ERP 练习，直接挑战患者焦虑不耐受的信念。当将**焦虑预测**（anxiety prediction）特征添加到 ERP 中时，患者可以比较暴露前预测的焦虑水平和暴露后实际的焦虑水平（Rachman，2003）。通常，强迫症患者预期的焦虑或痛苦程度要高于恐惧情境中的实际体验。

结　论

本章提出了 CBT 用于治疗强迫思维和强迫行为的一系列行为干预方法。这些练习中有许多是基于暴露的，因此需要对 ERP 有一定的了解（见第 4 章）。它们是为直接挑战 CBT 通用模型中提出的错误评价和信念而专门设计的（见第 5 章）。然而，要使治疗有效，强迫症患者必须有反复面对强迫恐惧的机会，而非实施强迫行为或其他中和反应。症状的改善只有通过认知改变才有可能：当患者了解到与强迫思维相关的可怕后果不会发生，而他们控制强迫思维的努力是徒劳的。实现这一认知变化的最有效途径是通过经验性假设—检验实验。

工作表 9.1A　威胁预测工作表

指导语：这个练习有两个部分。第一部分包括与治疗师合作，制定一个你愿意参与的暴露练习，来测试强迫相关的威胁。在治疗师的帮助下，写下你在暴露任务中预期会发生的事情。这里提供了几个问题帮助你回答，如果进行了暴露练习，你认为将会发生在你和其他人身上的事情。

1. 描述暴露任务：____

____

____

____

2. 引导叙述预期 / 预测的问题：
   a. 你预期会有多焦虑、内疚、痛苦或沮丧？这些感受会持续多久才开始消退？
   b. 强迫思维会变得更糟吗？你能忽略它们，还是它们会完全占据你的大脑？你还能想别的事情吗？
   c. 你能抵制进行强迫行为或其他中和行为吗？这种冲动会不会太强烈而无法抗拒？需要多长时间你才会屈服于这种冲动？你会被困在强迫行为中，还是能够阻止自己？
   d. 这种暴露会给你或其他人带来什么负面影响？你能参与日常活动吗？
   e. 最坏的结果或灾难发生的可能性有多大？例如你是否会预测有任何伤害、受伤或其他不良后果可能会发生在你或你周围人身上？

3. 暴露任务的预期 / 预测结果：____

____

____

____

____

____

____

____

工作表 9.1B　威胁预测工作表（续）

指导语：下面是本练习的第二部分。首先记录你实际完成的暴露。你是在哪里进行暴露的？做了什么？暴露持续了多久？频率如何？它诱发了哪些强迫性的想法和行为？

1. 描述完成的暴露：______________________________

____

____

____

____

2. 引导叙述实际结果的问题：
   a. 你感觉自己有多焦虑、内疚、痛苦或沮丧？这些感受持续多久后开始消退？
   b. 这些强迫思维变得更糟了吗？你能忽略它们，还是它们完全占据了你的大脑？你还能想别的事情吗？
   c. 你能抵制进行强迫行为或其他中和行为吗？这种冲动会不会太强烈而无法抗拒？需要多长时间你才屈服于这种冲动？你被强迫行为困住了吗？你能阻止强迫行为吗？
   d. 这种暴露给你或其他人带来了什么负面影响？你能参与日常活动吗？
   e. 因为暴露而发生的最糟糕的事情是什么？例如，你或你周围的其他人是否受到任何伤害或发生其他不利后果？

3. 暴露任务的实际结果：______________________________

____

____

____

____

____

____

____

____

工作表 9.2　道德价值调查

指导语：下面是一组包含想法和行为的假想场景。阅读每条陈述，圈出你对每种情境的不道德 / 道德评级。

注：−3 = 高度不道德，−2 = 中度不道德，−1 = 轻度不道德，0 = 不存在道德或不道德，+1 = 轻度道德，+2 = 中度道德，+3 = 高度道德。

1.（a）一个人想要慷慨大方，但对别人并不大方。	−3 −2 −1 0 +1 +2 +3
（b）一个人对别人表现得慷慨大方。	−3 −2 −1 0 +1 +2 +3
2.（a）一个人想知道自己对别人是否一直不诚实。	−3 −2 −1 0 +1 +2 +3
（b）一个人对别人表现得不诚实。	−3 −2 −1 0 +1 +2 +3
3.（a）一个人怀疑自己是否意外地对他人造成了伤害。	−3 −2 −1 0 +1 +2 +3
（b）一个人对他人造成的伤害或损伤毫不在意。	−3 −2 −1 0 +1 +2 +3
4.（a）一个非常干净的人有侵入性思维：自己可能有令人讨厌的气味或会以某种方式污染别人。	−3 −2 −1 0 +1 +2 +3
（b）一个人不注意个人卫生，因而经常侵犯到他人。	−3 −2 −1 0 +1 +2 +3
5.（a）一个细心的人常常怀疑自己是否犯了错误，以及这个错误是否会对他人产生负面影响。	−3 −2 −1 0 +1 +2 +3
（b）一个粗心的人经常犯错误，并给别人带来负面影响。	−3 −2 −1 0 +1 +2 +3
6.（a）一个有责任心的人，担心自己可能对他人粗鲁无礼。	−3 −2 −1 0 +1 +2 +3
（b）一个人经常对别人粗鲁无礼。	−3 −2 −1 0 +1 +2 +3
7.（a）一个人经常有非意愿的、令自己不安的与儿童发生变态性接触的想法或意象。	−3 −2 −1 0 +1 +2 +3
（b）一个众所周知的儿童性骚扰者。	−3 −2 −1 0 +1 +2 +3
8.（a）一个人想知道自己是否偶然偷了什么东西。	−3 −2 −1 0 +1 +2 +3
（b）一个人经常偷东西。	−3 −2 −1 0 +1 +2 +3
9.（a）一个人想要对他人保持积极和赞美的态度。	−3 −2 −1 0 +1 +2 +3
（b）一个人经常赞美别人。	−3 −2 −1 0 +1 +2 +3
10.（a）一个人觉得自己应该对别人有礼貌并尊重别人。	−3 −2 −1 0 +1 +2 +3
（b）一个人对他人有礼貌且尊重。	−3 −2 −1 0 +1 +2 +3

工作表 9.3　交替日任务工作表

指导语：这个练习主要检查注意力对非意愿侵入性思维的频率、痛苦和感知重要性或意义的影响。这个练习分为两部分。首先，选择一个非强迫性但会带来潜在焦虑的想法，比如考试不及格、工作评价很差、被朋友当众羞辱、得到关于健康的坏消息、孤独、失业等。每间隔一天，密切关注这个想法，在其他时间里，让想法离开——不要关注它。记录“高关注”和“低关注”和对应栏目中想法的频率、痛苦和感知重要性 / 意义的影响。用 6 天的时间重复这个练习，把主要的强迫思维作为目标。

高关注日：当焦虑的侵入性思维突然出现在脑海中时，仔细想想它。花几分钟思考一下这个思维，思考它对你生活的影响、它有多让你心烦，以及它进入你脑海中的所有可能原因。

低关注日：当焦虑的侵入性思维突然出现在脑海中时，承认它的存在，然后继续你的工作或其他日常活动。让自己被其他的想法自然地转移注意力。在注意力不集中的日子里，我们的目标是不用刻意或努力地“忘掉想法”或者“就让它留在脑海里”。

时间	估计强迫思维的频率 / 天	痛苦程度（0—10 评分；0 = 没有苦恼，10 = 非常苦恼）	侵入性思维的感知重要性 / 意义
周一（高关注）			
周二（低关注）			
周三（高关注）			
周四（低关注）			
周五（高关注）			
周六（低关注）			

第四部分

强迫症亚型的治疗方案

第10章

污染型强迫症

案例介绍

辛西娅（Cynthia）是一名法律系的学生，从小就很在意脏乱和清洁，总是确保自己的衣服、房间和随身物品保持整洁。她认为别人摸过的任何东西都是肮脏和恶心的，所以会尽量避免触摸公共物品。从记事起，她就特别注重清洁，每当她与别人走近时就会畏缩不前。辛西娅能够很好地应对这些问题，把它们对日常生活的影响降到最低，直到在度假时经历了一件令人不安的事情。

在与几个大学朋友外出旅行的中途休息期间，辛西娅的生活发生了戏剧性的变化。他们一直开车到深夜，最终停下来时，唯一可住的是一个破旧的旅馆。辛西娅被房间的状况吓坏了，但她又不好意思说什么。由于极度疲惫，她还是爬到床上睡着了。然而，早上醒来后她立刻被吓了一跳，床单脏得发黄，枕套是肮脏的灰色。辛西娅惊慌失措，她以前从来没有在这么脏的地方睡过觉。床上的一些斑点看起来像是干了的精液，还有一些其他的斑点，辛西娅认为可能是血迹。她的脑海里充满了肮脏、生病的中年男子睡在这张床上并留下了体液的画面。她想象到他们在枕套上流口水，而自己的脸躺在同一个地方。她极度惶恐，冲到洗手间洗澡。她回忆说，她花了一个多小时反复擦洗自己，试图清理身上的污染物。

那次事件加剧了辛西娅对污垢和污染的恐惧。她的核心恐惧是通过接触别人的血液、尿液、精液，甚至通过触摸别人触摸过的东西而感染性传播性疾病（STD）。现在她每天都在频繁地担心自己会被感染，而且这种恐惧已经泛化为担心自己会感染其他人。她回避许多公共场所，并仔细检查座位、桌子、门把手以及所有无法辨认的、可能是体液残留的斑点。因为害怕接触到他人的身体分泌物，她在别人身边待几分钟就会感到强烈的焦虑。如果觉得自己被污染了，辛西娅就会过度洗手和洗澡，在公寓里大量使用消毒剂，即使衣服只穿了一次也要反复清洗。她坚信洗手可以预防STD，在极度焦虑的时候，她相信自己是HIV阳性。虽然她经常在互联网上查找STD的症状，并进行了几次血液测试，结果表明她没有症状，但这些方式带来的缓解都是短暂的。在过去的几个月里，辛西娅全神贯注于污染，这对她的生活造成了严重的干扰。她发现自己很难去上课、无法集中精力学习。由于她的反常行为，朋友们不再给她打电话，长期的恋爱关系也因为她对亲密接触的恐惧而结束。由于自我隔离，辛西娅变得孤独，没有了社交活动，从法学院退学的可能性越来越大，她变得越来越抑郁。

这一章的重点是污染型强迫症的本质和治疗。首先，讨论了临床特征和厌恶的作用并就**心理污染**（mental contamination）——一个针对污染恐惧的全新视角——进行了探讨。其次，提出了一个修正的CBT模型，强调过分的责任感在污染型强迫症的发病机制中的作用。最后，介绍了专门的认知行为治疗策略、家庭作业设置和其他资源工具，并对治疗结果的文献进行了简要概述。

污染恐惧的临床特征

大约 50% 的临床强迫症患者存在污垢或污染恐惧以及相关的强迫清洗和/或清洁行为（Rasmussen & Eisen，1992，1998）。这一发现在全球范围内得到了验证，从强调清洁的宗教国家选择的强迫症样本中，对污垢/污染的恐惧和强迫清洁/清洗行为尤其普遍（如 Akhtar，Varma，Pershad，& Verma，1978；Karadağ，Oguzhanoglu，Özdel，Ateşci，& Amuk，2006）。尽管该亚型的强迫症病例在临床样本中的比例可能被高估了，但污染和强迫清洁/清洗行为可能在女性中更为普遍（Fullana et al.，2010）。

有证据表明，与其他症状维度相比，污染/清洁亚型与进食障碍的共病率更高（Hasler et al.，2005），此外，多位研究者得出结论，ERP 对污染/清洁更有效（Mataix-Cols，Marks，Greist，Kobak，& Baer，2002；Starcevic & Brakoulias，2008）。毫无疑问，这一结论是由于治疗组中对身体污染恐惧的患者比例较高，而在治疗组中，感知威胁来自患者与有形物体、有机体或某些物质发生的身体接触。最常见的身体或接触污染恐惧涉及：（1）身体分泌物，如尿液、粪便、唾液或血液；（2）污垢；（3）微生物、病毒或细菌；（4）黏性物质或残留物；（5）家用清洁剂、化学制品或洗涤剂；（6）环境或工业化学制品或材料，如石棉、辐射、杀虫剂或有毒废物；（7）动物或昆虫。接触污染恐惧可以细分为对污染物感到肮脏或厌恶的担忧（基于厌恶）和对污染物可能造成伤害的担忧（基于伤害）（Williams，Mugano，Franklin，& Faber，2013）。M. T. Williams 及同事（2013）在综述中指出，基于厌恶的污染恐惧可能比基于伤害的更难治疗。

由于人类思维的创造性，几乎任何东西都可以成为替代性的污染物。例如，如果辛西娅碰了她哥哥带进公共厕所的一串车钥匙，她就会害怕被污染。由于这种“替代关联（association by proxy）”，患者的污染物清单会不断扩展，或从一个对象切换到另一个对象，这是很常见的。通常，当一个中性物体接近污染物时，这种情况就会发生。但其他时候，这种联系可能完全是想象出来的。无论什么情况，对治疗师来说都可能是一个挑战，他们似乎在“追逐”一个又一个新的感知到的污染物。随着治疗的进行，患者对某种污染物的恐惧逐渐消退，但是可能会因为过去一周的经历而报告几种新的污染物。在辛西娅的案例中，ERP 有效地减少了她对公共厕所的恐惧和回避，但她仍然害怕触摸车钥匙。

对过于肮脏、疾病环绕或腐烂的物体的正常恐惧是适应性的，可以防止我们暴露在可能致命的污染物中。害怕污染他人的恐惧也是一种适应性反应，有助于更大群体的安全和生存。因此，对污染的恐惧是一个连续谱，非理性和过度的强迫污染恐惧是连续谱的一端，另一端是普通人群中较温和的、有限的恐惧。

对非意愿的侵入性思维的研究支持了连续谱的观点。Purdon 和 Clark（1993）发现，学生样本中有三分之一或更多报告了非理性想法或意象，如门或电话被污染，或从陌生人那里感染致命的疾病。这些发现在其他研究中也得到了重复，例如 Lee 和 Kwon（2003）的反应性强迫思维亚型中有关污染的侵入性思维的重要性（也见 Moulding，Kyrios，Doron，& Nedeljkovic，2007；Radomsky，Alcolado，et al.，2014）。尽管 Rachman 及同事（2015）将临床的污染恐惧定义为“相比于常规清洁，更加顽固、扩大、持久、控制性、传染性和阻碍常规的清洁”（p.8），这种定义上的区分是有帮助的，但正常和异常的污染恐惧之间的连续性给治疗师带来了两大挑战：

1. 如何准确区分临床上显著的污染恐惧以及对疾病和清洁的高度关注，而这种关注可能会高出正常范围。
2. 对于过度洗涤和清洁的个体，应该设置什么样的正常卫生态度和行为标准作为治疗目标。

Rachman 及同事（2015）讨论了 4 个有助于区分临床的污染恐惧和正常、非临床的污染恐惧的特征。表 10.1 列出了这些关键特征，并附有解释和临床案例。Rachman（2006）提供了有助于识别临床的污染恐惧的其他特征，例如：（1）主要集中在皮肤上，特别是手；（2）担心传染给他人；（3）担心他人容易受到污染物的影响；（4）因污染物的记忆而引发焦虑；（5）缺乏道德因素；（6）在个人责任感过高的情况下进行强迫检查。

表 10.1　临床的污染恐惧的主要特征

特征	解释	临床案例
快速习得	接触或靠近感知到的污染物后，焦虑感立即上升。	辛西娅注意到人行道旁有一支用过的注射器，立刻感到一阵强烈的焦虑。
难以下降	一旦恐惧情绪被激活，即便避开了污染物，或者试图用合理的洗涤或清洁来中和，对污染物的恐惧依然会持续。	尽管仔细检查了鞋子以确保没有被注射器戳到，辛西娅的焦虑仍然持续了几天。
蔓延性	恐惧情绪一旦被激活，就会以替代性或想象关联的方式蔓延到其他物体、情境或人身上。	当经过她曾看到过注射器的街道时，辛西娅就会害怕被污染。她不再在公园的小路上跑步，因为害怕再次发现注射器。
不对称性	对污染的恐惧可能会呈指数级扩大和蔓延，并且除了一些特定的情境之外，安全感几乎没有什么帮助。	辛西娅很快就对大多数户外公共场所产生了恐惧，因为她害怕发现用过的注射器，即便很多次都没有发现注射器，也没有被注射器戳到皮肤，她的焦虑也并没有减轻。

注：基于 Rachman，Coughtrey，Shafran，and Radomsky（2015，p.5）。

治疗应考虑的因素

在评估过程中，治疗师可以通过评估患者是否存在快速习得、超越恐惧暴露的持续、易泛化以及排斥安全信息等特征来确定他们对污染的担忧是否具有临床意义。鉴于对污染的强烈恐惧倾向，暴露能够在治疗中发挥核心的作用。

这类恐惧具有蔓延性，因此治疗师常常要针对一系列新的污染物进行治疗，这些新的污染物通过与最初的恐惧刺激发生真实或想象的联系而成为替代性污染物。提供有关疾病和污染的健康和安全信息对减轻严重的临床性污染恐惧的效果很微弱。

强迫清洗和清洁行为

正如人们所料，清洗和清洁是与污染恐惧相关的最明显的中和仪式。过度洗手是最常见的仪式，但也可能包括长时间淋浴或洗澡、反复洗衣服、过度清洁浴室或卧室、大量使用杀菌剂和洗涤剂等。回避是广泛存在的，有污染恐惧的患者往往会过度寻求保证。有时，患者会想象一个干净或无污染的环境来中和恐惧，但中和通常表现在行为上，因为污染物被认为存在于外部世界。

多年来，认知行为研究人员致力于确定过度清洗和清洁的影响因素。Rachman 及同事早期的行为研究证实，清洁和清洗的强迫行为与减少主观焦虑或不适有关，在少数情况下，也被认为可以防止某些不良结果的发生（Rachman & Hodgson，1980）。最近，Rachman 及同事（2015）认识到，以下这些功能失调信念会导致强迫清洗和清洁行为：

“为了感到安全，我必须让一切保持干净。”

“通过清洗和清洁可以清除所有的污染。”

“如果我清洗得够多，我就不会生病。”

“清洗越多，生病或传播污染的可能性就越小。”

“通过实行最高标准的卫生措施，可以预防传染病。”

“更卫生的人患病较少，而且可能活得更长、更健康。”

正如第 3 章讨论的，通过对停止标准的研究，我们发现了患者用来终止强迫清洗 / 清洁行为的几个标准。Bucarelli 和 Purdon（2015）发现，“不确定性”相关的强迫体验（其中 25% 涉及清洗 / 清洁）与更多的重复、更强的怀疑和更长的强迫行为持续时间有关。Taylor 和 Purdon（2016）研究发现，过分的责任感特质越高，被试在污染物诱发后会有更长的洗手时间，而高污染恐惧 / 高责任组的被试在洗手时间较长的情况下，对自己躯体感受的信心出现了下降，但是对记忆的信心没有发生变化。在另一项研究中，“不恰如其分”体验的强度和总次数可以预测那些将手浸入令人恶心的污垢混合物中的学生的洗手时间（Cougle，Goetz，Fitch，& Hawkins，2011）。更早的一项研究发现，与非清洗型强迫行为和非临床对照组相比，强迫清洗的患者更依赖内部标准，比如获得一种“恰如其分感”（Wahl et al.，2008）。此外，与两个控制组相比，那些有强迫清洗行为的患者报告说，做出停止清洗仪式的决定需要更加慎重，也花费了更多的脑力。总而言之，这些研究表明，做出停止强迫清洗的决定不仅仅是减轻焦虑的一种功能，还可能涉及积极地努力以获得一种感知到的确定感，即达到“恰如其分”这种相当模糊的内部状态。同时，其他因素也可能导致长时间的强迫清洗，比如患者对自己感官体验的信心下降，但感知的责任感对洗手时间的影响可能比之前认为的要小（Taylor & Purdon，2016）。

Szechtman 和 Woody（2004）认为，强迫症代表了一种基于生物的安全动机系统（security motivation system）的功能失调，该系统的功能是获取可能预示着潜在危险的信息。在污染亚型的强迫症患者中，采用基于负反馈的预防行为（如，清洗或清洁）来终止安全动机是无效的。对这些患者来说，清洗无法提供类似饱腹感的信号来表明任务已经完成，因此安全动机系统始终处于激活状态。换言之，由于安全动机系统是开放式的，并且和直接的环境控制脱节，因此无法获得“知道”潜在危险（即污染）已经结束的感觉（即，类似饱腹感的感觉）。于是，强迫清洗行为持续的时间变得更长，而且会反复出现，因为患者很难获得“知道的感觉”，即威胁已经消失且已经安全的感觉，这种状态被 Szechtman 和 Woody（2004）称为“耶达知觉（yedasentience）”。

在基于非临床样本的 3 项实验中，Hinds 和同事证明，轻微的伤害性刺激（如，将手放在一桶假想的脏尿布中）能激活安全动机系统，并且这种激活可以持续到个体去洗手，即，进行矫正行为的时候（Hinds et al.，2010）。在对强迫症样本进行的类似的诱发实验中，相比于强迫检查的患者，污染型强迫症患者显著难以通过固定的洗手间隔来减少由“脏尿布”任务引发的初始污染恐惧（Hinds，Woody，Van Ameringen，Schmidt，& Szechtman，2012）。这些研究都支持了强迫症的安全动机模型，表明强迫清洗和清洁的持续可能是由于未能达到表明预防行为已经完成的感觉状态。

治疗应考虑的因素

尽管成功降低焦虑会强化强迫清洗 / 清洁行为，但错误的认知评价和信念也会引发和维持这种行为。因此，针对污染恐惧患者的有效 CBT 需要将功能失调的中和信念的认知重建与 ERP 结合起来。同样，污染型强迫症的患者错误地依靠内部状态来决定何时停止强迫行为。因此治疗的重点应该是为患者的预防行为制定一个外部标准。例如，治疗师可以与患者合作，制定一种可以接受的洗手程序，只在特定的时间使用，比如在如厕后或饭前。因此，不是直到获得某种安全感或“恰如其分感”才停止清洗，而是依靠纯粹的外部标准来完成任务。当然，有污染恐惧的患者需要一些策略来应对没有达到理想的内部状态带来的长期痛苦。

厌恶和污染敏感性

自达尔文（Darwin，1872/1965）以来，情绪研究者（如 Ekman & Friesen，1975；Izard，1971）认为厌恶是一种基本情绪，它通过促进清洁和传播文化价值观来告诫个体避免摄入具有致病性和感染性的危险物质，具有重要的进化意义（Rozin & Fallon，1987；Rozin，Haidt，& McCauley，2008）。对污染的担忧是厌恶的一个核心特征，因此这种情绪与污染型强迫症有很高的相关。Rozin 及同事（2008，p.759）指出，“核心厌恶”包括:（1）潜在的口腔摄入感（如，吃到被污染的食物）;（2）攻击性;（3）污染能力。引起厌恶的刺激范围很广，包括：变质的食物；黏滑或肮脏的动物；身体分泌物，如粪便、黏液；躯体残缺；尸体；不正常的性行为；违反卫生；交感巫术（sympathetic magic）或粪便状的软糖等污染刺激物（Rozin et al.，2008；Woody & Tolin，2002）。有学者提出，厌恶导致了与污染相关的强迫思维和行为的出现及维持（Power & Dalgleish，1997）。一些研究发现，厌恶感与强迫症的污染恐惧和强迫清洗行为之间存在相关（即 Mancini，Gragnani，& D’Olimpio，2001；Olatunji，Williams，et al.，2007；Woody & Tolin，2002）。

厌恶感是污染型强迫症的一个可能的易感因素，在此，需要区分**厌恶敏感性**（disgust sensitivity，DS）和**厌恶倾向**（disgust propensity，DP）。DS 是指“个体对各种刺激的厌恶程度”（Woody & Tolin，2002，p.544），或在体验到厌恶时产生的负面评价和情绪的程度（Goetz，Lee，Cougle，& Turkel，2013；Ludvik，Boschen，& Neumann，2015）。另一方面，DP 指的是体验到厌恶的倾向或容易程度的个体差异（Ludvik et al.，2015）。Olatunji（2010，p.314）进一步澄清了这两个概念之间的区别，认为 DS 指的是“体验到厌恶的感知负面影响增强”，而 DP

指的是“体验到厌恶的感知频率 / 强度增强”。总之，DS 与 DP 的关系类似焦虑敏感性与特质焦虑的关系（Goetz et al.，2013）。Goetz 及同事（2013）提出，与 DS 相比，DP 可能与污染型强迫症更相关，因为 DP 反映了对令人厌恶的事物的回避。

早期研究表明，DS 可能在维持临床和非临床样本的污染恐惧和强迫清洗行为方面发挥了重要作用（如 David et al.，2009；Deacon & Olatunji，2007；Moretz & McKay，2008；Woody & Tolin，2002）。然而，最近的研究得出结论，与 DS 相比，DP 与污染强迫症有更特异性的关系（如 Inozu，Clark，& Eremsoy，2015；Melli，Bulli，Carraresi，& Stopani，2014；Melli，Gremigni，et al.，2015）。同样，Olatunji、Tart、Ciesielski、McGrath 和 Smitts（2011）发现，与 GAD 样本相比，强迫症患者的 DP 明显升高，而非 DS。

早期和最近的厌恶感研究结果之间存在差异，原因之一是方法问题。**厌恶量表**（Disgust Scale）及其修订版（Disgust Scale-Revised）是最广泛使用的厌恶感测量工具。最初的 32 条目的厌恶量表（Haidt，McCauley，& Rozin，1994）以及最近修订的 25 条目版（Olatunji，Cisler，Deacon，Connolly，& Lohr，2007）的开发者们都认为该工具是对 DS 的测量。然而，也有其他研究者得出结论，认为厌恶量表和修订后版评估的是 DP 而不是 DS（van Overveld，de Jong，Peters，& Schouten，2011）。尽管多数研究人员都同意修订版是对 DP 的一种测量，但争议仍然存在，因为在一项研究中，厌恶量表或修订版的高分被解释为 DP，而在另一项研究中被解释为 DS。

随着一份新的自评问卷的发布，情况变得更加清晰。这份**厌恶倾向和敏感性量表**（the Disgust Propensity and Sensitivity Scale，DPSS；van Overveld，de Jong，Peters，Cavanagh，& Davey，2006）将厌恶倾向（DPSS-P）和敏感性（DPSS-S）作为不同的维度进行测量。DPSS 的两个分量表存在中度相关（$r = 0.59$；van

Overveld et al., 2006), DPSS-P（r = 0.49）和 DPSS-S（r = 0.40）都与厌恶量表修订版的总分存在中度相关（van Overveld et al., 2011）。在一项基于学生样本的初步研究中，回归分析显示，修订后的 DPSS-S 和污染相关的安全寻求（帕多瓦量表的污染分量表得分）有更特异性的相关（Olatunji, Cisler, et al., 2007）。然而，最近的一项非临床研究发现，修订后的 DPSS-P（而非 DPSS-S）与自我报告的清洗症状显著相关，而且在基于污染的行为回避测试（Behavioral Avoidance Test, BAT）中只有 DP 预测了回避和主观厌恶（Goetz et al., 2013）。在另一项研究中，只有修订后的 DPSS-P 分量表在强迫症中显著升高，修订后的 DPSS-S 在强迫症和广泛性焦虑障碍样本中同样高（Olatunji et al., 2011）。Olatunji 及同事（2011）使用多水平中介分析表明，暴露治疗后 DP 的减少与强迫症状的改变有关。

最后，一项采用学生被试的小样本实验研究发现，DS 的内隐测量与污染行为回避有关（Nicholson & Barnes-Holmes, 2012）。虽然这些结果表明 DS（而非 DP）可能对污染症状更具特异性，但这项研究使用了一种新的内隐认知的测量方法和非临床的小样本。另一项研究发现，在思维抑制实验中，DP 与控制厌恶相关想法的难度不存在相关（Ólafsson et al., 2013）。总而言之，尽管厌恶易感性的机制尚不清楚，且需要考虑对特定厌恶刺激的反应（即，厌恶敏感性），但 DP 可能是污染型强迫症患者更主要的易感性的因素。

Rachman（2006）提出了一个与 DS 密切相关的易感性概念——**污染敏感性**（contamination sensitivity），并将其定义为“对污染 / 污染感觉的一般敏感性”（p.83）。Rachman 提出，污染敏感性是一种持久的人格特质，习得污染感觉的普遍高敏感性是习得污染恐惧的一个易感因素。对污染高度敏感的患者更容易高估感知到的污染物的概率和严重程度。但 Rachman 只能推测污染敏感性升高的原因，它的核心特征涉及对污染物及其来源、后果、预防的夸大和不切实际的信念和评价。（污染敏感性信念列表见 Rachman，2006，pp.90—94。）

Rachman 开发了 24 条目的**污染敏感性量表**（Contamination Sensitivity Scale，CSS；量表副本见 Rachman et al.，2015），用以评估患者在污染倾向上的差异。基于强迫症样本的初步心理测量学研究表明，CCS 与 VOCI 心理污染量表（VOCI Mental Contamination）及污染分量表存在高相关，与厌恶量表和焦虑敏感性量表的相关系数分别为 0.45 和 0.57（Radomsky，Rachman，Shafran，Coughtrey，& Barber，2014）。此外，污染型强迫症的患者得分显著高于非污染型患者。在一项非临床实验中，污染敏感性的增高预示着负面情绪诱发引起的主观厌恶评分更大的增高（Armstrong，Tomarken，& Olatunji，2012）。研究者得出结论，对污染高度敏感的患者在体验负面情绪时感到厌恶的阈限可能比较低。这与 Rachman（2006）的观点一致，即在情绪低落或抑郁期间，对污染高度敏感的个体患上污染恐惧症的风险可能会增加。显然，污染敏感性和厌恶敏感性之间存在密切的相互作用，这可能增加个体对污染型强迫症的易感性。

治疗应考虑的因素

大量关于厌恶的研究表明，厌恶情绪与污染型强迫症有很高的相关。临床工作者在评估污染型强迫症的治疗变化时，最好也考虑厌恶的测量。此外，把厌恶刺激作为暴露等级的一部分也是有用的。治疗师可能会考虑建立两个暴露等级：一个基于恐惧回避，另一个基于厌恶回避。然后将两个等级整合在一起，这样害怕污染的患者就能学会容忍恐惧和厌恶诱发物。从认知的角度来看，改变对厌恶及其耐受性的功能失调信念将是治疗计划的重要部分。

如前所述，M. T. Williams 及同事（2013）认为，与基于伤害的污染相比，基于厌恶的污染可能较少发生，但更难治疗。一些研究发现，在控制条件下，恐惧比厌恶消退得更快（McKay，2006；Olatunji，Wolitzky-Taylor，Willems，

Lohr，& Armstrong，2009；Smits，Telch，& Randall，2002）。Ludvik 及同事（2015）的结论是，有强有力的证据表明，只进行暴露对减少厌恶是无效的，或效果较差。他们认为，对抗性条件作用[1]（counterconditioning）可能比暴露更有效。另一方面，有证据表明，基于暴露的强迫症治疗可以显著降低 DP（Olatunji et al.，2011）。在对蜘蛛恐惧症的单次治疗中，de Jong、Vorage 和 van den Hout（2000）发现，在减少与蜘蛛刺激相关的厌恶感方面，单独暴露与暴露加对抗性条件作用同样有效。至少，临床工作者需要确定污染型强迫症患者主要是基于厌恶还是基于伤害。如果是前者，那么可能需要一个针对厌恶刺激的更长的治疗过程。

治疗前应对污染敏感性进行评估。Rachman（2006）列出了可能会增强污染敏感性的关于污染的各种核心信念，这些信念可以包括在治疗计划中。此外，暴露等级可以根据患者的污染敏感性水平进行调整，高度敏感的患者需要更精确的等级，并延长暴露时间。无论如何，在计划治疗基于污染的强迫思维和强迫清洗 / 清洁行为时，治疗污染型强迫症的临床工作者应该认识到，患者存在更强的厌恶倾向和更高的污染敏感性。

心理污染

Rachman（2006）提出了一种新的污染形式——**心理污染**（mental contamination），并将其定义为“由于直接或间接接触污秽、肮脏、有害、传染性和不道德的人而引起的肮脏 / 污染 / 危险的感觉”（p.19）。这是一种内心不洁的状态，伴随着一系列的负面情绪，如厌恶、恐惧、愤怒、羞耻、内疚和反感。心理污染通常是一种难以理解或控制的模糊的、概括性的感觉，通常在没有与

---

[1] 对抗性条件作用是指强化不相容的或对抗性的反应以削弱或消除不良行为习惯的过程。——译者注

污染物接触的情况下被激活。它通常涉及道德因素，例如对一个人的正直、尊严或美德的侵犯。当出现严重的道德侵扰时，**心理玷污**（mental pollution）一词更贴切地描述了个体的污染体验。

Rachman 及同事（2015）指出，各种经历都可能导致心理污染，比如身体或性侵犯，以及涉及堕落、羞辱或背叛的经历。心理污染的明显特征包括以下几个方面。

1. 身体接触是非必要的。
2. 被污染的感觉是由内部产生的。
3. 通常情况下，已经发生了察觉到的侵犯。
4. 污染物通常是人。
5. 更少的泛化。
6. 关注的是个体对污染物的独特易感性，而不是对其他人的易感性。

在心理污染中，内心肮脏或污染的感觉激活了自我的核心信念，认为自己是一个坏的、危险的、肮脏的或被污染的人（Rachman et al., 2015）。

与接触污染类似，心理污染的患者试图通过强迫清洗 / 清洁行为来摆脱内心的污染。尽管有强烈的清洗冲动，但清洁仪式是相当无效的，因为污染物本质上是内在、抽象的（Rachman et al., 2015）。例如，个体希望通过强迫清洗摆脱对配偶的性背叛带来的内疚和厌恶感，但实施外在仪式几乎不能让他从内心肮脏的状态中感受到短暂的解脱。尽管强迫恐惧和中和仪式之间的功能存在脱节，但洗澡或回避的欲望可能与接触污染时一样强烈。

Rachman（2006）提出了四种类型的心理污染，如表 10.2 所示。第一种类型的心理污染被标记为**道德侵犯**（moral violation），发生在对个体遭受身体或心理侵犯之后，比如身体或性侵犯，或者经历过堕落、羞辱或背叛。心理污染的感觉通常是很常见的，即个体报告内心有一种肮脏的感觉（Rachman，2006）。被道德侵犯的个体会将污染个人化，认为只有自己（而不是其他人）会被侵犯者污染。Rachman 指出，如果与侵犯者达成和解，污染情绪可能会下降甚至消失，但如果发生破裂，污染情绪将再次爆发。此外，违反道德的强度会因个体对侵犯者的感觉和态度而变化。突出的信念是“如果不道德的人碰了我，我就需要彻底清洗”和“与不道德的人接触会让我感觉不干净”（Rachman et al.，2015）。

表 10.2 心理污染的形式

类型	解释	临床例证
道德侵犯	一种内心肮脏或污染的感觉，由感知到的身体、心理或情绪上对道德或个人正直感的违背引发。	作为性侵犯的受害者，个体会用大量的沐浴和清洗仪式作为对自己极度肮脏和被侵犯的感觉的反应。
自我污染	由于接触自己的身体分泌物、令人厌恶的侵入性思维或令人厌恶的行为而产生的受污染的感觉。	害怕自己的尿液溅到衣服或身体上，然后污染他人。
视觉污染	仅仅看到被认为是不光彩的人就会产生一种受污染的感觉。通常针对那些被认为卑鄙、怪异、可能具有威胁或令人厌恶的人。	个体只要看到一个流浪汉在街上行为古怪或不合常规，就觉得自己受到了污染。
变形	害怕个体会因为靠近感知到的人类污染物而改变，甚至会吸收不良的特征。	一位年轻的强迫症患者在一位年长者面前变得焦虑，他直观地感觉那位年长者是不同的，可能会把她日益衰退的认知能力转移给他，从而扼杀他年轻的创造力。

注：基于 Rachman（2006）和 Rachman，Coughtrey，Shafran，and Radomsky（2015）。

自我污染（self-contamination）是一种内心肮脏或不洁的感觉，是由于非意愿和令人厌恶的侵入性思维、意象或欲望违反了个人道德价值观而产生的（Rachman，2006）。自我污染通常与令人厌恶的性侵犯、亵渎神明、暴力或种族主义心理侵入联系在一起。Rachman（2006）指出，自我污染可能与心理污染的感觉有关，它可能发生在参与了被认为不道德的行为后，比如手淫或观看色情作品。内疚和自我厌恶是突出的负面情绪，个体会进行强迫清洗来处理这种被侵犯的状态。具有代表性的信念是“我肯定是一个不道德的、肮脏的人，才会产生如此令人厌恶的想法”和“我需要为这种邪恶的想法净化自己”。

Rachman 及同事（2015）对**视觉污染**（visual contamination）的阐述并不明确。在这种情况下，仅仅是看到一个被认为是不道德的、奇怪的，或某种程度上不被他人接受的个体，就会唤起内心的肮脏感。Rachman 和同事指出，视觉污染与“变形”等信念密切相关，患者认为“即使看到一个恶心的人也会让我感觉脏”“如果看到一个奇怪的或不寻常的人，我会觉得被侵犯和厌恶，所以我必须不惜一切代价避开那个人”。

变形（morphing）是各种心理污染中最不寻常的一种。Rachman（2006）将变形定义为“害怕自己会因为接近某些‘不受欢迎的’人或群体而被玷污或改变”（p.45）。患者认为，接近不受欢迎的人会使他们转变（即，变形）成类似的人。有一种信念认为，不受欢迎的特征是会传染的，如精神疾病、低智商、贫穷、性取向、种族或民族等，但这些往往是个体化的，患者认为只有自己才容易被传染这种不受欢迎的特征。此外，“变形”污染型强迫症患者往往持有奇怪的想法，关于不受欢迎的特征如何从一个人转移到另一个人身上。比如，有的患者认为每个人都有个人能量场，所以与不受欢迎的人太接近会导致来自那个人的“负能量”转移，这可能会改变“受害者的”能量场，使他们变得更像不受欢迎的人。Rachman 指出，人们往往对自己恐惧变形而感到羞愧，因此试图向其他人隐瞒这一点。突出的信念可能是“心理不稳定是会传染的”和“我必须小心，并躲避奇怪或令人厌恶的陌生人”（Rachman et al., 2015）。

心理污染可能比最初假设的更为普遍。在一项针对 177 名高强迫症状患者的研究中，10.2% 的患者报告了单独的心理污染，36.1% 的患者报告了心理污染和接触污染，15.3% 的患者报告了单独的接触污染（Coughtrey，Shafran，Knibbs，& Rachman，2012）。作者对正式诊断为强迫症的样本进行了第二项研究（N = 54）。超过一半的样本存在污染恐惧（n = 32），在这组样本中，56.5% 报告了心理和接触污染，18.75% 只有心理污染，25% 只有接触污染（Coughtrey et al.，2012）。此外，在临床和非临床样本中，自我报告的心理污染与强迫症状和信念、TAF 和污染敏感性之间存在显著相关（Coughtrey et al.，2012；Cougle，Lee，Horowitz，Wolitzky-Taylor，& Telch，2008；Radomsky，Rachman，et al.，2014）。在一项针对 50 名经历过性侵犯的女性的研究中（Fairbrother & Rachman，2004），60% 的患者报告说在遭受侵犯后感到心理受到污染，70% 的患者有清洗的欲望。心理污染的感觉与创伤后应激障碍的症状和侵犯后清洗的严重程度有关。此外，与回忆愉快的记忆相比，故意回忆侵犯记忆与更强烈的肮脏感和清洗的欲望相关。这些发现表明，心理污染在强迫样本和经历过创伤性身体侵犯的患者中相当普遍。同样，心理污染是强迫症症状学的一个突出特征，但如果不进行专门评估，可能会被忽视。

心理污染被认为是一个连续谱，正常的形式在一般人群中很明显，而更极端的形式显著存在于强迫症中。相比于更温和、可容忍和间歇性的非临床形式，病理性的心理污染造成了更多的痛苦、对日常生活的干扰、对感知侵犯的误解和功能失调的强迫行为（Radomsky，Coughtrey，Shafran，& Rachman，2018）。Radomsky 及同事（2018）指出了临床心理污染的几个特点：（1）不可控；（2）侵犯信号引发的内部痛苦；（3）反复出现的侵入性思维；（4）存在强烈的道德感或罪恶感；（5）高频率；（6）强烈的强迫行为欲望；（7）显著干扰日常生活。

在连续谱假设的基础上，实验研究表明，非临床个体在想象个人侵犯后，会产生内心肮脏的感觉和清洗欲望。Zhong 和 Lijenquist（2006）发现，在词汇片段测试中，回忆过去不道德行为的参与者比回忆道德行为的参与者产生了更多与清洗有关的词汇；在研究 2 中，对道德纯洁性的潜在威胁会导致清洁产品更受欢迎；在研究 3 中，回忆过去不道德行为的参与者比回忆道德行为的参与者更有可能使用消毒纸巾。这些发现表明，对个人道德的威胁和对身体清洁的欲望之间存在因果关系。

在使用“脏吻范式（dirty kiss paradigm）”进行的研究中，非意愿的心理状态和违反道德导致的内在污染感受和清洗欲望显而易见。在最初的研究中，121 名女大学生需要想象一段视频，内容是在派对上经历一场自愿接吻，然后是三种不同版本中的非自愿接吻（Fairbrother，Newth，& Rachman，2005）。非自愿情境的参与者报告说，与想象自愿接吻相比，她们内心感到更不干净、更违反道德、更想清洁。许多非自愿情境的参与者报告说，她们使用了一些中和策略来减少非自愿接吻引起的不适。其他实验也重复了这一基本发现：个人对接吻的责任感评价以及接吻对个人侵犯的水平评分与心理污染和清洁欲望存在显著正相关（Elliott & Radomsky，2009；Radomsky & Elliott，2009）。此外，那些想象非自愿接吻的参与者，心理受到污染的感觉也会增加，并出现轻度的清洗欲望（Rachman，Radomsky，Elliott，& Zysk，2012；Waller & Boschen，2015）。

然而，在这些研究中，多数并没有发现想象非自愿接吻后身体清洁行为的增加。Waller 和 Boschen（2015）发现，身体清洗、心理清洗和赎罪无法有效降低心理污染，Zhong 和 Lijenquist（2006）发现在回忆不道德行为时，参与者对清洁行为的偏好或使用次数增加，但这一结果并没有在更大的样本中得到重复（Fayard，Bassi，Bernstein，& Roberts，2009）。总而言之，“脏吻”研究表明，想到道德侵犯会引发内心的肮脏感或心理污染的感觉，并可能增加中和（即清洁）的主观欲望。但是，在非临床样本中，诱发心理污染后引发实际的清洁行为的证据还比较微弱。

治疗应考虑的因素

Rachman 及同事（2015）出版了一本治疗手册——《牛津心理污染治疗指南》（*The Oxford Guide to Treatment of Mental Contamination*），基于心理污染的认知理论为治疗提供了新的见解。Warnock-Parkes、Salkovskis 和 Rachman（2012）在一项试点个案研究（pilot single-case study）中发现，与 ERP 和高质量 CBT 相比，适用于心理污染的认知治疗对一例因被背叛而发展成难治性强迫症的个案有更好的治疗效果。

Rachman 及同事（2015）描述了心理污染的认知行为治疗的 8 个要素。

1. **心理教育**。根据认知行为概念化，向患者提供关于心理污染的信息，特别要强调接触和心理污染的区别。告知患者他们的恐惧源自对与心理或身体侵犯相关的非意愿想法或意象的个人意义的过分误解（Radomsky et al., 2018）。CBT 的目标是帮助患者接受关于这些非意愿违背想法的更温和的替代性解释。
2. **监测**。患者每天自我监测内心感觉到的肮脏和侵犯，以及相关的非意愿侵入性思维和意象，以了解自己的心理污染。
3. **调查**。对家人和朋友进行调查，内容可能涉及与患者心理污染有关的道德标准、信念和行为。例如，因为有非意愿的性想法而感到肮脏的自我污染患者可以向亲密的朋友询问他们对这种想法的反应，或者咨询他们尊敬的权威人物，以了解这些侵入性思维的道德问题。
4. **利用调查信息**。治疗师与患者一起仔细审查调查的回答，从回答中得出结论，确定结果是支持还是反对了患者的非适应性信念，然后共同构建一个与调查结果相符合的替代性解释。
5. **认知重建**。治疗师的重点是纠正错误的认知评价和信念，这些错误评价和信念是侵入性思维或意象持续存在的原因，并最终导致了心理污染。Rachman及同事（2015）提出了一种“对比解释（contrasting explanations）”的方法，对一个问题的两种可能解释进行对比。例如，一个因违反道德而感到心理污染的患者可能会认为：“每当我想起丈夫和我最好的朋友的婚外情时，我都需要彻底洗澡，因为这会给我带来安慰”（解释A）。可以提出另一种矛盾的解释，比如“此刻洗澡可能感觉很好，但这并不能减轻我想起这件事时感受到的伤害和羞辱”（解释B）。然后，治疗师与患者一起收集支持和反对这两种解释的信息和证据，目的是让患者接受更具适应性的解释。作者指出，在心理污染中，过分的责任感、TAF偏差和前因后果偏差（ex-consequentia bias）尤其重要。与接触污染相比，心理污染的患者可能需要接受更多关于核心信念（如，自己是坏的、有罪的、被玷污的或危险的）的认知工作。

6. **行为实验**。进行这些练习是为了收集有关非适应性污染信念的真实性及更具适应性的替代方案的具体信息。通常这些实验只进行一次，以收集必要的信息。例如，可以让一个变形感染恐惧的患者与一个非常令人向往的个体保持密切接触，然后确定是否有明显的转移导致自己某些积极属性的提升。（注意，当存在精神病性症状时，不能进行这种类型的实验。）这能够检验以下信念：当我们与一个人非常接近时，就会发生某些属性的转移或转变。

7. **意象重塑**（imagery rescripting）。这包括改变与心理污染相关的、令人痛苦的非意愿侵入性意象的内容和结果。治疗师可以使用检验探针（test probes），让患者想象与他们的心理污染相关的各种意象，并对污染程度进行评级。选择一个至少会引起50分（满分100）程度污染的意象进行重塑。重构新的意象后，鼓励患者每次感觉到肮脏或污染的时候都去使用这个意象。例如，道德侵犯心理污染的患者可能会使用一个重新定义的有个人力量和胜利的个人形象去战胜一个强烈羞辱自己的他人形象。

8. **预防复发**。像所有的 CBT 方案一样，治疗结束时需要明确心理污染的维持因素、有用的干预策略、潜在障碍的诱发因素以及处理未来困难的方法。

污染的认知行为模型

图 10.1 基于图 5.1 的通用模型给出了污染型强迫症的认知行为模型。本节将讨论在污染型强迫症发病机制中特别重要的几个心理过程。

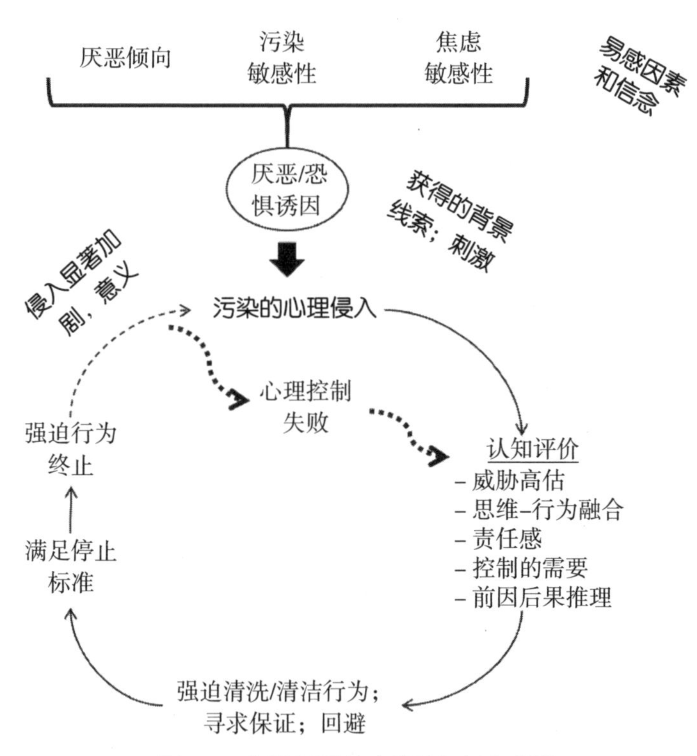

图 10.1　污染型强迫症的认知行为模型

Rachman（2006）提出，对厌恶和污染的高度敏感是污染型OCD的易感因素，而焦虑敏感性升高意味着焦虑障碍的普遍易感性。引发厌恶或恐惧的因素是与污垢、疾病传播、有毒物质、污染、违反道德有关的情境、物体、物质和经历，它们会引发与污染有关的心理侵入。在接触污染中，诱发因素在个体外部；而在心理污染中，诱发因素是关于过去身体或心理被侵犯的非意愿想法或意象。

Rachman（2006）认为，有5个错误的认知评价在维持污染型强迫症方面特别重要。在接触污染的情况下，高估威胁是显而易见的。例如，辛西娅坐在自助餐厅的桌子旁，注意到桌子角落有一个红棕色的斑点。她马上就会想："那会不会是干了的血迹？！"当她想到坐在离这个不明斑点这么近的地方而导致感染HIV的可能性时，焦虑就开始积累。这种想法涉及对与红棕色斑点相关危险的可能性和严重性的夸大评价。

TAF偏差也很突出，特别是在自我污染方面（Rachman，2006）。在这里，患者认为侵入性想法增加了污染的可能性，或者造成了道德上的侵犯。对辛西娅来说，仅仅是考虑HIV感染，就增加了她被感染的可能性。由于一直在想这件事，她去做了几次STD的检测。在自我污染的情况下，出现了一种TAF–道德偏差，例如，"有关于性的令人厌恶的想法"与"做了想法中的事"在道德上是一样糟糕的。

根据污染恐惧的性质，责任评价偏差（responsibility bias）的侧重点会有所不同。在某些情况下，最核心的恐惧是疾病和污染会传染给他人，过分的责任感偏差在接触污染的强迫症中最为关键。例如，马丁（Martin）正在与接触污染做斗争，但他的恐惧集中在自己是否会传染别人并因此需要对他人的生病负责，尤其是他怀孕的妻子。在自我污染（患者因"肮脏的想法"而感到厌恶）中，责任相关的认知评价并不明显，除非一个人对责任的定义非常宽泛，以至于责任成为某种替代性概念的同义词（Clark & Purdon，2016）。Rachman（2006）指出，责任评价偏差的核心因素是“防止不幸发生的可能性，反而会增加它发生的可能”。因此，如果马丁未能彻底清洗以防止污染扩散，那么他的妻子更有可能因为他的疏忽而生病。

Rachman（2006）指出，多数污染型强迫症的患者都需要控制非意愿的侵入性思维。他们试图阻止、抑制或消除非意愿的认知。心理控制的需要成为污染型强迫症的当务之急，因为患者确信自己的想法意味着致命的污染和迫在眉睫的危险。如果能阻止这些想法或意象，就能避免危险。此外，人们也强烈地想要获得平静和安全，但是只要个体一直在思考污染相关的内容，平静和安全就不可能实现。

最后一种认知偏差是**前因后果推理**。虽然这种形式的推理在所有情绪障碍中都很常见，但 Rachman（2006）在陈述它与污染型强迫症的相关性时进行了总结：“当患者遇到感知的污染物时，它会引起恐惧，并被解释为危险会马上出现的信号”（p.121）。任何有强迫症治疗经验的临床工作者都会遇到前因后果推理。例如，辛西娅偶尔会去参加派对，她会喝醉并进行一些鲁莽的性行为，其中包括体液交换——多数人认为这种情况有中度传播污染的风险。然而，只要辛西娅不感到焦虑，她就能更正常地处理这些情况。如果她感到害怕或焦虑，注意到椅子上的红棕色斑点就会让她感到危险。在这两种情况下，对危险或安全的认知评价都取决于她是感到焦虑还是平静。

在污染型强迫症中，清洗和清洁仪式是减少恐惧和厌恶的主要反应。然而，回避和寻求保证也是常用的控制策略。考虑到患者对污染和厌恶的高度敏感性，他们将会避免一系列可能引起恐惧的情境、物品和各类物质。寻求他人的保证是一种间接的控制策略，患者可能会寻求帮助以确定自己是否受到污染或是否足够干净，从而消除污染的风险。然而，关于寻求保证在强迫症维持中的作用的相关研究相对较新（见第 3 章）。因此，这种策略在污染型强迫症中的出现率和功能意义在很大程度上是未知的。

图 10.1 还包括确定何时终止强迫清洗行为的停止标准。如前所述，依赖内在或主观状态是维持污染型强迫症的恶性循环的关键因素，如焦虑降低或达到期望状态（如安全、平静和 / 或确定）。错误的认知评价和信念、过度使用中和反应以及有问题的停止标准，共同导致了污染相关的想法、意象和记忆的频率、显著性和意义的增加。类似第 5 章中的通用模型，感知到心理控制的失败形成了另一条强化错误评价的通路。认知行为治疗师就是要在这些恶性循环的关键节点引发改变，以减少患者污染想法的情绪强度和关联的清洁冲动。

特殊治疗应考虑的因素

Rachman 及同事（2015）指出，标准 ERP 更适合接触污染。由于常常不存在外部污染物，因此心理污染需要采用认知治疗的方式。由于许多污染型强迫症患者同时存在接触污染和心理污染的症状，ERP 和认知治疗的结合是必要的。图 10.2 描述了这种关系，如果主要关注接触污染，治疗师会把大部分时间花在 ERP 上；而如果强迫症状主要表现为心理污染，则需要把更多的重点放在针对错误评价和信念的认知治疗上。

Rachman（2006）观察到污染型强迫症中前因后果偏差的重要性，认为治疗师应该在这个偏差上花费额外的时间。心理教育能有效将患者的注意力从前因后果推理中转移出来。让患者自我监测恐惧强度的变化，有助于说明恐惧和对危险的感知之间的密切关系。许多患者出于需要会服用镇静类药物。治疗师可以让患者比较服用镇静药物和不服用时的危险感觉的程度，紧接着讨论药物如何减少感知到的外部威胁或危险；也可以邀请患者进行一项调查，以确定他人对威胁或危险的判断是否会随着主观焦虑程度的不同而变化。这些干预措施的目的是鼓励患者评估并纠正他们自动化的威胁评价，即使在感到高度恐惧或厌恶的情况下也是如此。

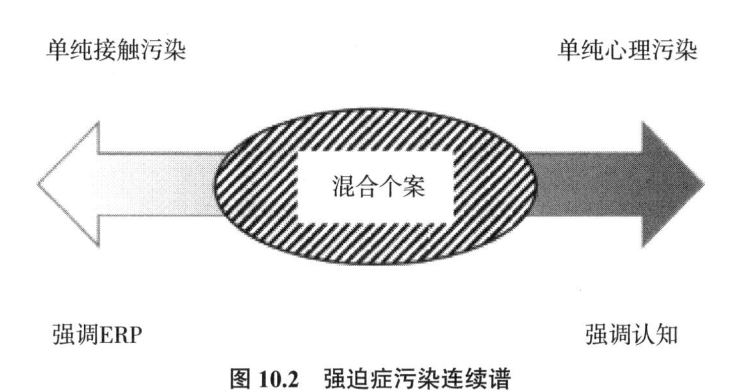

图 10.2　强迫症污染连续谱

* Coughtrey 等（2012）发现有污染恐惧的患者中，56% 同时有接触污染和心理污染问题。

污染型强迫症的 CBT 方案应关注对停止或终止标准的修正。强迫清洗和清洁行为在多数患者的污染恐惧的维持中扮演着重要角色。错误的停止标准意味着，与非强迫症患者相比，强迫症患者在感到肮脏或被污染时会花更多的时间进行清洗和清洁。改变的关键是帮助患者把停止标准从内部转向外部。例如，辛西娅会洗手，直到她感到安全；也就是说，洗手行为会一直持续，直到她觉得感染 STD 的可能性降低到可以接受的水平。当然，随着她对情况的评估和她的感受的变化，这个模糊的标准会发生很大的波动，因此她偶尔会被困在清洗和清洁中。在对停止标准的重要性进行心理教育之后，治疗师可以和患者共同制定一套更合理的外部标准（如，“上完厕所后，我用肥皂洗手的时间不超过 30 秒”），以结合新的外部停止标准来开展暴露练习。

最后，Rachman 和 Associates（2015）开发了一套专门的访谈、评分表和问卷来评估污染型强迫症的临床症状。临床工作者会发现 VOCI 的污染分量表有助于确定对污染的恐惧程度（Thordarson et al., 2004）。此外，Rachman（2006）提供了一个标准化的44条目的访谈，用于评估污染的各个方面。也有几种针对污染的自评量表，包括专门开发的VOCI心理污染分量表、**污染思维-行为融合量表**（Contamination Thought-Action Fusion Scale）和**污染敏感性量表**（见Rachman et al., 2015）。**变形恐惧问卷**（the Morphing Fear Questionnaire, MFQ）可以用于评估那些认为与不受欢迎的人亲密接触会影响自我的想法和行为的患者（Zysk, Shafran, Williams, & Melli, 2015）。早期的心理测量学研究发现，MFQ是一个单因素量表，具有足够的会聚和区分效度，以及良好的时间信度。在评估污染型强迫症时，临床工作者会发现这些量表很有帮助。

治疗效果

只有少数治疗结果的研究考察了ERP或CBT对污染恐惧的有效性。Mataix-Cols及同事（2002）在多中心随机对照试验中得出结论，ERP对污染型强迫症特别有效，Starcevic和Brakoulias（2008）以及M. T. Williams和同事（2013）也得出了同样的结论。在他们的ERP结果研究中，Abramowitz、Franklin及同事（2003）发现，ERP对所有强迫症亚型都非常有效，但污染亚型（70%）和对称亚型（76%）的患者比其他亚型在临床上获得显著改善的比例要高得多。

Jones和Menzies（1997）提出了一种污染型强迫症的认知治疗，称为**危险观念形成降低治疗**（danger ideation reduction therapy, DIRT）。DIRT的重点是降低对污染物相关危险可能性的过分评估。DIRT不解决其他的错误认知评价，如过分的责任感或对侵入性思维的控制。治疗方案主要采用提供纠正信息、认知重建、“微生物实验（microbiological experiments）”、注意力集中和去灾难化概率任务来修正患者对污染相关危险的夸大预期。Jones和Menzies（1998）对微生物实验进行了扩展描述，包括对触摸了感知到的污染物（如，与人握手、触摸垃圾桶的里边）的手和“控制”不接触污染物的手上分别存在的潜在致病菌量进行实际测量。当然，这些测试表明，没有一项污染任务会导致患者真的接触到病原体。Jones和Menzies（1997，1998）指出，直接或间接暴露、反应预防或行为实验不包括在治疗方案内。因此，DIRT可以被视为一种更纯粹的污染型强迫症的认知治疗。

一项针对11名污染型强迫症患者进行的小样本结果研究显示，与等待对照组相比，接受8次DIRT的患者症状显著减轻，尽管在3个月的随访中没有进一步改善（Jones & Menzies，1998）。在第二项结果研究中，污染型强迫症患者接受了12次DIRT，治疗后的某些指标比接受ERP的治疗组要好得多，但两组都表明症状的变化与威胁预期的变化相关（Krochmalik，Jones，Menzies，& Kirkby，2004）。后续的一项针对5名难治性污染型强迫症患者进行的研究发现，14周的单独DIRT后，其中4名患者在临床上取得了显著改善（Krochmalik，Jones，& Menzies，2001）。这个结果非常令人鼓舞，因为这些患者都有至少10年的过度清洗/清洁行为，对SSRIs类药物和ERP没有反应，并且对污染恐惧缺乏自知力。尽管DIRT有一些独特的特征，但它与传统CBT治疗强迫症的区别可能被夸大了（O’Connor，2009）。然而，临床工作者发现创新的实验演示和信息纠正技术对修正污染型强迫症的威胁高估是有用的，而威胁高估正是污染型强迫症的核心。这种治疗的发明者已经出版了一本详细的DIRT临床工作者治疗手册（St. Clare，Menzies，& Jones，2008）。最后，个案研究表明，正念和接纳承诺疗法对污染型强迫症可能有一些作用（如Singh，Wahler，Winton，& Adkins，2004；Twohig，Hayes，& Masuda，2006；Wilkinson-Tough，Bocci，Thorne，& Herlihy，2010）。

结 论

对污染的恐惧和强迫清洁 / 清洗行为是最常见的强迫症症状亚型，约 50% 的强迫症患者受此影响。研究者对该亚型进行了进一步的区分，例如接触污染与心理污染（Rachman，2006），以及基于厌恶和恐惧的污染（M. T. Williams et al.，2013）。有 3 个认知易感性因素可能是污染型强迫症病因的核心：厌恶倾向、污染敏感性和焦虑敏感性。在污染型强迫症的认知行为模型中（见图 10.1），厌恶或恐惧诱发、错误的认知评价和内部停止标准在发病机制中起着关键作用。此外，各种类型的心理污染，在多数污染型强迫症患者中可能很明显，需要对污染型强迫症患者的认知基础进行更多的强调。违反道德和“替代污染”的感觉是心理污染的特征。

对于有明显接触污染的患者，传统的 ERP 是推荐的治疗方法。然而，如果症状表现更接近心理污染，可以优先采用基于认知的干预。虽然有相当多的经验证据表明 ERP 对减少强迫清洗 / 清洁行为是有效的，但认知干预治疗心理污染的有效性缺乏系统性研究。此外，一些证据表明，正念和接纳承诺疗法可能是有帮助的，但目前也缺乏必要的实证证据。最后，还需要进行治疗过程的研究，以确定是否需要改变错误的认知评价、信念和停止标准，从而为那些与污染型强迫症做斗争的患者带来显著和持久的缓解。

第11章

怀疑、检查和重复

案例介绍

马特奥（Mateo）怀疑他生活中的每一件事，从关灯这样最普通的行为到重要的人生决定。他正在计划他的婚礼和蜜月，但这时他又一次对这段关系产生了怀疑。他应该和瓦莱丽（Valerie）结婚吗？他真的爱她吗？她是他的真命天女吗？他真的对她忠诚吗？与此同时，经过几个月的犹豫，他终于买下了自己的第一套房子，并在一家前景大好的工程公司找到了一份稳定工作。未来再光明不过了，但马特奥持续的怀疑正威胁着他的生活。多年来，他一直在与强迫怀疑做斗争，这种怀疑随着生活需求和压力的变化而变化；而现在是一个高度紧张的时期，因为他面临着许多新的开始。

马特奥每天都在与怀疑做斗争，甚至是最基本、最普通的行为或决定。例如，上楼、离开房间、准备出门、关门、关掉水龙头、离开家、回复电子邮件、关掉电脑等，他觉得所有这些都必须正确完成。如果他心里冒出疑问——“我做得对吗？”——他会立刻感到不适。这种不适产生的原因是，马特奥想知道自己是不是会引发“厄运”，是不是会因为自己做了一个错误的行为或决定，导致这种“厄运”以某种悲剧的形式发生在自己、未婚妻或父母身上。通常他甚至不确定“厄运”会如何降临；它可能是身体上的伤害或死亡，也可能是重大的经济损失或一些不明确的不幸。不管是什么，马特奥确信他必须重复行为或检查几次，以确保它是正确的。如果不这样做，他会感到强烈的不适和想要检查或重复的欲望。

马特奥每天花几个小时检查和重做他的行为和决定。虽然一开始被称赞认真负责和完美主义，但他总是错过工作的最后期限。有时他会在检查时被抓个正着，这让他很尴尬。他在日常行为和决定中过度寻求保证，这让他的未婚妻越来越沮丧。最近，这种怀疑变得愈加严重，以至于马特奥打电话请了病假，因为他无法完成早上的例行程序。他开始怀疑自己对别人说的话，担心自己可能在某些方面冒犯了他们。他甚至担心自己碾到了一个行人，于是在附近反复绕圈，检查有没有受伤的人。在一次极端的怀疑事件后，马特奥的家人坚持让他来接受心理治疗。

这一章讨论了针对病理性怀疑以及强迫检查、重复和仪式化重做的 CBT 方法。内容涉及强迫检查和怀疑的独特临床特征，包括正常怀疑和病理性怀疑之间的对比。接下来的讨论包括 Ranchman（2002）对强迫检查的认知自我延续理论和对强迫怀疑的基于推理的方法（O’Connor，Aardema，& Pélissier，2005）。然后，详细阐述了 CBT 的强迫检查模型，识别病理性怀疑的独特特征与相关的中和努力。最后讨论了 CBT 治疗强迫怀疑和强迫检查的相关问题。

临床特征

强迫检查

强迫检查是第二常见的强迫症状，在强迫症样本中出现的比例为 28% ～ 81%（Antony et al.，1998；Foa et al.，1995；Rasmussen & Eisen，1992，1998）。强迫检查、重做和重复行为可见于所有强迫症亚型，比如检查以确定物体是干净的、确保正确地计数或者物体被放在正确的位置（Radomsky, Asbaugh, Gelfand, & Dugas, 2008）。在强迫检查的认知成分中能看到一个普遍存在的共性：病理性怀疑。事实上，O'Connor、Aardema 和同事（2005）认为，怀疑在所有形式的强迫症中都是显而易见的。因此，即使强迫检查不是主要的强迫症状，临床工作者也应该对所有强迫症患者的怀疑和检查习惯进行评估。

强迫检查是未来取向的，通常是为了防止对自己和 / 或重要他人产生可能的伤害（Rachman & Shafran, 1998）。Rachman 和 Hodgson（1980）得出结论，检查仪式也可以作为一种努力，以确保自己、他人或动物的安全或幸福，并避免批评或内疚。与清洁仪式不同的是，强迫检查旨在**预防**（prevention），而强迫清洁意在**恢复**（restore）以前的状态。在实验研究中，Rachman 和 Hodgson 发现，相比于强迫清洗行为，强迫检查对焦虑 / 不适症状的缓解作用较弱，而且这种仪式动作使焦虑 / 不适减轻的程度并不一致。他们的结论是，检查仪式与更多的怀疑和犹豫有关、需要更长的时间来完成、开始缓慢、在减少焦虑 / 不适方面效果较差，并倾向于伴随愤怒或紧张（也见 Rachman & Shafran, 1998）。显然，相较于清洗对污染的作用，检查对怀疑的中和作用并不令人满意。

在本章中，重复和重做仪式均被包含在强迫检查中，因为他们的现象学本质存在重叠。重复和重做等仪式性动作指的是一类行为，例如：来回踱步直至达到某种正确的心理状态；反复进入房间以防止家庭成员受到伤害；反复阅读一段内容直到确定自己完全理解；不断重复某个表达以确保别人完全理解。在这些例子中，重复和重做的仪式性动作都是由怀疑引发的，动机是防止负面后果或获得一种安全感。然而，重复和重做仪式也与秩序、对称和反复排列型强迫症高度相关（见第 13 章）。对 YBOCS 症状清单（YBOCS Symptom Checklist; Goodman et al., 1989a, 1989b）的因素分析发现，重复仪式因素的载荷包括强迫对称、强迫排列和强迫计数，不包括强迫检查（Bloch et al., 2008）。

治疗启示

强迫检查的认知行为研究对强迫检查的概念化和治疗都有启示。对于负性情绪状态的评估和治疗必须更广泛，包括挫折、愤怒、内疚和紧张。如前所述，与清洗或其他强迫仪式相比，检查对强迫担忧的作用似乎并不令人满意。因此，通过反复检查获得的情绪状态可能并不比在症状诱发的情绪好多少。由于怀疑、犹豫、害怕批评、关注未来和注重预防等因素的影响，患者可能需要更多的认知干预。最后，必须考虑到检查的矛盾性质；反复检查并不能降低检查的欲望。同样，对于长期过度检查的个体来说，进行“正常检查”可能是困难的。

病理性怀疑

怀疑是强迫检查的核心认知特征（Rachman & Hodgson，1980），但它也与正常的人类认知功能密切相关。谁能保证从未怀疑过自己有疏忽或犯错（Ciarrocchi，1995）？例如，个体可能会怀疑自己是否对一个熟人表现出真诚的友好态度（疏忽），或者是否可能因为一句简短的话而冒犯了一个人（犯错）。我们都经历过对最普通的事（如，“我锁门了吗？”）和重要的人生决定（如，“我真的坠入爱河并能对这段关系做出终生承诺吗？”）的怀疑。

O’Connor 和 Aardema（2012）认为怀疑是“对现实事物的可能状态的推断”（p.29）。任何包含**也许、如果、或许、可能**的想法都是怀疑性陈述。所以，当马特奥想到“也许我没有完全关掉水龙头”，这是一种怀疑，因为他推断了一种可能的情况（即，水龙头滴水很严重，水槽可能充满水，然后溢出、淹没浴室，最后淹没客厅）。当他想到“或许我并不是真的爱瓦莱丽”时，这也是一种怀疑，他在推断自己并不爱她，而且与她结婚可能是一个严重的错误。

我们推理或想象可能性的认知能力意味着怀疑是普遍存在的，是人类经验中正常的一部分。Radomsky、Alcolado 和同事（2014）在对正常的非意愿侵入性思维的国际研究中发现，到目前为止，怀疑是最常见的心理侵入主题，并被被试评选为过去 3 个月里让他们最痛苦的侵入性思维。因此，对大多数人来说，非意愿的、令人痛苦的怀疑是一种正常体验。

虽然怀疑与强迫检查高度相关，但也见于许多心理障碍。如果怀疑是正常的、跨诊断的，那么强迫症中的怀疑有什么不同呢？表 11.1 总结了一些关键差异，后面将对这些差异进行更全面的讨论。

表 11.1　病理性怀疑和正常怀疑的鉴别特征

病理性怀疑	正常怀疑
● 更不合理，甚至是荒谬的	● 更加合理
● 推理混乱	● 基于现实世界的感知，推理清晰
● 更具独特性	● 更普遍
● 对记忆的低自信	● 对记忆的自信相对较高
● 主观确信感较弱	● 主观确信感强
● 僵化、绝对化的图式	● 更灵活、更具适应性的图式
● 对确定性的阈限高	● 对确定性的阈限低
● 强烈的完成欲望	● 完成欲望较弱
↓	↓
— 高度持久	— 短暂出现
— 更频繁	— 频率较低
— 更痛苦	— 轻微痛苦
— 更强烈的检查（中和）欲望	— 检查（中和）欲望较弱

情境差异

正常怀疑和病理性怀疑的主要区别之一是怀疑发生的情境（Julien et al., 2007；O'Connor，Aardema，et al.，2005）。相比于没有强迫思维的个体，强迫症患者的怀疑发生在更不合理甚至荒谬的情况下，而正常的怀疑往往发生在更合理、更模棱两可的情况下。例如，强迫症患者可能会怀疑“我是不是过度使用身体的右侧？”而非强迫症的个体可能在完成一场长时间的多项选择题考试时想“我有没有漏答题？”强迫症的怀疑是荒谬的，因为没有人知道什么是“太多”，以及当然，身体的一边比另一边使用得多并不重要。另一方面，在长时间的多项选择题考试中，完全有可能会漏掉几个问题。因此，病理性怀疑发生在不寻常的背景下，而这些背景在想象的可能性中具有更不合理的一面（如，“我是不是忘了关烘干机的门，导致猫在烘干机神秘地自动开启时跳进去死掉？”）。

错误的推理

病理性怀疑也更可能存在错误推理或推理混乱的特征（O’Connor，Aardema，et al.，2005）。这是因为强迫症的怀疑是基于遥远的假设可能性，而不是现实的感官数据。强迫症患者不信任感官信息，而倾向于想象的可能性。所以在病理性怀疑中，个体可能会想，“我刚才是不是撞倒了一个骑自行车的人？”并专注于想象的可能性（如，“我开车的时候离骑自行车的人很近；我可能会碰到那个人，或者因为靠得太近而把他撞倒在路上”）。当个体把注意力集中在想象的可能性时，这种病态的怀疑就会越来越强烈，把想象的可能性与现实混淆。在正常的怀疑中，个体可能会有侵入性的想法“我是不是撞倒了那个骑自行车的人？”但随后结论是，这不是真的，因为他们从后视镜里看了看，并没有看到受伤的人，也没有感到汽车像碾过一个人一样震动。正常的怀疑被抑制了，因为它被现实生活的感官信息所纠正。基于**推理混乱问卷**（Inferential Confusion Questionnaire，ICQ；Aardema，O’Connor，& Emmelkamp，2006）和ICQ-扩展版的研究发现，强迫症患者的得分显著高于非强迫症焦虑组和非临床对照组的被试（Aardema，O’Connor，Emmelkamp，Marchand，& Todorov，2005；Aardema et al.，2010）；而推理混乱与其他类型的强迫症信念无关，与强迫症状显著相关（Aardema et al.，2006）。

独特的内容

病理性怀疑可能比正常怀疑涉及更多特殊主题。关于正常侵入性思维的国际研究发现，非临床人群的怀疑集中在日常活动上，比如“我锁门了吗？”“我拔掉加热装置的插头了吗？”“我把厨灶关了吗？”等（Radomsky，Alcolado，et al.，2014）。然而，在强迫症患者中，最主要的疑虑往往集中在更特殊的问题上，这些问题是强迫症患者所特有的（如，“我上楼梯时，开始迈的脚是不是正确的？”）。即使怀疑与日常活动有关，比如锁门，强迫症患者的思维方式也更特殊。强迫症个体更可能体验到:（1）当面对其他人产生的其他可能性时，倾向于对最初的结论产生更多的怀疑（Pélissier，O’Connor，& Dupuis，2009）或（2）由于主观确信感或“知道的感觉”的减弱，倾向于过度依赖他人或规则（Lazarov，Dar，Oded，& Liberman，2010）。因此，即使是关于日常事件，病理性怀疑在体验上也往往比正常的怀疑更怪异。

对记忆的低自信

大量研究表明，强迫症的一个特征是对记忆的严重不信任（也称为低认知自信），并且反复检查会降低对记忆的自信，特别是回忆的生动程度和细节数量（如 Radomsky et al.，2001；Radomsky，Dugas，et al.，2014；van den Hout & Kindt，2003b）。其他研究者还发现，强迫症患者对注意力的自信也降低了，也就是说，检查会产生有害的影响（Hermans et al.，2008）。许多研究都聚焦于导致这一效应的过程，但很明显，对记忆的低自信会加强对先前行为的怀疑。由于非临床个体对自己的行为和决定有较高的认知自信，他们的怀疑不会那么强烈。因此，病理性怀疑如此强烈的一个重要原因是认知自信的不足。

知道的感觉

在病理性怀疑中，确定感可能比在正常怀疑中更难实现，因为实现一种主观的确信感或“知道的感觉”更困难（Lazarov et al.，2010；Shapiro，1965；

Szechtman & Woody，2004）。Shapiro（1965）在关于强迫怀疑的论述中指出，注意力的狭窄和对细节的专注，以及短暂的主观体验受限，会导致“确信体验的丧失”（p.50）。病理性怀疑和不确定是过度关注细节和对世界失去确信感（即，真实感）的结果，这使强迫症患者无法看到真实世界中丰富多彩和不断变化的体验。这种病态的怀疑伴随着某种外在的、繁杂的、刻板的仪式行为的需要，是一种补偿“现实感受缺陷”的尝试（Shapiro，1965，p.52）。

Shapiro 的假设与最新的证据非常吻合，这些证据表明强迫症患者在“知道的感觉”上存在缺陷，因此使用他人或外部指标作为补偿，来推断自己的内部状态（也见 Szechtman & Woody，2004）。在虚拟检查实验中，van den Hout 和 Kindt（2003a，2003b）发现，反复检查会侵蚀人们对行为结果的记忆自信，因为它抑制了自下而上的知觉处理，导致回忆植根于“知道”而不是“记住”。也就是说，经过反复核对的记忆不够生动、详细，所以记忆的自信也降低了。重复检查诱发了一种矛盾的感觉，在这种感觉中，个体有对检查的记忆，但它是不明确和不清楚的（van den Hout & Kindt，2003a）。“不恰如其分”体验是一个相关的现象，可以激发检查行为（Summerfeldt，2004）。总而言之，强迫症患者会产生怀疑，部分原因是行为的终止标准——对记忆的确信、耶达知觉或正确性——比有正常怀疑的人更难捉摸。

非适应性信念

病理性怀疑的核心信念比正常怀疑的核心信念更为僵化，也更不易受到矛盾证据的影响。然而，功能失调信念和怀疑或检查之间关系的证据尚不清晰。在学生和强迫症样本中，研究都未能发现 OBQ 信念分量表和 OCI-R 检查分量表之间的显著相关（Tolin et al.，2008；Woods et al.，2004）。然而，OBQ 信念分量表中过分的责任感和高估威胁与 DOCS 伤害和错误责任分量表显著相关（Wheaton et al.，2010）。有其他研究者报告了学生样本中 OBQ– 完美主义、

OBQ– 重要性 / 思维控制和 OCI– 检查之间的显著相关（Myers et al.，2008）。基于 OCD 样本，Julien 和同事发现 OBQ– 完美主义和 OBQ– 确定性信念可以预测帕多瓦检查分量表（Julien et al.，2006）的得分。从这些发现可以看出，威胁、责任和确定性信念在病理性怀疑和检查中有重要作用，尽管结果并不总是一致的。

无法忍受不确定性

表现出病理性怀疑的患者可能需要更高水平的确定性，因为预先存在 IU（van den Hout & Kindt，2003b）。例如，如果被问到是否确定在出门上班之前完全关闭了水龙头，你可能有 97% 的确定，并且能够接受 3% 的不确定。但有病理性怀疑的患者不能接受 97% 的确定性，而要努力追求绝对的确定性。这种对完全确定性的追求迫使怀疑者检查或过分寻求“水龙头完全关闭”的保证，因为即使是极小的不确定也让他们无法忍受。有证据表明，强迫检查和强迫重复的患者比不检查的患者对不确定的耐受性更差（Tolin et al.，2003）。作者指出，IU 可能代表了怀疑的情绪层面，在这种情况下，一个人在面对许多可能性时会感到高度痛苦。

不完整感 / 不恰如其分的体验

与正常的怀疑者相比，有病理性怀疑的患者可能会更想获得一种完整感或“恰如其分”的感觉。有证据表明，感觉体验的不完整与强迫检查行为显著相关（Ecker & Gönner，2008；Ecker，Kupfer，& Gönner，2014b；Taylor et al.，2014）。因此，病理性怀疑的患者在努力解决怀疑的过程中，可能会有更强烈的获得内在的完整感的需要。在某种程度上，普通的怀疑者很少想要达到这种感觉状态，因此他们解决怀疑的努力也没有那么可怕。

通过对病理性怀疑和正常怀疑的比较，我们可以清楚地看到强迫症患者是如何变得“犹豫不决”的。倾向于将推论建立在与伤害相关的可能性上、对记忆的不信任、微弱的主观确信感、对可接受的确定性不切实际的高阈限，以及对完整感的强烈渴望，这些因素的共同作用将导致更强烈、持续和迁延的怀疑。

RACHMAN 对强迫检查的认知理论

Rachman（2002）提出了一个特定的认知理论来解释强迫检查的持久性。该理论的核心观点是，当个体意识到自己对防止伤害负有更大的责任，但又不确定自己是否已经充分减少或消除了伤害时，就会出现强迫检查。为了确保伤害性的事件不会发生，他们反复检查是否安全。虽然检查可以暂时减轻焦虑/痛苦，但也与其他一些负面影响（adverse effects）相关，这些负面影响自相矛盾地导致检查行为的持续重复。Rachman 将这些负面影响称为确保强迫性重复检查的自我延续机制。

第一，寻求确定性。对安全的检查永远不能提供患者所需的确定性水平（即，未来对自己或他人的伤害的可能性已经消除），因为未来事件的确定性是难以掌控的。这种难以掌控的状态确保强迫性检查将无限期地持续下去。

第二，由于焦虑唤醒的干扰作用，反复检查会影响个体对检查行为的记忆。他们过分专注于威胁和情绪反应，以至于不记得检查的具体细节。对检查行为记忆的低自信降低了安全感建立的确定性，因此增加了重复检查的可能性。此外，对于“不记得”的重要性产生的负面或灾难性误解将导致检查行为的升级（如，“我一定很愚蠢或不负责任，因为我不确定是否完全锁上了门”）。

第三，对于责任感过高的患者，检查将增加他们对有害后果的感知概率。在安全检查完成后，检查会增加个人的责任感。同时由于安全检查的负面影响，一个自我延续循环被建立起来，导致“一次检查永远不够”。

根据 Rachman（2002）的观点，有三个认知过程“倍增（multiply）”了检查行为。第一个倍增因素是相信个体有特殊的责任去保护自己或他人不受伤害。第二，高估恐惧事件的感知概率也会增加检查行为发生的可能性。第三个倍增因素是对与恐惧事件相关的感知严重程度或感知成本的高估。Rachman 将这些因素称为“倍增因素（multipliers）”，因为这些认知过程存在与否会增加或减少强迫检查的可能性。因此，Rachman 认为过分的责任感和高估威胁是强迫性检查中两个最关键的错误评估。此外，增加检查会损害对检查细节的记忆准确性，从而降低对记忆的自信，并增强个体认为自己记忆力非常差的信念。由于本章提出的强迫检查的 CBT 模型在很大程度上借鉴了 Rachman 的理论，因此图 11.1 描述的 CBT 模型的实证支持综述也适用于 Rachman 的模型。

治疗应考虑的因素

基于这一认知概念化，Rachman（2002）提出，强迫检查的认知行为治疗必须包括三个关键成分。

- 对“有特殊责任保护自己或他人不受伤害”此类信念的修正。
- 纠正“检查行为是为了防止可能的威胁或伤害”这一错误解释，增强记忆自信。
- 使用反应预防来挑战关于确保安全的必要性的信念。

Rachman（2002）方法的实际治疗元素集中于一种强有力的教育成分，其中治疗师将该模型作为治疗的基本原理向患者进行解释。尽管 Rachman 认为个体修改责任信念的能力即使在最好的情况下也是相当弱的，但认知和经验练习可以用来对抗责任扩大化信念。建议采用标准的认知干预，尤其是行为实验，来修正高估的威胁评估。Rachman 认为，在整个治疗过程中必须强调的关键治疗策略是对检查的反应预防。

基于推理的模型

O’Connor 及同事提出了一种基于推理的 OCD 理论（inference-based theory，IBT），来代替当前的认知评价模型（O’Connor，Aardema，et al.，2005；也见 O’Connor，2002）。O’Connor（2002）认为，强迫症开始于某个内部或外部知觉，它与对一个相关事件状态的主要推断相关，而不是非意愿的侵入性思维。推理是“一个关于事件可能状态的似是而非的命题，通过推理得到，又构成了进一步演绎 / 归纳推理的前提”（O’Connor，Aardema，et al.，2005，p.115）。在强迫性思维中，个体根据错误的归纳推理过程对内部或外部知觉做出推断。（这些过程如表 11.2 所示。）这种错误的推理导致了一种特殊的、自我怀疑式叙事的建构，其中想象的可能性与现实相混淆。这在 IBT 中被称为**推理混乱**（inferential confusion），被视为强迫性怀疑的主要认知过程。推理混乱来自有强迫倾向的个体对感官的不信任和否定现实可能性的偏向（O’Connor，Aardema，et al. 2005；O’Connor & Robillard，1995）。强迫性推理或怀疑是“纯粹主观推理的结果”（O’Connor，Aardema，et al.，2005，p.118），在这种推理中，人们将“极小的概率与完全虚构”相混淆（O’Connor & Robillard，1995，p.890）。最终的结果是病理性怀疑者拒绝了感官信息，转而相信假设的可能性。

表 11.2　特殊强迫思维叙述中存在明显推理混乱的推理过程

推理错误	定义
类别错误	混淆两个逻辑或本质上截然不同的特性或物体（如，“如果这张白色桌子脏了，那么代表另一张白色桌子可能需要清洁”）。

续表

推理错误	定义
表面上可比的事件	混淆时间、地点和/或因果关系截然不同的两件事（如，“我的朋友经常开走车后忘记关车库门，所以我也可能忘记关车库门”）。
选择性地使用断章取义的事实或错位的具体情境	将抽象的事实不恰当地用于具体的个人情境中（如，“微生物确实存在，因此微生物可能会感染我的手”）。
纯粹的虚构想象	编造可信、生动的故事（如，“我能想象到声波进入我的头部，所以它们可能会影响我的大脑”）。
反向推理	对现实的推论优先于观察，而不是在观察之后（如，“一定有很多人在这地上走过，所以它才会这么脏”）。
对正常感知的不信任	为了更深入地进入现实而忽略感官（如，“尽管感觉告诉我那里什么都没有，但理性告诉我那里可能有一些我看不到的东西”）。

注：来自 Clark 和 O’Connor（2005）。版权 © 2005 The Guilford Press。经许可改编。

那么，IBT 会如何解释马特奥不断怀疑与瓦莱丽结婚的决定？这可能从他与瓦莱丽谈论婚礼计划的对话开始。马特奥注意到自己对对话内容不感兴趣，进而做出了错误的推断。

> “为什么我无法投入这次谈话？也许这意味着我不是真心想与瓦莱丽结婚［类别错误］。如果我对婚礼不那么感兴趣，那就意味着我不是真的爱她，而且我对我们关系的承诺不堪一击［反向推理］。如果我在不确定是否真的爱她之前就跟她结婚，我将会被困在一场没有爱的、充满折磨的婚姻中［对正常感知的不信任］，我的生活将被永远地毁掉［纯粹的虚构想象］。”

从这种对强迫性怀疑的主要推论或叙述中可以看出，马特奥的怀疑基于一种假想的场景。他对有关伴娘礼服的谈话不感兴趣，随后错误地将一时的无聊推断成是由于缺乏爱和对关系的承诺。然后，他对这种关系产生了持续的怀疑，进而导致了焦虑或痛苦的增加。为了缓解这种不适感，他强迫性地寻求对关系的保证以及自己对关系的承诺（O’Connor & Aardema，2012）。

根据 IBT 的研究，推理混乱是一种认知变量，在所有形式的强迫症中都很明显，具有疾病特异性，并且不同于其他的强迫性认知结构，例如强迫信念（O’Connor，Aardema，et al.，2005）。IBT 干预的重点是纠正推理中的混乱并解决疑惑，以实现强迫症状的改善（Aardema & O’Connor，2012）。倾向于进行错误的归纳推理，特别是与强迫思维行为相关的内容，可能是强迫症的易感因素（Clark & O’Connor，2005），而这会造成推理上的混乱。

自 20 世纪 90 年代中期，IBT 方法被首次提出，O’Connor 和 Aardema 等人进行了一项雄心勃勃的研究计划，以证明错误的归纳推理或推理混乱对强迫怀疑的重要性。大多数研究依靠推理混乱问卷（ICQ）来观察推理混乱在强迫症中的作用（Aardema et al.，2006）。ICQ 包含 15 个条目，描述了反向推理以及对与不愉快、伤害和安全相关的感觉的不信任。后来研究者开发了 30 条目的扩展版本（ICQ-EV），以评估更广泛的推理错误（如类别错误）、对低相关或不相关关联的依赖、专注于想象虚构的内容等（Aardema et al.，2010）。两个版本都具有良好的心理测量特性，并且与强迫症的症状指标显著相关（Aardema et al.，2006，2010）。此外，强迫症患者中的推理混乱（即，ICQ 总分）显著高于非 OCD 焦虑组及非临床对照组（Aardema et al.，2006），并且与其他强迫信念既存在相关又有差异。此外，当控制其他信念时，推理混乱可以预测强迫症状（Aardema et al.，2006）。同样，相比于 OBQ 信念的变化，推理混乱的变化是对 IBT 治疗后强迫症状变化的更好预测指标（Del Borrello & O’Connor，2014）。

多项研究表明，推理混乱会增加病理性怀疑。例如，在进行推理时，与非强迫症患者相比，强迫症患者使用的归纳推理策略更容易引发更多的怀疑

（Pélissier et al.，2009）。此外，对强迫性怀疑内容真实性的相信程度与对强迫行为的感知能力呈负相关（Grenier，O'Connor，& Bélanger，2010）。最后，解决强迫性怀疑的能力可能是 IBT 中一个重要的改变机制（Aardema & O'Connor，2012）。总之，这些发现表明，推理混乱是病理性怀疑的一个重要因素（也见 Nikodijevic，Moulding，Anglim，Aardema，& Nedeljkovic，2015）。

治疗应考虑的因素

O'Connor 和 Aardema（2012）开发了一种针对强迫症的认知治疗，专注于纠正主要的推理或怀疑。怀疑的改变是通过解决推理混乱而发生的，这种混乱包括对感官或自我的不信任，以及对极小可能性的过度关注。因此，IBT 治疗的目的是改变强迫怀疑，而非实际行为。在 IBT 中，行为改变是推理混乱减少的结果，所以行为实验、暴露和现实检验不需要消除强迫行为。正如 O'Connor 和 Aardema 在治疗手册中的介绍，"IBT 治疗的目的是通过认知教育和洞察将患者带回现实，通过执行所谓的'现实感知'与现实相联系，即以一种不太费力的正常方式与现实相关联"（p.xv）。

IBT 通常包括 12 ～ 20 次个体会谈，分为三部分：教育和建立基础、干预、巩固。**教育**部分向患者介绍了 IBT 的模式以及怀疑在强迫症状循环中的重要性。IBT 教育的一个独特方面是使用练习和工作表来帮助患者发现他们的怀疑序列、推理错误和强迫性故事或叙述。**叙事单元**（narrative unit）是一个故事或解释，它让患者相信自己的强迫性怀疑有一些逻辑（O'Connor & Aardema，2012）。它包含推理和修辞，"插入联想、桥接、假设、概括和传闻，并根据所有同等的合理性得出推论，认为实际上并不存在的东西是存在的"（O'Connor & Aardema，2012，p.58）。下面是一个可能的叙事单元，马特奥用它来证明反复上下楼梯的合理性，因为他怀疑自己的正确性。

治疗师：马特奥，你告诉过我，有时候你会陷入困境，发现自己反复上下楼梯很多次，直到你觉得自己做对了。

马特奥：是的，这太令人沮丧和尴尬了。我怕有人会发现我这样做。

治疗师：我理解你的怀疑，但是为什么你认为正确地上楼梯如此重要？［探索叙事单元的问题］

马特奥：嗯，我走到楼梯的一半，不记得是用左脚还是右脚开始上楼梯的。我立刻开始觉得不舒服，意识到自己在给自己制造因果报应。当我上楼时，我需要通过拥有好的、积极的想法来中和报应。如果我不这样做，报应就会整天跟着我。我最终会感到焦虑、无法集中精力工作，因为我担忧一些不好的事情将发生在我或瓦莱丽身上。处理这种情况的最好方法是重复我的动作，密切注意确保我用右脚开始上楼梯，并在整个过程中努力保持好的积极想法，这样我就在创造好运。［马特奥的叙事单元］

IBT 治疗师帮助患者在叙事单元中发现脆弱的自我主题。这是个体害怕变成的样子，也是导致强迫症状的另一个重要因素。例如，马特奥的脆弱主题之一是伤害自己或他人。他害怕成为一个冷酷、冷漠、麻木的人；他认为自己应该为给别人带来的不良影响负责，却完全不关心自己的疾病给朋友和亲人带来的影响。

IBT 的第二阶段，**干预**，通过使患者相信强迫性怀疑的构建没有任何直接证据，从而直接改变强迫性怀疑，即，它是 100% 虚构的（O'Connor & Aardema, 2012）。在这一阶段，尽管与关注叙事单元和患者对推理错误的使用有所不同，但许多工作与 CBT 中对强迫症的认知重构非常相似。IBT 独有的一种干预被称为**现实感知**（reality sensing）。这种练习和工作表将引导患者远离怀疑，获得更多对感官的信任和依赖。另一种叙事基于外部现实——即感官，而不是想象的可能性。例如，马特奥的“上楼强迫行为”的另一种说法可能是：

“因果报应或命运更多是由行为而不是由感受决定的。认为制造一种好的或正确的感觉会对因果报应产生直接影响是错误的。例如，我可以感觉很好，阅读瓦莱丽的短信，这让我对未来充满希望和兴奋。我边走边读，没有看到‘禁止通行’的路标。我走过十字路口，仍在阅读瓦莱丽精彩的文字。我没有看到驶来的汽车，突然被撞并受了重伤，导致长期住院和永久伤害。我的命运是由我当时的行为决定的，而不是感受或当天早些时候的行为。事实上，我们对生活中发生的好事或坏事往往没有多少控制权。谁能简单地通过产生一种积极的感觉或直觉来引发好事，比如中彩票？大部分命运或因果报应的结果都是不可预测和不可知的。生活充满惊喜；而这也是人类经验的重要部分。”

IBT 的最后阶段是**巩固**。其目的是进一步削弱强迫性怀疑，强化替代性叙事。这一阶段涉及的干预措施包括：（1）详细阐述替代性叙事；（2）强调会将患者拉回强迫性怀疑的推理错误；（3）确定病理性怀疑的可选择性；（4）实施基于替代性叙事的行为；（5）提供预防复发的策略，帮助维持获益并处理任何可能损害患者使用 IBT 方法能力的问题（O’Connor & Aardema，2012）。

强迫检查的认知行为模型

图 11.1 展示了一个强迫性检查的认知行为模型，该模型大量借鉴了 Rachman（2002）的认知理论和 IBT 的一些关键构念。

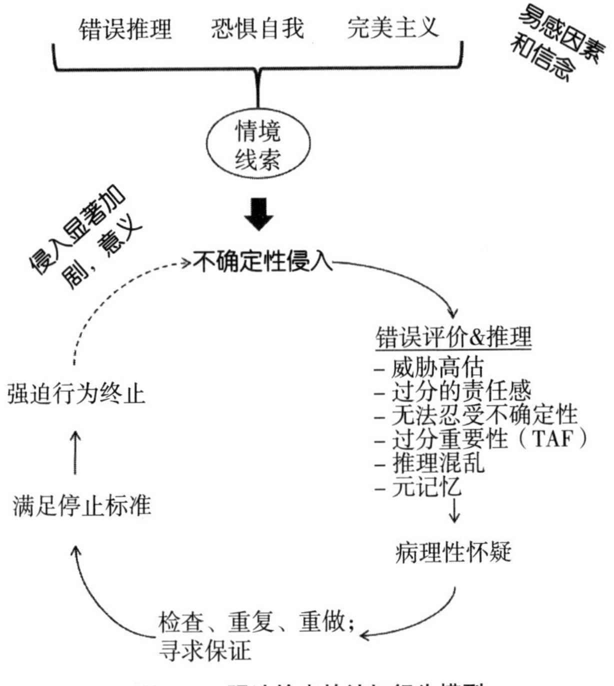

图 11.1　强迫检查的认知行为模型

易感因素

基于 IBT 的研究，我们可以预计，那些容易出现强迫性怀疑和检查的个体存在犯归纳推理错误的倾向，尤其是在处理可能威胁到重要的自我领域的问题时（Clark & O'Connor，2005；Doron & Kyrios，2005）。然而，Simpson、Cove、Fineberg、Msetfi 和 Ball（2007）发现，强迫症样本与非临床对照组在归纳推理的四个参数中只有一个不同。

另一个潜在的易感因素是恐惧自我（feared self）。在病理性怀疑和强迫性检查中，个体可能有过分避免自我表现出诸如不负责任、粗心、鲁莽或肤浅等特征的倾向。这种自我表现是强迫性检查者尽力避免出现的"恐惧自我"，因此会更深入地处理不确定性的想法和感觉。对恐惧自我的研究基于**自我恐惧问卷**（Fear of Self Questionnaire，FSQ；Aardema et al.，2013）。FSQ 的多数条目都与对道德侵犯、不足和不配的恐惧有关。在最初的研究中，FSQ 是强迫症状和信念的一个重要预测因素，但与强迫性检查没有显著相关。在对强迫症和健康对照组进行的另一项研究中，FSQ 的会聚效度得到了验证，尽管这个工具看起来与令人厌恶的强迫思维尤为相关（Melli，Aardema，& Moulding，2016）。自我意识问题很可能是强迫检查的易感因素，但是其他自我表征结构（如，自我矛盾心理或自我领域敏感性）是否比恐惧自我更相关，还有待观察。

完美主义是怀疑和强迫检查的另一个可能的易感性因素。长期以来，完美主义一直被认为是强迫症，特别是强迫型人格障碍的心理分析理论中的关键病因学因素（见 Frost et al.，2002）。实证研究表明，完美主义与强迫症高度相关（见 Frost et al.，2002；Summerfeldt et al.，1998），并且与检查症状也存在相关（OCCWG，2005；Wu & Cortesi，2009）。Frost 及同事（2002）在综述中得出结论，完美主义通过使个体特别关注对生活中某些事件的控制而在强迫行为中发挥了特定作用。不幸的是，尚无必要的前瞻性和实验性研究结果，因此图 11.1 所示的易感性结构图目前仅是推测性的。

情境和不确定性的侵入

病理性怀疑的产生通常涉及外部对象或情境，需要个体采取某种行为或做出决定来承担个人责任以控制结果。常见的例子是锁门、关闭水龙头或电灯开关、驾驶、填写表格等。一些有关强迫检查的早期行为研究已经认识到了情境线索的重要性（如 Beech & Perigault，1974；Rachman & Hodgson，1980）。内部线索（如，感受或感觉）也可能触发不确定感，但这种情况比涉及个人控制需求的外部线索少得多。

对知识的不确定性或不完整感以及对感官信息的不信任是怀疑的基本特征（O’Connor & Aardema，2012）。因此，在 CBT 模型中，情境线索触发了初始的侵入性思维或不确定性想法。最开始的想法“我锁好门了吗？”代表了对不确定性有意识的最初体验。从最初的不确定性侵入开始，然后是一系列认知过程，从而导致更持久的怀疑，以及后来的检查行为（见图 11.1）。

错误的认知评价和推理

在 CBT 模型中，对不确定性侵入的错误评价是病理怀疑和检查的发病机理中最关键的因素。我们可以预测，第 5 章中讨论的所有认知评价都在强迫检查行为中发挥作用。图 11.1 突出显示了检查亚型中尤其重要的 4 个认知评价过程。在综述中，Radomsky 及同事（2008）得出结论，相关研究和实验研究表明，过分的责任感和高估威胁与检查行为有着特异性关系。许多相关研究都是基于 OBQ 的，它测量了责任感和威胁信念。但是，评价与信念之间存在着密切的关系，因此我们可以将 OBQ 视为认知评价的替代指标（即 Clark，2002）。

并非所有的实证研究都支持过分的责任感 / 高估威胁与强迫检查之间的特异性关系。例如，Julien 及同事（2006）基于帕多瓦量表（修订版）检查分量表的症状分类，并未发现强迫症检查亚型在 OBQ 责任 / 威胁高估分量表上的得分显著高于其他强迫症亚型（见 Tolin et al.，2008）。然而，其他人发现 OBQ 的责任 / 威胁分量表与怀疑之间存在相关（Wheaton et al.，2010），并且，有实验研究表明，对威胁性结果的高度责任感确实增加了检查的欲望（进一步讨论见第 5 章关于错误评价和信念的因果关系的部分）。因此，我们可以得出这样的结论：对感知到的威胁性后果的个人责任的错误评价，可能会加重病理性怀疑和检查。

思维的过度重要性（包括 TAF- 可能性）和 IU 是另外两个在怀疑和检查中发挥重要作用的认知评价过程。Radomsky 及同事（2008）得出结论，IU 在强迫性检查的发生中起着重要作用。鉴于不确定性是怀疑的核心，这个结论也很容易理解。同样，初始侵入性思维的性质（即，不确定感）以及与病理性怀疑和检查有关的易感因素，也确保对错误的不确定性评价会导致怀疑加重（第 5 章综述了有关评估和检查的实证研究）。

在思维的过度重要性的综述中，Thordarson 和 Shafran（2002）得出结论，这种特征的增强在强迫症中普遍存在，并非强迫检查行为所特有。此外，思维过度重要性的信念与 TAF 偏差存在重叠。在 TAF 量表条目中隐含了对非意愿想法重要性的普遍信念。然而，在对 TAF 的综述中，Berle 和 Starcevic（2005）提出，该特征不一定特异于 OCD，更不必说特定的 OCD 亚型。总之，思维的过度重要性和 TAF 是强迫怀疑和检查相关的错误认知评价过程，但是这些特征显然不是该 OCD 亚型所独有的。

最后，推理混乱和元记忆缺陷是已知的在检查行为的发病机理中很重要的认知过程。O'Connor 及同事对推理混乱的研究表明，它不是强迫检查的特异性决定因素。也就是说，推理混乱是所有强迫症亚型都存在的错误认知过程（O'Conner，Aardema，et al.，2005）。另一方面，元记忆缺陷可能在强迫检查中更具有特异性。Radomsky 及同事（2008）在综述中认为，强迫检查中的记忆准确性实际上可能更高，但是记忆的其他特征［如生动性，细节和相信程度（即元记忆）］会减弱。例如，一些研究报告说，OCD 患者对检查相关的威胁刺激的回忆更准确，或记忆的准确性（即，记忆偏差）增强（如 Ashbaugh & Radomsky，2007；Constans，Foa，Franklin，& Mathews，1995；Radomsky et al.，2001），尽管也有相反的结果（Tuna，Tekan，& Topçuoğlu，2005）。Radomsky 及同事认为，只有当强迫检查的患者真正感受到威胁时（如，在高责任的情况下），才会存在对威胁刺激的明显记忆偏向。

有较为一致的证据表明，强迫检查中存在对记忆的自信和主观确信（或知道的感觉）的降低（如 Dar，Rish，Hermesh，Taub，& Fux，2000；Radomsky et al.，2001；Tuna et al.，2005）。同样，强迫检查个体的记忆可能有更低的生动性和更少的细节（Constans et al.，1995），对注意力的自信也会下降（Hermans et al.，2008）。最近一系列使用虚拟或现实情境的实验研究表明，即使记忆精度不受影响，重复检查仍将导致对记忆的自信、记忆生动性的降低和细节的减少，因为记忆更多地依赖于概念而非感知加工过程（Coles，Radomsky，& Horng，2006；Radomsky，Dugas，et al.，2014；Radomsky，Gilchrist，& Dussault，2006；van den Hout & Kindt，2003a，2003b）。总体而言，大量实证证据表明，强迫检查会导致元记忆的减少，这将加剧怀疑并增加进一步重复检查的可能性。

关于记忆对强迫检查的影响，一些关键的研究问题仍未得到解答。元记忆的减少和病理性怀疑之间的关系还没有明确，尽管可以预计在怀疑和不确定性增加的同时，对记忆的自信将会降低。其次，感官处理和“知道”与记忆评分之间存在混淆。可以假设，生动性、具体性和自信程度较高的记忆更容易被记住，而不那么生动和具体的记忆则会引发一种知道的感觉（即，更容易概念性地回忆）。在控制生动性、细节和其他元记忆的评分后，分析“知道”与记忆变量将会很有趣。这将有助于确定“知道”和记忆在强迫检查的维持中的独特贡献。

病理性怀疑

错误的认知评价和推理会共同将侵入的不确定性提升到个人意义和威胁的层面。对不确定性的进一步阐述和反思将加剧怀疑的主观体验。个体将越来越相信，只有通过检查才能纠正不确定的状态。起初，个体试图抵制检查的欲望，试图以一种更具适应性的方式重新评价不确定性，怀疑可能会持续几分钟。但是，在长期的强迫检查中，怀疑可以被自动引发，因此怀疑和检查行为之间几乎没有时间间隔。

强迫检查

随着病理性怀疑的出现，强迫检查的持续轨迹看起来与强迫清洗非常相似。患者用检查、重复和重做来应对怀疑。但是，与强迫清洗和污染恐惧相比，检查不能有效地解决怀疑，因此焦虑或内疚的减轻、确定性和安全感的获得并不令人满意（Rachman & Hodgson，1980）。实际上，反复检查和重做会导致沮丧、愤怒或紧张感的增加（见 Rachman & Shafran，1998），这可能是停止检查的动力。在最近一项针对检查和安全动机系统的实验中，Hinds 及同事发现，强迫检查的患者即使获得了足够的检查机会，也不太可能减少安全动机系统的激活，这表明强迫检查的患者在停止检查方面存在问题（Hinds，Woody，Schmidt，Van Ameringen，& Szechtman，2015）。尽管这些结果表明强迫检查患者很难获得安全感或确定自己没有犯错，但知道什么特征意味着该停止检查可能会在其中发挥作用，例如持续检查导致的挫败感。

总之，有大量的实证证据支持错误评价、错误推理和病理性怀疑在强迫检查的发病机理中的作用。但是，目前对于 OCD 检查症状的易感性因素、在确定何时停止检查时最重要的状态，以及心理控制失败在怀疑和检查维持中的作用还知之甚少。同样，在检查的发病机理中提出的许多认知和情绪变量在其他 OCD 亚型中也很重要。因此，还需要更多的强迫症状亚型的比较研究以及操纵不确定性的实验研究，以确定强迫检查的特定认知途径。

关系强迫症

最近，研究者发现了一种主要关注亲密关系的强迫症。**关系强迫症**

（relationship obsessive-compulsive disorder，ROCD），是指“对自己对伴侣的感受、伴侣对自己的感受以及关系体验中的‘权利’的聚焦和怀疑”（Doron，Derby，& Szepsenwol，2014，p.169）。尽管在一定程度上对亲密关系的矛盾和怀疑是正常的，但 ROCD 被认为是病理性的，因为它存在自我失谐的侵入性特征，会导致严重的个人痛苦功能障碍（Doron，Derby，Szepsenwol，& Talmor，2012）。为了评估这种临床现象，Doron 及同事开发了 12 条目的**关系强迫症量表**（Relationship Obsessive Compulsive Inventory，ROCI）。基于非临床样本的验证性因素分析显示了 3 个维度，包括自己对伴侣的爱的怀疑、对关系的怀疑以及对伴侣是否爱自己的怀疑（Doron，Derby，et al.，2012）。ROCI 分量表与焦虑、抑郁、强迫症和强迫信念症状评分以及关系痛苦和不满之间存在低到中等的相关（Doron，Derby，et al.，2012；Doron，Mizrahi，Szepsenwol，& Derby，2014）。在另一项非临床研究中，拥有焦虑型依恋并倾向于从亲密关系中获得自我价值的个体报告了最高的 ROCI 得分，并且，对其关系能力的负面反馈引发了 ROCI 评分的上升（Doron，Szepensenwol，Karp，& Gal，2012）。另一项研究发现，在过去 3 个月经历严重分手的样本中，ROCI 得分与分手痛苦程度呈正相关（Clark，O’Sullivan，& Fuller，2015）。

Doron、Derby 和 Szepsenwol 在关于 ROCD 的概念性文献中（2014）指出，对自己的亲密关系存在强迫怀疑的个体会经历非意愿的侵入性思维，并对伴侣产生怀疑，而这会引起严重的个人痛苦。试图消除痛苦和怀疑的方式包括：反复检查自己对伴侣的想法和感受；将伴侣的言行特征与他人比较以使自己对伴侣的真实感觉合理化并说服自己；向伴侣寻求保证；尝试形象化或回忆与伴侣之间的积极经历。像其他形式的强迫怀疑一样，这些中和努力只能提供暂时的缓解，并会增加怀疑的严重性。对关系破裂的强烈担忧在某些 ROCD 患者中很明显。

不幸的是，目前所有 ROCD 研究都基于非临床样本。可以找到病理性 ROCD 的个案研究，但缺少临床样本的系统研究。ROCD 的流行病学、与其他 OCD 亚型的区别以及易感性 / 维持性因素等基本问题仍未得到解答。研究人员已经从基于常模样本的发现中推断出 ROCD 的个案概念化，但是在推广至临床样本时必须谨慎。Doron、Derby 和 Szepsenwol（2014）提供了一些治疗方面的观点，并指出当前正在开发治疗手册。在手册发表前，从业人员必须调整现有的 CBT 干预方法，使之适应 ROCD 的特异性需求。

特殊治疗方法应考虑的因素

过分的责任感

前面几章介绍了修正过分的责任感的认知和行为策略。Rachman（2002）指出，在治疗强迫检查时，必须处理责任信念。推荐采用认知重建以及责任转移和延迟策略，但是这些方法对强迫检查者而言可能非常具有挑战性，因为他们的强迫行为是为了预防想象中的灾难。

一种选择是使用 IBT 策略来纠正错误的责任评估。另一种方法是采用意象重构（见 Arntz，Tiesema，& Kindt，2007；Holmes，Arntz，& Smucker，2007）。为了说明这种方法的工作方式，下面以马特奥的电子邮件问题作为示例。首先，马特奥在发送电子邮件之前反复检查，这是一个高度责任感的场景。同事收到了电子邮件，但邮件的影响是不确定的。该场景应基于现实的怀疑和检查经验。在马特奥想象这个场景的时候，治疗师提出了一些问题来挑战他关于责任的错误信念：

“反复检查如何防止误解？你怎么知道同事是否误解了电子邮件的

内容？”

“如果她确实误解了信息，你怎么避免这种情况？因为她缺乏了解而导致误解的可能性有多大？”

“你是否高估了自己对确保同事正确理解邮件的责任？”

“通过反复检查，你感到责任更重还是更轻了？”

“反复检查邮件的代价是什么？”

在彻底探索了高责任感的情境后，就可以构建一个低责任感的情境。在这个情境中，马特奥会阅读一次电子邮件，然后发送。同事收到了邮件，但是其影响尚不确定。此时，治疗师和马特奥一起探讨如何处理可能的误解以及对没能发送一封更好的邮件的责任感。治疗师可以询问几个探索性的问题：

“你对发送了这封造成误解的电子邮件负有多大责任？别人会让你负多少责任？对此你会有多沮丧？这种沮丧的情绪会持续几天吗？会严重到让你无法从床上起来吗？”

“你的不负责会造成多大的损失？同事还会跟你说话吗？”

“鉴于你对电子邮件的担心，你能问一下同事是否对你的邮件有任何担忧吗？这是处理焦虑和不确定性的更好的方法吗？你能想象自己使用这种策略吗？——即使只是偶尔使用？”

“只阅读一次然后就发送电子邮件，给你带来的成本或收益是什么？”

“当重新评估沟通错误的责任时，你觉得对你和同事而言，更现实的估计是什么？真的是各占 50% 吗？”

在制定了适应性和非适应性的责任情境后，马特奥在发送电子邮件时实践适应性情境很重要。为了保证效果，在想象工作之后必须进行现实的 ERP 治疗。

推理混乱和错误

IBT 治疗病理性怀疑的方法包含几个要素，可有助于治疗推理混乱和错误。目前，IBT 方法有两个主题。首先是对患者进行心理教育，告知他们怀疑是错误推理的产物。其次是将患者的注意力从怀疑的想象世界转移到感官的现实世界。

O'Connor 和 Aardema（2012）描述了一些作业练习，以提高对错误推理的认识。这种心理教育干预与教导患者在标准认知治疗中识别认知错误是类似的（Beck et al.，1979）。个体需要接受这种意识训练，以了解自己对脆弱自我的怀疑性叙述，以及他们如何相互作用引发了病态的怀疑和检查。

O'Connor 和 Aardema（2012）描述了几种应对推理混乱的隐喻策略，例如：将 OCD 定义为 100% 虚构和 100% 不相关；进入"OCD 泡沫（OCD bubble）"；进行现实感练习。每一种策略都旨在让患者从专注于想象的可能性转移为对感官的信任，并根据感官采取行动。例如，可以指导马特奥识别自己沉迷于想象的可能性的情境（即，"如果同事完全误解了这封电子邮件，并认为我在批评她，该怎么办？"）。对马特奥来说，重要的是要意识到，在发送邮件的时候，他完全（100%）在想象一个误解，它是虚构的，因此与手头的任务无关。马特奥需要学会更多地意识到自己会跨入一个"OCD 泡沫"，在这个泡沫中，他用想象世界代替了感觉的真实世界（O'Connor & Aardema，2012，p.3）。作者提出了一系列作业练习，鼓励强迫怀疑者识别自己陷入"OCD 泡沫"的情境，然后通过重新进入感官世界来纠正自己。在这些练习中，存在很强的 ERP 要素。在纠正了患者的推理混乱后，需要指示患者"根据感官采取行动，消除强迫行为并避免卷入任何强迫仪式中"（O'Connor & Aardema，2012，p.153）。有关 IBT 干预措施的进一步说明，请参阅 O'Connor 和 Aardema 的《强迫症的临床工作者手册》（*Clinician's Handbook for Obsessive Compulsive Disorder*，2012）。

恐惧自我领域

恐惧自我的说法源自 IBT，它强调易感的自我主题（vulnerable self-theme）。根据 O’Connor、Aardema 及同事（2005）的说法，个体的强迫怀疑集中于代表特定关注或敏感性的指向自我的主题。例如，马特奥的怀疑是担心因粗心大意而对自己或他人造成不利影响。因此，马特奥的易感自我主题之一就是“自己是一个粗心或想法不周全的人”。因此，他的怀疑常常集中在犯错或沟通不当上。最近，易感自我主题的概念指向了更强的“恐惧”自我，尽管相比于强迫检查，这一特征与令人厌恶的强迫思维更为相关（Aardema，Moulding，et al.，2018；Nikodijevic et al.，2015）。这个想法超出了某些自我敏感性的概念，并意味着强迫怀疑者可能更容易因为粗心、轻率、不适当等想法而感到恐惧或焦虑。

恐惧自我的概念可以纳入强迫检查的认知干预中。可以用 FSQ 施测，其中涉及不适当的条目可能与 OCD 检查者更相关（Aardema et al.，2013）。治疗师可以通过这些条目与患者一起探索可能导致怀疑和过度检查的恐惧自我。同样，IBT 提供了一种更具心理教育意义的方法，可以使患者对其易感的（恐惧的）自我主题产生敏感反应，然后挑战这种感知易感性的真实性。

作为 CBT 干预恐惧自我的一个例子，苏格拉底式提问可能揭示，马特奥害怕被视为粗心大意、草率的人。治疗师可以探索这种根深蒂固的自我恐惧的发展起源和经历。成本－效益分析可用于确定这种对粗心大意的恐惧是否有利。通过考察他人对待粗心大意的态度，可以得出一个更现实、更平衡的对认真和谨慎的看法。可以进行行为实验，让马特奥处于不同程度的“想法不周全”状态。可以教他使用正念的思想标签，练习识别“对粗心思想的恐惧”并为其命名，然后以独立、非评判的方式观察它。可以预期，这些想法会在引发不确定、怀疑和检查的情境下发生。

对不确定性和痛苦的耐受

不确定性和痛苦耐受并非强迫怀疑所特有，而是一种在多数焦虑障碍和强迫症亚型中都明显存在的跨诊断特征。Robichaud 和 Dugas（2006）在广泛性焦虑障碍的 CBT 中提出了针对不确定性的 3 个要素。首先是提高患者对无法忍受不确定性的认识，如"如果……会怎样？"的问题。换句话说，当个体学会了思考"如果发生……会怎样？"就表明不确定性是可以忍受的。其次，教会患者识别并减少回避行为和安全行为，以应对不确定的必然性。最后，布置"暴露练习"，即使在不确定的情况下也要采取行动。在这种情况下，鼓励个体处理不确定性并观察自己耐受不适感的能力。

由于存在强迫检查，对不确定性的干预需要考虑高度的假想强迫恐惧，甚至对极小可能性的不耐受。例如，马特奥"知道"没关厨灶并使房子着火的可能性极小。然而，他被极度的怀疑吸引回去检查。最初，马特奥坚信他的检查是为了应对不确定性。但是多次检查从未使他感到更加确定。由于越来越多的挫败感或"没关系，让它去吧"之类模棱两可的感觉，他经常停止检查。治疗师可能会指出许多场合，比如在厨灶前，甚至在怀疑缠身时，他最终还是停止了检查。从中马特奥可以得知，他在强迫情境中忍受不确定性的能力超出了自己的想象。

在强迫检查中用以提高痛苦耐受的策略与其他强迫症亚型的策略相似。这项工作大部分集中在通过认知重构来纠正关于负面情绪及耐受的非适应性观念。此外，逐级 ERP 对培养个体的痛苦耐受至关重要。治疗师可以确保患者通过暴露练习来测试不能耐受痛苦的信念。例如，在暴露治疗中，马特奥在只重读一次后就发送电子邮件，这给他带来很大的痛苦。在回顾暴露作业时，治疗师可能会问马特奥，他如何忍受这种痛苦、持续了多长时间、日常工作是否受到干扰、是什么帮助或阻碍了痛苦的减轻？与其他不愉快的状态（如身体疼痛）相比，这种痛苦如何？等等。这些干预措施的目的是增强患者的信心，使他们相信在强迫情境下也可以应对严重的痛苦。在综述中，Bernstein 和同事指出，来自内感性暴露、正念训练、辩证行为疗法和基于接纳的情绪调节策略可能有助于提高痛苦耐受力（Bernstein，Vujanovic，Leyro，& Zvolensky，2011）。

反应预防

Rachman（2002）强调，反应预防（RP）是 CBT 治疗强迫检查的关键成分。行为检查的 RP 相对简单。但是，OCD 检查的患者经常出现心理检查，而这很难控制。尝试通过 RP 治疗心理检查等同于进行思维抑制，而这是众所周知的无效的心理控制策略，尤其是长期来看（Abramowitz et al.，2001；Najmi et al.，2009；Rassin，2005）。因此，治疗面临的挑战是，一方面鼓励个体不要检查、重复或重做，同时又不鼓励努力抑制。

再次强调，对心理检查进行正念观察可能会有帮助。患者不会主动抑制，而是承认心理活动的存在，然后将注意力从思维上轻柔地转移。例如，马特奥经常会尝试在脑海中形成一幅开关处于关闭位置的厨灶图像，作为它已关闭的心理检查。当离开房屋并发现自己产生了厨灶表盘的图像时，他会识别这一点，将其命名为“拨号图像”，然后将注意力集中在外部，例如开车去上班。另一种可能性是用恐惧图像代替心理检查。在这种情况下，马特奥可以想象厨灶开着，炽热的炉火在无人看管的情况下燃烧。这相当于想象恐惧暴露。当然，重要的是确保患者不会用细微的行为检查代替心理检查，例如查看智能手机上的家庭安全应用程序以确保一切正常。

最后，RP 对于 OCD 检查者来说可能会更令人痛苦，因为检查的目的是防止将来可能发生的灾难。因此，通过 RP 减少强迫检查意味着不确定性显著提高，这会增加患者的痛苦。CBT 治疗师在使用 RP 治疗强迫检查行为时，需要向患者解释不确定性的原理。

治疗效果

M. T. Williams 及同事（2013）在对 ERP 治疗效果研究的综述中得出结论，ERP 对强迫怀疑和检查的效果与对污染恐惧等其他 OCD 亚型的类似。通过 OCD 症状亚型对 ERP 治疗效果的重新分析也表明，强迫清洗和强迫检查之间无显著差异（Abramowitz，Franklin，et al.，2003）。Starcevic 和 Brakoulias（2008）在综述中得出结论，强迫检查和强迫清洗对 ERP 或 CBT 的治疗反应类似。作者指出，尚未开发出针对强迫检查的 ERP 或 CBT 方案，因为在 OCD 的结果研究中，检查仪式存在明显的症状异质性。M. T. Williams 及同事推测，当强迫检查具有强烈的“不恰如其分”的感觉成分时，可能需要优化 CBT。

结　论

无论是何种症状亚型，多数强迫症患者都存在怀疑和强迫检查。怀疑是强迫检查的主要认知症状，根源是人们对自己决定和行为的不确定状态进行的正常推断。但是，病理性怀疑（与正常怀疑）的主要区别是存在推理混乱、对记忆的低自信和主观不确信（即，“知道的感觉”）。

有两种认知模型解释了强迫检查的发病机理和治疗方法。在 Rachman（2002）的认知模型中，检查是因为人们寻求一种不现实的确定性水平，即他们安全免除了可能对自己或他人造成的伤害。但是，检查的增加会导致对记忆的自信降低以及责任感的增强。这些因素以及对威胁的可能性和严重性的夸大判断，导致了检查行为的持久性。第二种认知模型，IBT，聚焦于怀疑的发病机理，在所有形式的 OCD 中，怀疑均被视为主要症状特征。O’Connor 及同事（O’Connor & Aardema，2012；O’Connor，Aardema，et al.，2005）认为，强迫症的核心问题是推理混乱和错误推理的发生，其中个体基于自己对想象可能性的推论（即怀疑），而不是从外界获得的感官信息。

关于强迫检查的 CBT 模型（见图 11.1）指出了错误推理、推理混乱以及对记忆的低自信在强迫检查的发病机理中的重要性。尽管该模型与强迫症的其他认知评估模型有相似之处，但是注意和记忆不确定性 / 低自信的重要性，以及错误推理和过分的责任感的作用，是该模型的独特贡献。同样，检查行为中最初的非意愿侵入思维也具有很强的不确定性因素，与威胁、责任和 TAF 的错误评价共同导致了强迫检查的产生。

标准 ERP 和 CBT 对强迫检查的效果与对其他强迫症状（如，强迫清洁）的类似。因此，没有针对该亚型的特定治疗方案。但是，有关病理性怀疑和检查的理论和实证研究表明，可以通过更关注该亚型的特异性认知特征来加强治疗。例如，认知行为治疗师可以采用 IBT 中的一些治疗方法来处理推理混乱，提供可以增强不确定性耐受的干预措施，让患者重新专注于现实感知，从而提高对记忆的自信和“知道的感觉”，识别恐惧或易感性自我，并挑战过分的责任信念。无论治疗是否强调认知或行为干预，都必须在治疗过程中鼓励强迫检查的患者使用 RP 的方法。

第 12 章

与伤害、性和宗教有关的强迫思维

案例介绍

卡米拉（Camilla）与令人不安的宗教、性和伤害有关的强迫思维斗争了很久，一年比一年严重。她不是一个特别虔诚的人，但她每天都会有可怕的想法和意象，以至于她怀疑自己或所爱的人是否会遭受永恒诅咒。例如，她可能在做一些日常的事，但如果突然产生一个不好的想法，比如“我希望母亲发生意外”，她会立即感到焦虑和害怕，担心她的母亲真的会受到伤害，或者担心上帝会被她自私、不友善的想法所冒犯，然后她会被判下地狱。另一次，当她决定或正在做一件事时，“我冒犯上帝了吗？”这个思维突然进入她的脑海，她就被恐惧淹没了。某些宗教符号，如十字架或数字 666 会引发她强烈的焦虑，因为她会出现亵渎上帝的想法，然后问自己，“我是撒旦的孩子吗？”每当参加社交活动时，她就会产生令人不安的、侵入性的性思维，比如“我在盯着她的乳房看”。她把这种思维解释为罪恶的淫欲和对上帝的冒犯。

卡米拉想出了几种中和策略来对付这些令人痛苦的侵入性思维。回避是她喜欢用的方法之一。她回避任何关于宗教的东西，因为它会引发亵渎神明的想法。由于存在伤害性的侵入性思维，她觉得有必要塑造一个令人感到安慰的意象：上帝伸出手来保护她的家人。为了产生效果，这个给人安慰的意象必须让卡米拉觉得她所爱的人一切都好。当产生亵渎神明的想法时，她会想象十字架上的基督，并低声重复7次“愿基督的血遮盖你的罪孽”。当周围有人时，卡米拉试图控制自己的目光，以防止瞥到某个人的生殖器区域。这让她在社交中很尴尬，因为她在交谈时避免与他人的眼神接触。

本章聚焦于令人厌恶的强迫思维，其中包括关于性、攻击、伤害和宗教主题的非意愿的想法、意象和冲动。通常用术语**单纯强迫思维**（pure obsessionals，或 pure O）来描述这种亚型，因为明显的强迫仪式通常不存在。本章从临床特征和相关问题的讨论开始，包括单纯强迫思维的诊断有效性，以及道德、宗教信仰和自我领域在这种强迫思维发病机制中的作用。随后介绍了令人厌恶的强迫思维的 CBT 模型、实证结果，以及对这种亚型的特殊治疗需要考虑的因素。最后简要讨论了治疗效果。

临床特征

感知到违反道德原则或个人诚信标准是令人厌恶的强迫思维的核心议题。这种令人厌恶的强迫思维中最常见的主题包括：（1）不受控制的攻击、伤害或使他人受伤；（2）违反宗教或道德信仰；（3）被禁止的，甚至是恶心的、性的想法或意象。有一种值得特别提及的关于性的强迫思维是对性取向的恐惧。这种**性取向强迫症**（sexual orientation OCD）的个体会害怕：（1）性取向发生非意愿的改变；（2）他人可能认为自己是同性恋；（3）自己有潜在的同性恋欲望（Williams, Crozier, et al., 2011）。当性取向强迫症患者对自己的性取向产生怀疑时，他们会感到焦虑和痛苦，而不是快乐。当然，这些怀疑包括不确定自己是否会对同性产生某种快感或性吸引力。性取向强迫症不应该与那些真的对性取向感到困惑或对同性有性吸引力的情况混为一谈。当性取向问题在治疗中出现时，准确区分性取向强迫症和性取向冲突对临床工作者来说至关重要。误诊会对真正有性取向冲突的人以及有性取向强迫症的人产生不良影响。Williams 和 Farris（2011）发现，在 DSM- Ⅳ强迫症现场试验中（Foa et al., 1995），8% 的参与者有性取向强迫症，其特征是比其他类型的强迫症更强烈、受到更多的干扰和表现出更多的回避。虽然较为严重，但有初步证据表明 ERP 对性取向强迫症有效（Williams, Crozier, et al., 2011），尽管目前的治疗研究非常有限。

有 20% ～ 30% 的强迫症患者存在令人厌恶的强迫思维（Moulding, Aardema, & O'Connor, 2014）。Foa 及同事（1995）发现，23.6% 的 DSM- Ⅳ现场试验样本存在害怕伤害自己或他人的主要强迫思维，5.9% 和 5.5% 分别以宗教强迫思维和性强迫思维为主。当考虑到强迫症的终生患病率以及原发性和继发性强迫思维时，在不同类型的强迫症样本中，50% ～ 60% 的被试报告了令人厌恶的强迫思维（Pinto et al., 2008）。此外，强迫症患者的令人厌恶的强迫思维和非临床样本的伤害、性和宗教相关的非意愿侵入性思维是一个连续谱。在关于伤害的侵入性思维的国际研究中，不同国家的被试报告至少一次伤害相关的宗教侵入性思维的比例为 0% ～ 45.5%，性的侵入性思维的比例为 0% ～ 22%（Clark, Radomsky, et al., 2015）。伤害相关的侵入性思维的概率甚至更高（Radomsky, Alcolado, et al., 2014）。因此，令人厌恶的强迫思维在强迫症样本中相当普遍，甚至在非临床个体中也会出现，尽管比怀疑或污染的强迫思维出现的频率要低。

与其他类型的强迫思维相比，出现令人厌恶的强迫思维的患者具有更严重的临床症状、更高的共病率和较差的治疗结果（见 Moulding et al., 2014）。例如，在 YBOCS 症状清单的攻击、性和宗教的强迫思维维度得分高的患者，有更强烈的精神病理症状，如更严重的强迫、痛苦、在强迫思维上花的时间更多、有更多的敌意、更多既往治疗史、更多男性和非酒精物质依赖的既往诊断。此外，性取向强迫思维与在强迫思维上花的时间、受到的干扰和痛苦程度呈正相关（Williams & Farris，2011）。与其他强迫症状亚型相比，令人厌恶的强迫思维与更多的焦虑、抑郁和酒精依赖的共病相关（Hasler et al.，2005）。这些研究结果表明，令人厌恶的强迫思维代表了一种更严重的心理障碍形式，给认知行为治疗师带来了特殊的挑战。

令人厌恶的强迫思维在普遍性和内容上的文化差异很明显。对文化和强迫症的实证研究综述表明，与宗教和攻击相关的强迫思维在巴西和中东的强迫症样本中更为突出（Fontenelle et al.，2004）。大量证据表明，与宗教相关的强迫思维在宗教倾向强烈的国家更常见，如埃及或伊朗（Ghassemzadeh et al.，2002；Okasha et al.，1994）。当坚持严格的宗教信仰和习俗的高度虔诚的个体发展为强迫症时，通常会表现出宗教强迫思维（Ciarrocchi，1995）。此外，虔诚的穆斯林和患有强迫症的极端正统派犹太人对污染和不洁表现出比基督教信徒更多的担忧（Greenberg & Shefler，2002；Tek & Ulug，2001）。即使在非临床样本中，对宗教高度虔诚的个体也比无宗教个体更频繁地产生非意愿的宗教相关的侵入性思维，但不存在更多的性或伤害的侵入性思维（Altin，Clark，& Karanci，2007）。

生活经历在强迫思维的病因和表现形式中扮演着重要角色（如，Rosso et al.，2012）。强迫症环境风险因素的一个最好的例子是新生儿父母出现与伤害有关的侵入性思维。在一项关于产后强迫症状的早期研究中，Abramowitz、Schwartz 和同事（2003）从新生儿父母那里获得了邮寄的调查数据。约 2/3（66%）的样本报告存在与婴儿有关的非意愿的侵入性思维，1/5（21%）有故意伤害孩子的想法。然而，父母们报告说，他们只有轻微的痛苦，并且能够控制自己的侵入性思维。这些发现在其他研究中也得到了印证，同时这些研究还发现功能失调信念和认知评价中介了与伤害有关的侵入性思维和强迫症状之间的关系（Abramowitz，Khandker，Nelson，Deacon，& Rygwall，2006；Abramowitz，

Nelson，Rygwall，& Khandker，2007）。

在随后的一项研究中，Fairbrother 和 Woody（2008）发现，所有的新生儿母亲（$N = 91$）都报告了新生儿意外伤害的侵入性思维，但只有 49.5% 报告了有关故意伤害的认知。到产后 12 周时，仍存在故意伤害的侵入性思维的母亲比例下降到了 27%。然而，只有不到 5% 的女性体验过具有临床意义的故意伤害性的侵入性思维，但这些女性也不太可能报告苛刻的育儿行为。最近的一项实验发现，听 10 分钟的婴儿哭闹录音，比听 10 分钟婴儿的轻哼声（cooing），会让新手妈妈产生更多的伤害婴儿的侵入性思维。这是首次发现特定压力经历会诱发非意愿的伤害相关的侵入性思维的研究之一。

除了当前的担忧和压力性生活经历，抑郁症状也会增加与伤害有关的侵入性思维的频率和严重程度（Abramowitz，Schwartz，et al.，2003；Jennings，Ross，Popper，& Elmore，1999）。综上所述，这些发现表明，认知行为治疗师必须认识到，环境和情绪诱发因素导致了令人痛苦的侵入性思维的重现。这一部分应该包括在认知个案概念化中，患者需要接受心理教育，了解令人厌恶的强迫思维的反应性质。此外，产后研究也与临床观点一致，即对失控的恐惧和对令人厌恶的强迫思维的反应通常是没有根据的。

单纯强迫思维的诊断和案例

正如第 1 章中指出的，YBOCS 症状清单的各种结构分析都表明，与伤害、性、宗教以及部分与躯体化相关的强迫思维，与强迫检查载荷在同一个单一维度（如，Baer，1994；Summerfeldt et al.，1999）。Bloch 及同事（2008）在元分析中发现，禁忌思维始终作为一个单独的症状维度出现。这项研究表明，与伤害、宗教和性有关的强迫思维构成了强迫症的一个独特的症状亚型。然而，也有研究者质疑这种令人厌恶的强迫思维的独特性。McKay 及同事在综述中得出结论，令人厌恶的强迫思维亚型（性 / 宗教、伤害、单纯强迫思维）的证据最多也是混淆的（McKay et al.，2004）。这些相互矛盾的结论可以追溯到 YBOCS 症状清单在方法论上的局限性。结构化的解决方案依赖于症状维度在条目中的表现（Radomsky & Taylor，2005）。YBOCS 症状清单中只有 2 个条目测量了性或宗教的强迫思维，而与污染和伤害有关的条目数量是它的 2 倍多。症状维度条目的不均匀将会限制从数据中得出结构性的解决方案。最简洁的结论是，识别个体原发性的令人厌恶的强迫思维具有临床效用，但不一致的实证结果提醒我们，令人厌恶的强迫思维可能在所有强迫症亚型中作为继发性症状出现。

对令人厌恶的强迫思维的争论不仅限于症状结构和成分的问题，还延伸到用来识别这种现象的标签。早期关于强迫症的精神病学描述认识到，有些个体患有无明显强迫行为的强迫症（如，Ingram，1961a；Lewis，1936）。这些“单纯强迫思维”强迫症经常表现为令人厌恶的宗教、性、以及较小程度的攻击性内容（综述见 Clark & Guyitt，2008）。然而，“单纯”一词并不恰当，因为心理（即内在）强迫行为常常出现在令人厌恶的强迫思维中（Sibrava et al.，2011；Williams，Farris，et al.，2011）。大约 25% 的强迫症患者没有外在的强迫仪式（见 Clark & Guyitt，2008；McKay et al.，2004）。缺乏外在强迫行为与更严重的临床症状、慢性化和功能低下有关（Sibrava et al.，2011），并且可能对 ERP 反应更弱（见 Clark & Guyitt，2008）。因此，缺乏明显的强迫行为具有临床意义，但单纯强迫思维的标签可能存在误导性。

道德、宗教和自我

在强迫症的背景下经常讨论的三种现象在令人厌恶的强迫思维的病因学、

维持和治疗方面尤其重要。它们被认为是最恰当的非特异性易感因素，与其他风险因素共同作用，增加了令人厌恶的强迫思维的易感性。

道德

人们很早就认识到道德在强迫症的病理机制中扮演着重要角色，对令人厌恶的强迫思维来说尤其如此。具有令人厌恶的强迫思维的患者通常深陷在"'我可能会怎样'而不是'我是怎样'"的感觉里（Aardema & O'Connor，2007 p.191）。这种对"我可能会怎样"（即，恐惧自我）的恐惧常常涉及违背道德的行为，患者会怀疑自己内心是否堕落、暴力、变态或邪恶。因此，他们的恐惧关注"可能存在于自身状态中"（p.163）而不是外部世界的因素，比如一个肮脏或受污染的地方（Moulding et al.，2014）。考虑到这种内在的关注，道德、宗教和自我矛盾在这种亚型的发病机制中提供了可能的共同因素也不足为奇了。

道德与强迫症的研究依赖 TAF- 道德分量表（Rachman & Shafran，1998；Shafran et al.，1996）。研究发现，一般来说，TAF- 道德分量表与强迫症状的相关没有 TAF- 可能性 - 自我 / 他人分量表高（如，Rassin，Merckelbach，et al.，2001；Shafran et al.，1996）。Berle 和 Starcevic（2005）的结论是，TAF- 道德分量表与抑郁的相关可能比与强迫症更密切。TAF- 道德分量表可能与内疚和思维抑制的倾向有关，尽管研究表明，TAF- 道德分量表与过分的责任信念的相关比 TAF- 可能性分量表更弱（Berle & Starcevic，2005）。

TAF- 道德分量表与宗教虔诚度的关系比其他分量表更密切（Rassin & Koster，2003；Siev，Chambless，& Huppert，2010）。Berman、Abramowitz、Pardue 和 Wheaton（2010）让高度虔诚的新教徒学生和无神论 / 不可知论被试参与 2 个不同的 TAF 诱发实验（如，告知被试写一份声明声称希望与自己的兄弟姐妹性交；或者希望父母或兄弟姐妹在今天分别遭遇车祸）。宗教信仰组对

TAF–道德陈述的道德不正当性评分显著更高，也进行了更多的中和行为，但与无神论组对乱伦可能性的评分没有差异。作者得出结论，接受严格的宗教教义、认为某些思想不可接受，可能会促进 TAF 信念的形成。

研究者还在自我加工的背景下对道德进行了研究。道德自我认知水平低通常可能与强迫症有关。例如，道德自我领域的敏感性与强迫症状之间存在特异性相关（Doron，Kyrios，& Moulding，2007；Doron，Moulding，Kyrios，& Nedeljkovic，2008）。此外，在假设污染相关的情境中，诱发负面的道德自我知觉会增加进行中和行为的欲望（Doron，Sar-El，& Mikulincer，2012）。同样，启动负面道德感与认可威胁高估、完美主义和重要性 / 控制信念存在显著相关（Abramovitch，Doron，Sar-El，& Altenburger，2013）。这些研究表明，在遵守道德价值观方面的明显缺陷可能与强迫症有特别的关联。强迫症患者可能对道德价值观受到的威胁特别敏感，而他们的自我意识受到这种道德观的影响。

如果有关道德的威胁对强迫症确实存在影响，可以认为这种影响在有令人厌恶的强迫思维的患者中尤其明显。这一亚型的强迫内容代表了对个体道德自我领域最明显的威胁。然而，相比于其他强迫症状，道德威胁是否与令人厌恶的强迫思维有更密切的关系，尚无明确研究。但至少，临床工作者应该认识到道德价值观在治疗令人厌恶的强迫思维时的重要性，并且感知到的道德冲突和缺陷可能会触及个体自我价值观的核心。

宗教信仰和过度疑虑

考虑到令人厌恶的强迫思维中突出的性和宗教主题，可以预计，在这一症状亚型中，宗教与强迫症的关系会特别强烈。此外，人们普遍认为，宗教强迫思维，也被称为**过度疑虑**（scrupulosity），代表了一种特殊的强迫思维问题，包含于令人厌恶的强迫思维范畴。

Weisner 和 Riffel（1960）将**过度疑虑**定义为“一种妨碍个体宗教适应的不健康和病态的一丝不苟的行为”（p.314）。Abramowitz（2008）指出，在过度疑虑中，宗教信仰和仪式从令人安慰的精神修行转变为出于对潜在惩罚的恐惧而进行的令人不安的专注和强迫。个体害怕自己在想法、言语或行为上犯了罪，害怕自己冒犯了上帝或不能取悦上帝。患者可能会产生一系列的宗教强迫思维，例如：亵渎上帝的想法或意象，非意愿的、冲动的咒骂，怀疑自己犯了罪或没有足够的忏悔，担心冒犯或不能取悦上帝，担心忏悔不充分或不真诚，怀疑宗教仪式的正确或完整性，害怕祈祷不够。Greenberg 和 Witztum（2001）指出了与宗教强迫思维有关的两个主要领域：不洁观念会导致强迫清洁仪式，以及礼拜仪式中的问题，如在祈祷或忏悔时发生非意愿的、禁忌的心理侵入。Abramowitz（2008）指出，与宗教相关的强迫思维也可能与性、攻击和躯体相关强迫思维同时出现。

尽管宗教强迫思维更有可能在有信仰的人身上表现出来（Ciarrocchi，1995；Greenberg & Witztum，2001），但无神论者和非宗教个体也可能存在这些类型的强迫思维。Tek 和 Ulug（2001）发现，土耳其的患者样本中，有宗教强迫思维的个体并不比有其他强迫症状的个体更虔诚。这一点在本章开头的案例中得到了很好的说明。在卡米拉的家庭传统和个人背景中，宗教信仰在很大程度上并不存在。

尽管强迫症在宗教人群中并不普遍，但宗教信仰会影响强迫症状的重点和体验（Steketee，Quay，& White，1991）。高度虔诚的个体对上帝有更强的恐惧、更担心犯罪（Abramowitz，Huppert，Cohen，Tolin，& Cahill，2002）。此外，负罪感在有信仰的样本中更为普遍（Hale & Clark，2013；Steketee et al.，1991），有宗教信仰的个体更可能认可非意愿思维的重要性和对思维的控制，以及个人责任感和高估威胁的信念（Inozu，Karanci，& Clark，2012；Sica，Novara，&

Sanavio，2002）。Witzif 和 Pollard（2013）在一项针对基督教原教旨主义者的大样本研究中，**宾夕法尼亚过度疑虑量表**（Penn Inventory of Scrupulosity，PIOS；Abramowitz et al.，2002）的得分和 OBQ-44 的得分呈正相关。此外，过度疑虑与宗教承诺和精神幸福感呈负相关。Abramowitz 和 Jacoby（2014）在过度疑虑的认知行为治疗模型中认为，个体的宗教信仰和价值观会促成非适应性的信念，如 TAF- 道德和思维的重要性，这增加了将非意愿的不道德侵入性思维误解为重要人身威胁的可能性。总的来说，过度疑虑在对宗教高度信仰的样本中是非适应性的，它的负面影响可能会被强烈的焦虑和抑郁放大。

在过度疑虑的体验方面，宗教传统之间存在着明显的细微差别。例如，土耳其穆斯林学生在 PIOS- 对神明的恐惧（Fear of God）分量表上的得分显著高于加拿大基督徒学生（Inozu，Clark，et al.，2012），而 Abramowitz 及同事（2002）发现，犹太人对上帝的恐惧少于天主教徒和新教徒。Abramowitz 和 Jacoby（2014）的结论是，宗教传统、价值观和教义会影响宗教强迫思维和行为的具体内容。

一般来说，在高度虔诚的个体身上，过度疑虑是有问题的。Abramowitz 和 Jacoby（2014）认为，无法忍受不确定性是过度疑虑发病机制中的关键过程。过度疑虑的个体力求确信自己没有犯罪，或者是能够取悦上帝。当然，高度渴望的确定性是不可能达到的，这导致过度疑虑的个体陷入一种“基于恐惧”而不是“基于信仰”的宗教体验。过度疑虑的治疗目标是帮助个体放弃基于恐惧的宗教体验，转而选择基于信仰的宗教体验。这可以通过：（1）纠正非适应性的基于恐惧的信念；（2）增加对不确定性的耐受；（3）放弃宗教强迫思维、安全寻求和回避（Abramowitz & Jacoby，2014）的方法来实现。表 12.1 列出了为宗教强迫思维提供 CBT 治疗时的几个重要问题。

表 12.1　宗教强迫思维的 CBT 相关问题

治疗问题	指导
能够区分过度疑虑和正常的宗教行为。	治疗师必须了解患者的宗教规范信仰和实践。过度疑虑是过度耗时的，涉及对宗教单一的且通常是次要领域的关注，经常损害个人信仰的主要信条（Greenberg & Huppert，2010）。此外，焦虑和内疚等负面情绪在过度疑虑的宗教行为中占有主导地位。
花时间加强治疗联盟。	治疗师对患者的宗教价值观、信仰和体验表现出敏感、理解和尊重，将促进患者的信任、对治疗师的尊重和治疗过程中的合作意愿。
治疗的重点维持在减少强迫症状和相关的情绪困扰上。	将治疗重点持续转向减少由非意愿的、令人不安的想法和重复行为引发的痛苦。避免进行可能被患者理解为直接威胁到宗教信仰或修行的干预。
对过度疑虑进行认知概念化。	根据非意愿的心理侵入和重复的宗教仪式、祈祷和忏悔等中和反应重新定义宗教怀疑（Abramowitz，2008）。将过度疑虑视为强迫症的一种表现，而不是宗教虔诚的一种异常形式（Greenberg & Witztum，2001）。
准备迎接更高水平的治疗矛盾（Greenberg & Huppert，2010）。	患者可能为了从痛苦中获得解脱而接受治疗，但却不愿考虑过度疑虑行为的替代性观点，因为他们担心这会威胁到自己的信仰。
聚焦于信念的重要性和对思维的控制。	在宗教强迫思维的 CBT 治疗中，患者“需要更多的心理控制”的错误信念必须转变为“接受非意愿的令人厌恶的思维是最适应性的方法”。
在进行现场暴露之前，进行“暴露耐受试验”。	考虑到道德和宗教信仰在过度疑虑中的重要性，治疗师应该在任务之前确定所有暴露任务的道德和伦理可接受性（如，敦促基督教原教旨主义者实践对亵渎性粗言秽语的想象暴露，这对患者来说完全可能是要受谴责的）。

自我

Moulding 及同事（2014）评论说，负面自我知觉可能会导致对非意愿的侵入性思维意义的误解，而这些非意愿的侵入性思维被认为与个体的自我建构相关。例如，卡米拉富有同情心、善解人意、待人友善。她避免与人对抗，对他人的愤怒和易怒感到不舒服。因此，对他人造成伤害或冒犯的侵入性思维被认为是非常重要的，因为它们意味着对自我定义的威胁。最近，研究者提出了各种自我表征的概念，可能对令人厌恶的强迫思维的发展很重要。尽管自我失谐是一个与自我结构高度相关的概念，但在本章中，它被当成是令人厌恶的强迫思维的 CBT 模型中的一种错误认知评价。下面的各种自我结构概念被认为可能与伤害、性和宗教的强迫思维尤为相关。

矛盾自我

Bhar 和 Kyrios（2007）提出，强迫症患者具有脆弱或矛盾的自我观，这使得非意愿的自我失谐侵入更有可能被误解为对自我价值方面的重要威胁。非强迫个体有更强的自我观，所以会拒绝自我指责或矛盾的想法，以保护积极的自我结构。由于矛盾的自我观由相互矛盾和对立的因素组成，非意愿的侵入性思维就会成为消极自我观，与积极自我观对立。Bhar 和 Kyrios 发现，自我价值感和道德矛盾感与强迫症状和信念显著相关，但是在焦虑控制组中也发现了这些变量的显著相关。在另一项研究中，自我矛盾心理与自我报告的强迫症状、特质焦虑和思维反刍显著相关（Tisher，Allen，& Crouch，2014）。虽然对这一结构的实证研究还比较缺乏，但是自我矛盾心理与令人厌恶的强迫思维有特别的相关。频繁和强烈地出现与自己重视的价值观相矛盾的非意愿侵入，更有可能导致那些具有矛盾或脆弱自我观的人产生强迫思维。

敏感的自我领域

Doron 和 Kyrios（2005）认为强迫症患者的自我观由一些高度敏感的能力领域组成。代表这些敏感领域失败的侵入性思维将威胁个体的自我价值，并获得加工优先级，从而增强注意、评估及相关的痛苦（Moulding et al.，2014）。这些敏感的自我能力领域的存在，以及世界虽然危险、但可以控制的信念，造成了对心理侵入和控制的误解，从而导致了强迫思维的产生。Doron 和同事的实验研究表明，对道德自我领域的威胁尤其会影响强迫症状和信念（如，Abramovitch et al., 2013；Doron, Sar-El, & Mikulincer, 2012）。此外，强迫症患者在道德自我领域的敏感度显著高于其他焦虑障碍患者（Doron et al., 2008）。

基于不同强迫症特异领域中对实现自我价值的感知成功或失败的研究，研究者并未发现强迫症状与低道德自我价值感之间存在相关（García-Soriano & Belloch, 2012；García-Soriano, Clark, Belloch, del Palacio, & Castañeiras, 2012）。当然，这些研究都是在异质性的强迫症样本或非临床样本中进行的，所以道德领域的自我敏感性和令人厌恶的强迫思维之间的具体关系仍然是未知的。

恐惧自我

Aardema 和 O'Connor（2007）认为不和谐的自我表征是强迫症自我表征的重要组成部分。这是因为患有强迫症的人会犯一些推理错误，导致他们把一个想象中的可能自我当作真实自我的表征（如，推理混乱；见第 11 章）。这种情况下，一种可能性（如，"和未成年人在一起时，我是不是产生了性的感觉？"）的自我表征被混淆为现实（如，"因为有这样的想法，我就可能会成为一个儿童性骚扰者"）。这样，强迫症患者会表现得好像可能性是真实存在的。有强迫症倾向的个体会陷入"对自己可能做的事或可能成为的人的恐惧"（Aardema & O'Connor, 2007, p.191）。这导致了强烈的自我怀疑和对"本来的自我"的不信任，因为他们过度关注"可能的自我"。恐惧导致个体发展出了一个不存在的自我（Aardema & O'Connor, 2007），也就是说，这些品质代表了"不想成为的'我'"（Aardema et al., 2013, p.307），导致了对与"恐惧自我"相关的侵入性思维的错误解释。

如第 11 章所述，有新的实证证据支持恐惧自我在强迫症中的作用：例如，在强迫症样本中，控制了 OBQ 信念后，自我恐惧的增加能够预测 DOCS- 不可接受的思维分量表得分的升高（Melli，Aardema，& Moulding，2016）。此外，与强迫症的其他亚型相比，恐惧自我可能与令人厌恶的强迫思维更相关（Aardema，Moulding，et al.，2018）。矛盾心理、高度的自我领域敏感性和恐惧自我都可能提高风险个体矛盾思维的重要性。对道德自我领域的感知威胁及其与恐惧自我的相关，很可能对令人厌恶的强迫思维的易感性尤为重要。很明显，自我问题应该被纳入对令人厌恶的强迫思维的认知行为治疗计划中。

令人厌恶的强迫思维的认知行为模型

图 12.1 展示了令人厌恶的强迫思维的 CBT 模型，与污染和检查症状亚型的概念化相比，它有几个独特的特征。在令人厌恶的侵入性思维的发生过程中，

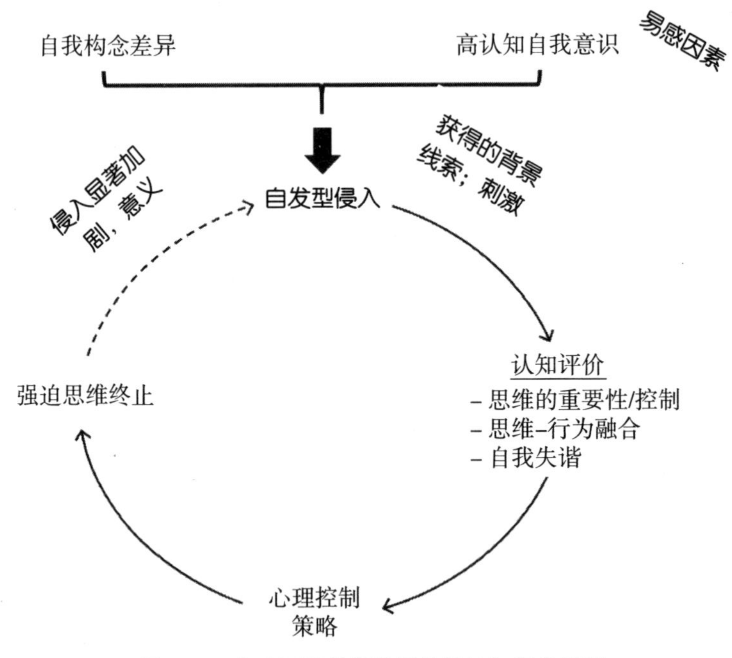

图 12.1　令人厌恶的强迫思维的认知行为模型

外部诱发因素的作用不那么显著。因此，**自发侵入**（autogenous intrusions）这个标签被用来表示引发强迫思维恶性循环的认知经验（Lee & Kwon，2003）。令人厌恶的强迫思维通常不涉及明显的强迫行为，因此术语**心理控制策略**（mental control strategies）被用来表示一系列广泛的用于回应强迫思维的中和策略。与外在的强迫行为不同，具有令人厌恶的强迫思维的个体可能不太专注于停止控制的努力，而更关注思维的抑制。因此，停止规则可能与令人厌恶的强迫思维无关。同时，获得舒适或安全不如防止侵入性思维的再次发生重要。

认知易感性

与其他类型的强迫思维相比，重复出现的伤害、性侵犯和/或亵渎的非意愿的想法或意象与个体自我认知差异的联系更紧密。对那些自我意识脆弱的人来说，真实自我与恐惧自我之间的差异表现得最为强烈。与恐惧自我或那些被认为有缺陷的价值自我领域相关的非意愿心理侵入的出现，会让个体倾向于将侵入性思维误解为一种高度重要的威胁（Rachman，2003）。此外，这些自我认知的缺陷很可能源于发展性问题，因此构成了强迫症的易感因素。然而，目前还没有纵向研究来验证这些结论，因此对令人厌恶的强迫思维的认知易感性目前仍只是推测。

认知自我意识（cognitive self-consciousness，CSC）是另一个可能对令人厌恶的强迫思维的病因起作用的结构。它在**元认知问卷**（MCQ；Cartwright-Hatton & Wells，1997）中作为一个独立因素出现，指意识到和监控思维的倾向。在最初的心理测量学研究中，MCQ 的 CSC 分量表显示出与自我报告的强迫症状的相关，尽管这种关系受到其他元认知结构的调节。Janeck、Calamari、Riemann 和 Heffelfinger（2003）使用扩展的 CSC 自我报告量表发现，强迫症组的 CSC 量表得分显著高于其他焦虑障碍组，在控制了 OBQ 信念后，强迫症组 CSC 得分的增加继续显著区别于其他焦虑障碍组。此外，强迫状态下的 CSC 与内隐学习（Marker，Calamari，Woodward，& Riemann，2006）、中性刺激的选择性注意（Koch & Exner，2015）和文字记忆的表现相关（Kikul，van Allen，& Exner，2012；Weber et al.，2014）。然而，在一些研究中，CSC 对认知表现的负面影响并不比抑郁或其他焦虑障碍更大。

对 CSC 的研究表明，该概念与强迫症有关，增加对思维的关注确实对信息加工有预期的有害影响。然而，许多关键问题仍然存在，如 CSC 是强迫症的原因还是结果、它是不是强迫症的特异性认知特征。此外，目前还不清楚这个概念是否与令人厌恶的强迫思维有更高的相关。与脆弱或矛盾的自我观一起，内在反思的倾向可能为错误评价和控制不协调的、侵犯性的认知提供基础。

自发侵入

Lee 和 Kwon（2003）在最初的文章中认为，根据强迫思维是如何被激发和体验的，强迫思维可以分为**自发**（autogenous）和**反应**（reactive）两个亚型。他们对自发亚型的描述几乎与令人厌恶的强迫思维完全相同，因此这两个术语可以被认为是同义词。自发型强迫思维在没有外界刺激的情况下突然进入意识，是自我失谐和高度不可接受的，通常集中在令人厌恶的主题上。反应型强迫思维由外部刺激所诱发，考虑到刺激因素，它更可能被认为是现实的，涉及对污垢、污染、错误、对称等的担忧。在一系列涉及临床和非临床样本的研究中，Lee、Kwon 及同事（Lee & Kwon，2003；Lee，Kwon，Kwon，& Telch，2005；Lee，Lee，Kim，Kwon，& Telch，2005）证明，自发和反应型强迫思维的结构在临床和非临床样本中都存在，并且在现象学和认知特征上截然不同。

在以韩国大学生为被试的首个研究中，Lee 和 Kwon（2003）发现，自发型强迫思维被认为更不可接受、更容易引起负罪感、更需要控制。与认为反应型思维是最痛苦的侵入性思维的学生相比，认为自发型思维最痛苦的学生赋予思维更大的意义、感到更多控制思维的压力、更喜欢使用非适应性的回避控制策略（如，思维阻止、自责、祈祷、回避焦虑诱发因素、对抗意象）。一项以美国学生为样本的后续研究发现，自发型侵入性思维比反应型侵入性思维更不同于担忧，与担忧相比（Lee，Lee，et al.，2005），自发侵入被认为更怪异、更不现实、更不可接受，而且更不可能成真（即，更自我失谐）。最近在澳大利亚进行的一项研究证实了自发 – 反应型的区别，研究发现反应型强迫思维比自发型强迫思维与强迫症状和信念有更强的相关（Moulding et al.，2007）。此外，有一些证据表明，在有自发型强迫思维的强迫症患者中，杏仁核—海马异常更为明显，这表明自发型强迫思维和反应型强迫思维之间可能存在生物学差异（Besiroglu et al.，2011）。

有证据表明自发 – 反应的区别可能在于这两种思维与自我建构有不同的关系。Moulding 及同事发现（2007），两种亚型都与自我矛盾心理显著相关，但与整体自尊不相关。然而，Seo 和 Kwon 发现（2013），主要侵入性思维是自发型的学生比反应型的学生更有可能因为侵入性思维而做出消极的自我推断。同样，自发型的学生比反应型的学生更有负罪感，也更有可能采取中和手段来保护自我价值。Fergus（2013）报告说，自发型侵入性思维与强迫症症状之间的关系受到思维可控性的调节，而反应型没有。因此，症状严重程度与自发侵入性思维之间的显著相关仅出现在那些思维可控性高的患者中。尽管 Fergus 认为思维控制可能与自发型侵入性思维有更高的相关，但研究结果与直觉相悖：我们可能直觉认为低思维可控性与更严重的强迫症状相关。

Lee、Kwon 及同事（2005）在小样本的强迫症患者中复制了他们的研究结果，发现自发型强迫思维更容易诱发负罪感、对控制更重要、更有威胁性，而且更可能与回避的应对方式有关。此外，如果强迫症患者的主要思维是自发的，他们的强迫思维症状会更严重，也更担心失去控制，尽管自发组和反应组在OBQ的思维重要性和控制上没有差异。作者的结论是，有自发型强迫思维的人会抵抗强迫思维本身，而那些主要有反应型强迫思维的人则会抵抗强迫思维的诱发刺激（Lee，Kwon，et al.，2005）。

我们可以假设ERP对反应型强迫思维（即，污垢、污染、与怀疑相关的检查）更有效，而认知治疗则更适用于自发型强迫思维。这一预测在唯一一项检验了两种亚型区别的治疗研究中得到了验证。Belloch、Cabedo、Carrió和Larsson（2010）发现，在没有包含正规暴露和反应预防的18次认知治疗会谈后，自发型强迫思维患者比反应型患者有更好的治疗结果。

在图12.1所示的CBT模型中，有人提出，自发的非意愿思维会引发令人厌恶的强迫思维的恶性循环。Lee和Kwon的研究表明，这些突然自发出现的自发型侵入的本质是使人感到更痛苦、更难以接受、更有负罪感、更难以控制的。同样，这些侵入性思维可能会引发更多的消极自我推断和思维可控性问题。考虑到这些实验特征，不难理解为何自发的侵入性思维可能特别容易引发错误的信念和评价，从而使侵入性思维逐渐恶化为真正令人厌恶的强迫思维。

错误评价和信念

有三类错误认知评价和信念可能在令人厌恶的强迫思维发病机制中特别重要：思维的重要性/控制、TAF偏差和自我失谐。鉴于CBT模型中提出的认知易感性因素（见图12.1）和自发型侵入性思维的本质，不难看出为什么这三类评价在令人厌恶的强迫思维中可能特别重要。以下是对每种评价/信念类别的实证支持的简要综述。

想法重要性/控制

一些研究表明，在令人厌恶的强迫思维存在的情况下，对思维的**重要性/控**

制的信念和认知评价是重要的过程。M. T. Williams 及同事（2013）得出的结论是，不可接受的强迫思维通常被认为过于重要和危险，因此患者会花费相当大的心理努力去抑制它们。Brakoulias 及同事（2013）发现，在 YBOCS- 不可接受 / 禁忌维度上得分越高，意味着越相信控制非意愿思维的重要性。在一项小样本强迫症研究中，宗教的强迫思维与广泛的功能失调信念相关（如，思维的过度重要性、控制需求、过分的责任感和威胁评估），而性的强迫思维只与思维的过度重要性和控制有关（Siev，Steketee，Fama，& Wilhelm，2011）。一项关于担忧和强迫思维的独特和共有特征的在线研究发现，DOCS- 不可接受的思维分量表与低注意控制、强烈的负面情绪和强烈的负面紧迫感（即，倾向于为了更好的感觉而仓促行动；Macatee et al.，2016）有显著相关。较低的注意控制能力和较高的负面紧迫感都与对控制令人厌恶的强迫思维的担忧相一致。

TAF 偏差

尽管没有研究确定 TAF 在令人厌恶的强迫思维中比在其他亚型中更突出，但有间接证据表明 TAF 的评估在这一亚型中特别重要。例如，TAF 量表与 OCI-R 的强迫思维分量表相关，这个分量表被认为测量了不可接受的强迫思维。Meyer 和 Brown（2012）发现，TAF 总分和 TAF- 可能性分量表与 OCI-R 的强迫思维分量表相关，而 Abramowitz 和 Deacon（2006）发现，只有 TAF- 道德与该分量表相关。其他研究发现，TAF 与宗教的强迫思维和侵入性思维相关，当然，这些思维也包括在令人厌恶的强迫思维亚型中。TAF- 道德尤其与宗教显著相关（Rassin & Koster，2003），并且仅在基督徒中中介了宗教对强迫症状的影响（A. D. Williams et al.，2013）。在其他研究中，TAF- 道德与犹太人的强迫症状相关，但与基督徒无关（Siev et al.，2010）。在最近一项针对穆斯林学生的研究中，TAF 总分和厌恶敏感性在宗教与强迫症状之间的关系中起到了中介作用（Inozu，Ulukut，Ergun，& Alcolado，2014）。这些研究结果共同表明，TAF- 道德可能是令人厌恶的强迫思维中的一个尤其关键的错误认知评价。

自我失谐

第三个与令人厌恶的强迫思维恶化有关的认知评价和信念结构是**自我失谐**（Moulding et al.，2014；Purdon，2004a）。这一结构涉及与个体自我观一致或矛盾的强迫思维主题，正如他们的核心价值观、理想或道德信条反映出来的那样（Clark，2004）。例如，卡米拉存在令人痛苦的性相关的强迫思维，比如“我盯着他的胯部”。这被解释为一种高度威胁性的侵入性思维，因为卡米拉认为这是某种潜在的性异常的迹象。道德和高道德标准是卡米拉非常重视的自我建构领域，因此非意愿的性相关的侵入性思维代表了与自我观完全相反的倾向。因此，它被评估为高度自我失谐，导致卡米拉的注意力被吸引到每一个侵入的意识上。

研究表明，与其他强迫症状相比，基于道德的强迫思维和非意愿的侵入性思维被认为更加自我失谐（Belloch，Roncero，& Perpiná，2012；Purdon，Cripps，Faull，Joseph，& Rowa，2007）。同样，有证据表明，当强迫思维被认为与自我价值相矛盾时，会更加令人不安（Rowa & Purdon，2003；Rowa et al.，2005）。因此，自我失谐与令人厌恶的强迫思维的自我建构模型有关。例如，Aardema 及同事（2013）发现，FSQ 总分与 Purdon、Cripps 及同事（2007）编制的**自我失谐问卷**（Ego-Dystonicity Questionnaire，EDQ）之间存在正相关。最近的一项非临床研究发现，出现侵入性思维且缺乏直接证据证明这种思维与现实世界相关的个体，存在更多的强迫症状、更高的强迫相关信念认可、更强的自我失谐以及对更高的反感侵入性思维的可能性（Audet et al.，2016）。此外，95% 的自我失谐的侵入被认为会在没有直接证据的情况下发生。总的来说，有证据表明，自我失谐可能在与令人厌恶的侵入性思维重要性的错误认知评价中起着关键作用。

心理控制策略

相较于外在的强迫行为，心理仪式更常见于令人厌恶的强迫思维。关于这一点，Williams 及同事（2011）在对 DSM- Ⅳ现场试验数据的重新分析中发现，心理强迫和寻求保证与令人厌恶的强迫思维载荷在同一维度。Molding 及同事（2014）指出，拥有令人厌恶的强迫思维的个体可能会实施“检查行为或强迫行为”，试图减少强迫思维引起的病理性怀疑。比如有性相关强迫思维的个体会故意瞥一眼陌生人的生殖器区域，以测试自己是否会产生不适当的性唤起。另外，令人厌恶的强迫思维可能与安全行为有关，比如戴太阳镜，这样人们就无法分辨他在看哪里。

存在令人厌恶的强迫思维的个体很可能依赖于更广泛的心理控制策略，如寻求保证、合理化、思维阻止、自我惩罚和转移，因为中和的目的是解决侵入性思维引发的自我失谐。在与伤害和性相关的强迫思维中，中和的目的是说服自己令人厌恶的强迫思维与个体的自我定义无关，并向自己保证永远不会对侵入性思维进行反应。对宗教相关的强迫思维来说，中和可能更侧重于防止可怕的结果，如没完没了地诅咒或冒犯上帝。

停止标准

关于令人厌恶的强迫思维适用的停止规则，目前还知之甚少。强迫症研究人员最近才开始这一领域的研究，因为强迫清洗和检查仪式更常见，所以可以理解为什么一直没有研究探索令人厌恶的强迫思维的终止标准。然而，由于其更强烈的内在取向和自我失谐的性质，我们可以预计令人厌恶的强迫思维存在不同的停止标准。例如，个体可能更关心阻止侵入性思维的入侵，而不是达到期望的情绪状态，如减少痛苦或实现安全。同样，中和反应可能会继续，直到个人察觉到自我失谐状态暂时解决为止。有令人厌恶的强迫思维的个体可能会继续使用他们的心理控制策略，直到确定强迫思维并不能代表恐惧自我（C. L. Purdon，“个人沟通”，2016 年 4 月 15 日）。人们只能猜测，在令人厌恶的强迫思维中发现的更严重的精神病理症状，是否部分由于对更模糊的终止标准的依赖。

认知行为个案概念化

图 12.1 提供了令人厌恶的强迫思维的认知行为个案概念化。复制一份副本，并在图中注明患者特定的自发侵入性思维、认知评价和心理控制策略的示例。将完整的个案概念化副本交给患者，作为心理教育的基础。表 12.2 总结了个案概念化必须考虑的几个问题。

表 12.2　令人厌恶的强迫思维的个案概念化应特殊考虑的因素

结构因素	解释
隐瞒	考虑到那些令人厌恶的侵入性思维和意象的过分重要性和自我表征意义，个体甚至不愿意承认它们的出现。
自我失谐	强迫思维与个人价值观矛盾或不一致的程度，这种矛盾也代表了对自我表征的威胁（Purdon，Cripps，et al.，2007）。
TAF－道德	仅仅是头脑中出现强迫思维，在道德上就等同于已经对思维采取了相应行为，应该受到同样程度的谴责（Shafran & Rachman，2004）。
思维的重要性 / 控制	仅仅是出现就赋予了强迫思维重要的个人意义以及非常有必要实施心理控制的努力的信念。
恐惧自我	自我表征涉及自我相关品质的程度，包括个体不想拥有的品质以及对个人正直构成威胁或危险的品质。

注：来自 Clark 和 Hilchey（2017）。经 John Wiley & Sons，Inc. 许可后改编。

隐瞒

考虑到令人厌恶的强迫思维自我失谐的性质，患者经常发现很难谈论自己的强迫思维（Newth & Rachman，2001；Purdon，2004a）。此外，与令人厌恶的强迫思维有关的“污名化”可能也会让患者抗拒自我表露。当出现强迫症状时，非临床个体不太可能把这些伤害和禁忌相关的症状识别为强迫症，但与其他症状相比，禁忌症状的污名化评分显著更高（McCarty，Guzick，Swan，& McNamara，2017）。除了谈论令人厌恶的思维会引发强烈的痛苦外，个体还可能害怕治疗师会证实自己最担心的部分，即，侵入思维作为衡量真实人格的标准以及对令人不安的思维进行反应的能力。因此，隐瞒作为一种回避的反应和策略，起到了维持安全感的作用。治疗师可以采取以下几个步骤来帮助患者克服隐瞒。

- 确认和接纳患者的感受，了解暴露在令人厌恶的强迫思维中确实是非常痛苦的。重要的是要在治疗关系中建立信任，并采取专业的、超然的方法来处理强迫思维（即，无论多么令人厌恶，“思维只是一个思维”）。
- 确保令人厌恶的强迫思维是真正自我失谐的，并对是否会对自己或他人做出有害或不适当的行为进行风险评估。这一点尤其适用于非法的性或攻击行为，涉及对儿童或未预料到的成年人的身体、性或情绪的伤害。并且，在初始访谈的开始讨论伦理和法律保密问题以及保密例外协议也很重要。这需要以高度敏感的和治疗性的方式进行，这样患者就不会被保密讨论吓到。
- 采用渐进式暴露的方法，让患者先概括化地谈论强迫思维。我经常在处理令人厌恶的强迫思维时使用标签（如，“与性有关的想法”或“亵渎神明的意象”）。之后，鼓励患者对强迫思维内容进行更详细、具体的描述，这将是一种治疗体验，因为仅仅谈论强迫思维本身也是一种暴露。
- 认知治疗师可能还需要处理被患者隐瞒或不愿谈论的强迫内容所涉及的功能失调信念。例如，患者可能会认为“谈论强迫思维使其更容易发生”（TAF-可能性）、“说出这样的想法是不道德的”（TAF-道德）、“你（治疗师）会将我评判为不道德、变态或危险的”，或者“太尴尬了”。

- Rachman（2003）描述了一种针对“隐瞒”的治疗策略：挑战患者关于“自我披露将导致负面后果”的信念。患者被问及他们是否会告诉别人自己的强迫思维内容。如果回答是肯定的，接下来可以问患者，“如果别人知道了你的强迫思维内容，他的后续行为是否会有变化？”然后问“如果你的朋友像你一样披露了同样的思维内容，你的行为是否会有变化？”患者会否认朋友向自己暴露强迫思维内容时自己的行为变化，这就为暴露自己和负面结果之间的关联提供了相反的证据。

自我失谐

关于自我失谐，有两个关键特征需要被解决。首先，令人厌恶的强迫思维在多大程度上偏离了个体现实的自我观？其次，令人厌恶的强迫思维是如何违背组成患者自我定义的宝贵目标和价值观的？这两个问题都可以在认知临床访谈中解决。

治疗师首先要确定个体认可的目标、原则和道德属性，以及符合个体道德原则的行为。这需要深入探讨患者在各种生活领域的原则和价值观，如关系、工作、社区、健康、精神、外表、休闲/娱乐等。可以用“我的理想自我”或“我努力想成为的人”来写一段叙事。下面是卡米拉的理想自我的例子：

> “人际关系对我来说最重要。我努力与我遇到的每个人和谐相处。理解、敏感和同情地对待别人是很重要的。我希望人们在我身边感到舒适、渴望我的陪伴。我努力成为一名认真、可靠、高效的员工。我希望人们对我的技能和专业有信心。我和家人保持着亲密而充满爱的联系。随着我父母年龄的增长，我想让他们觉得我可以依靠。虽然我不是一个宗教人士，但我想被灌输意义和目的；我不想肤浅或唯物主义，而是有一种真正的超越人性的感觉。我关注自己的身心健康，但美丽对我来说并不重要。最重

要的是，我想成为一个平衡、正直和自信的人。”

在建构了理想自我之后，令人厌恶的强迫思维就被认为是“对理想自我的威胁”，当然，这种威胁代表了强迫思维与理想自我失谐的程度。这一点可以通过在连续谱上标注患者的价值观来体现。连续谱的两端分别表示价值观的两极。然后，患者需要在连续谱上标注强迫思维以及真实自我所在的位置。这两个位置之间的差异代表了自我失谐或与强迫思维相关的威胁的程度。图 12.2 以卡米拉理想自我叙事中的两个重要价值观为例说明了这一练习。

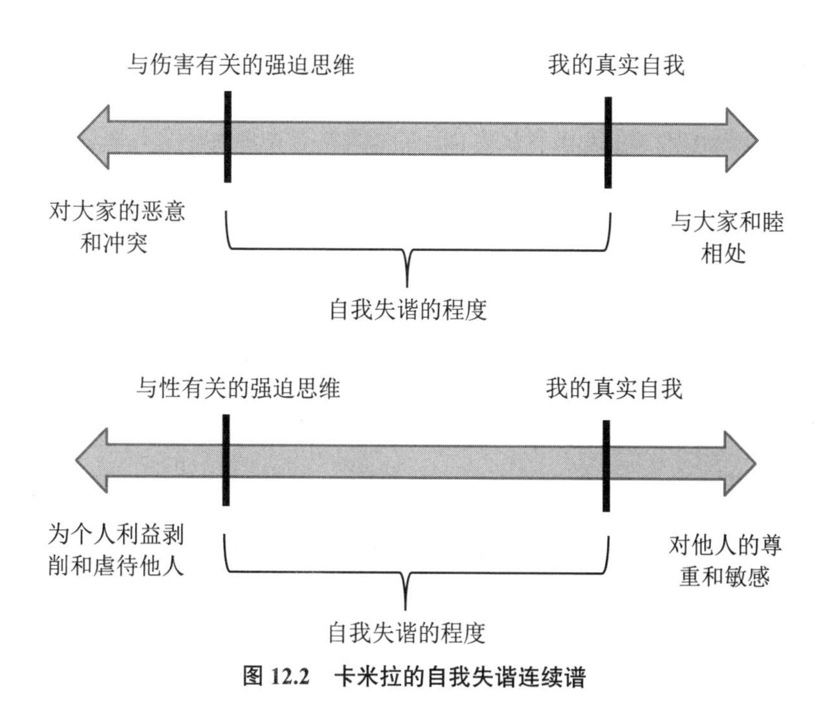

图 12.2　卡米拉的自我失谐连续谱

治疗师也可以使用理想自我叙事和自我失谐连续谱来教育患者自我失谐在令人厌恶的强迫思维维持中的作用。同样，这些信息对于强迫思维重要性的错误信念的认知重构也很有用。例如，治疗师可能会问，是否有任何证据表明，强迫思维会将患者拉向“价值连续谱”的消极端。令人厌恶的强迫思维的存在是否有影响到他们对既定理想、价值观或原则的承诺？

TAF–道德

强烈的内疚、仪式性的忏悔和自我惩罚常常与TAF–道德相关联。如果TAF量表（Shafran et al.，1996）得分在20分以上，代表道德TAF的意识很强（Shafran & Rachman，2004）。然而，认知临床访谈将会提供对患者道德观的更多洞察。关键的问题是，个体认为令人厌恶的强迫思维在多大程度上是高度不道德的。坏想法真的被认为等同于坏行为吗？这些想法的可怕后果是什么？个体是否有强烈的负罪感，以及如果有，这种负罪感的含义是什么？也就是说，它是如何被解释或理解的？患者认为自己的心理状态在多大程度上是对道德品质的真实反映？

我们可以提出一系列的比较问题，以确定不道德想法与表现为不道德行为时具有的等效性。例如，假设当事人有令人厌恶的性相关的强迫思维（猥亵儿童）。可以提出以下问题：

> “与实际从商店里偷东西相比，从商店里偷东西的想法有多糟糕？”
>
> “与实际上对老板撒谎相比，有对老板撒谎的想法有多糟糕？”
>
> “与没有取得成就却错误地获得荣誉相比，没有取得成就却获得荣誉的想法有多糟糕？”
>
> “与真的打人相比，想打人的想法有多糟糕？”
>
> “与真的不适当地抚摩孩子相比，不适当抚摩孩子的想法有多糟糕？”

治疗师可以继续进行这类比较性提问，以确定道德TAF的程度。患者是表现出一种普遍的道德TAF，认为许多不同的“坏想法”都几乎和相应的不当行为一样坏，还是只关注令人厌恶的强迫思维？在上一个例子中，患者承认猥亵孩子的想法似乎和行为一样糟糕，直到治疗师做出最后比较，患者才可能认可行为比想法更糟糕。这一分析在治疗的心理教育阶段特别有用，包括介绍重要性以及对侵入性思维频率和强度的评价 / 信念进行控制的需要所带来的负面影响。

思维的重要性/控制

确定患者关于重要性和控制强迫思维、努力控制思维的程度以及心理控制失败导致的预期后果的信念很重要。当然，识别患者用于抑制或终止令人厌恶的强迫思维的心理控制策略也很重要。

OBQ-44 是用于评估过分重要性 / 信念控制需要的最好的标准化自我报告问卷之一（OCCWG，2005）。此外，治疗师可以使用以下问题来更全面地了解患者令人厌恶的强迫思维相关的过分重要、需要控制的信念和认知评价（半结构化访谈也见 Rachman，2003）。

“当令人厌恶的强迫思维突然出现在脑海中，你是能够转移自己的注意力，还是完全被这个想法吸引？你对强迫思维的心理控制如何？”

“是什么让这个强迫思维如此重要，以至于吸引了你的注意力？你是否担心仅仅是产生这个想法就会对你或其他人造成伤害？还是你更关心你在想什么，即，想法的内容？在现实世界中有没有证据表明这种强迫思维是一种严重的个人威胁？”

“抑制令人厌恶的强迫思维或停止思考这个想法有多重要？如果这种强迫思维不消失，你担心发生什么？”

“对你来说，当无法控制这种强迫思维时，有什么不好？有没有什么东西阻止你接受这种强迫思维，也就是说，无论这种想法是否存在，你都要继续你的生活？你尝试过忽略这个想法吗？发生了什么？”

“你有没有责怪自己失去了对这种强迫思维的控制？你觉得你的心理控制能力很差，这有什么问题吗？你做了些什么来改善对这种强迫思维的心理控制？”

恐惧自我

个案概念化的最后一个概念因素是恐惧自我。尽管FSQ（Aardema et al., 2013）可以用于评估恐惧自我，但尚不清楚如何界定异常得分。再次强调，临床访谈将更有助于为个案概念化和治疗计划的制订提供丰富的具体信息。我们也可以问一些具体的问题，涉及强迫内容中最令人恐惧的方面以及这些令人恐惧的特征与自我感的关系。事实上，恐惧自我叙事可以和前面讨论的理想自我叙事同时建立。为了发展恐惧自我叙事，治疗师需要探索患者不想成为什么样的人，也就是说，他们最害怕什么样的自我属性，而这些属性代表了对理想自我的威胁。下面是卡米拉关于恐惧自我的叙事：

“我绝不想被认为自私和不体贴。仅仅为了满足自己的欲望和快乐而随意操纵和剥削他人，这会威胁到我对人类尊严和理解的基本价值观。我不想成为粗心、自我中心、冲动、只为满足一时私欲而活的人。同样，失去自我控制、没有纪律和规划的生活，只会导致痛苦并引来他人的蔑视。”

一旦有了对“理想和恐惧自我”的清晰描述，就可以从这些角度来评估令人厌恶的强迫思维。这种强迫思维在多大程度上是极度痛苦的，因为威胁到了理想自我及其价值观，而不是确认恐惧自我的因素？患者的“自我叙事”为理解令人厌恶的强迫思维的病因和维持提供了关键信息。

特殊治疗应考虑的因素

CBT 治疗令人厌恶的强迫思维采用的治疗策略与第 8 章和第 9 章所讨论的相同。然而，因为外在仪式的缺乏和自我意识过程的重要性，治疗方案需要进行改进。

想象暴露

想象暴露是治疗令人厌恶的强迫思维的一个重要成分，因为它增强了内在关注。在许多情况下，仅仅是强迫思维的出现就会引发严重的焦虑和内疚。想象暴露作业对令人厌恶的强迫思维的持续定向关注提供了一个关键的假设—检验经验，挑战个人对强迫思维重要性和对失控的恐惧的信念。首先，治疗师与患者合作构建暴露叙事。鼓励患者用自己的语言写一个详细的内容脚本。如果患者的焦虑和对谈论强迫思维内容的抗拒很强烈，那么就有必要逐步构建脚本。

当完成了一个清晰生动的令人厌恶的强迫思维的脚本时，会谈中的想象暴露就可以用来处理患者许多回避与中和反应。Moulding 及同事（2014）讨论了布置家庭作业可以使用的几种想象暴露方法，例如录音、有意识地描述强迫思维并同时阻止中和反应，以及暴露于现实生活中的诱发因素。此外，也可以使用智能手机的应用程序，这样可以方便地触发强迫思维。无论采用何种方法，想象暴露都是 CBT 治疗令人厌恶的强迫思维的关键因素。

中和反应预防

另一个重要的治疗成分是减少甚至消除所有的中和反应（Moulding et al., 2014；M. T. Williams et al., 2013）。心理强迫、寻求保证、合理化、思维抑制和回避都是最常见的心理控制策略。治疗师首先要确定患者最常见的中和反应，然后在治疗过程中激发强迫思维时，帮助患者学习更健康的、基于接纳和转移的反应，以替代非适应性的中和反应。例如，寻求保证是对宗教强迫思维的常见反应。当卡米拉产生一个侵入性思维“我冒犯了上帝吗？”她会在互联网上搜索有关冒犯上帝的神学信息。她通过寻找信息以确信自己的侵入性思维没有冒犯上帝。其他有更虔诚的宗教信仰的人可能会找牧师寻求保证，以确保他们没有得罪上帝。停止所有的中和反应是 CBT 的一个重要目标。

为了帮助中和反应预防，可以教授患者接纳和注意转移策略，包括日常生活中的认知和行为活动，以取代中和反应。例如，当寻求保证的欲望出现时，患者可以参加体育锻炼、阅读小说、回复电子邮件、做饭、做拼图游戏等。其目的是将注意资源转移到一种与中和冲动竞争的反应上。这通常需要一种渐进的反应预防方法（Clark，2004；Moulding et al.，2014）。可以通过鼓励患者延迟中和反应来实现，首先是一段短暂的时间，然后逐渐增加延迟时间，最终完全停止中和反应。这可能还需要增加替代的反应选项，并解决中和反应预防可能出现的任何困难。

认知重建

CBT 的一个重要方面是正常化患者令人厌恶的强迫思维，这可以通过纠正患者赋予强迫思维重要性和个人意义的非适应性想法来实现。对患者开展心理教育，告知他们即使出现令人厌恶的想法也是正常的，而正是对侵入性思维的认知评估或解释导致了侵入频率、强度和情绪压力的升级。这一点可以通过比较患者对无压力的“正常”侵入性思维的解释和对令人厌恶的强迫思维的错误解释来证明（详见第 8 章）。

认知重建可以用来弱化令人厌恶的强迫思维和患者的自我定义之间的联系。

这种干预的基础是在心理教育阶段奠定的，这一阶段强调了强迫思维和恐惧自我之间的联系。因为自我失谐和与恐惧自我的关系，令人厌恶的强迫思维才会被认为是重要的。

治疗师首先要求患者选择一种受到令人厌恶的强迫思维威胁的价值观或个性特征。这种价值观或特征可以从前面讨论的理想自我叙事中获得。例如，卡米拉可能会说，她希望成为一个道德标准很高的人。治疗师接着问：“哪些证据可以表明你是一个有道德的人？”卡米拉确定了几个基于现实的道德指标，比如她与顾客打交道时的真诚、对时间和金钱的慷慨、把他人利益放在自己之前的努力等。然后卡米拉被要求提供证据证明她是一个自私、不道德、不善解人意的人，这些特点在她的恐惧自我叙事中得到了体现。当被要求提供不道德的证据时，毫无疑问，卡米拉的主要证据是存在令人厌恶的强迫思维。接着将想象的、推断的不道德自我的证据与理想、道德自我的外在的、现实的证据进行对比。在确定了自我概念过程的错误性质后，治疗师就可以与卡米拉合作，帮助她将自我定义的来源从“可能性偏差”（即，“我有令人厌恶的想法，这意味着我不道德”）转移到外部证据（如，“我的行为更符合道德而非不道德”）。重要的是要花时间详细阐述这项认知工作，帮助患者寻找更多的外部证据，并基于外部、感官的标准而非推断、想象的标准来进行自我评估的实践（Audet et al., 2016；O’Connor & Aardema, 2012）。

同样重要的是布置实证的假设—检验家庭作业来巩固这个基于外部基础的自我结构。可以给卡米拉布置家庭作业，包括从家人和亲密的朋友那里收集他们用以判断他人道德品质的信息。这些信息可以用来衡量卡米拉相对于其他人的道德水平。几周后，卡米拉可以自我监控那些与高水平道德价值观一致或不一致的日常活动（如，“今天我花了额外的时间向一位老人解释一个处方，尽管这让我整个上午变得很匆忙”“我为一位同事辩护，我觉得他受到了主管不公平的批评”)。随着时间的推移，卡米拉能够将道德自我评价的基础从“我在想什么”转移到“我在做什么”，这将削弱令人厌恶的强迫思维和自我概念过程之间的联系。

治疗效果和其他方式

关于 OCD 症状亚型治疗效果最一致的结论是，药物治疗和 ERP 对没有外在强迫行为的强迫思维疗效较差（如 Starcevric & Brakoulias，2008；M. T. Williams et al.，2013）。在一项药物治疗和 / 或 ERP 的早期元分析中，“单纯强迫思维”治疗效应的平均值低于其他 OCD 亚型，尽管差异没有统计学意义（Christensen，Hadzi-Pavlovic，Andrews，& Mattick，1987）。在另一项研究中，有性 / 宗教强迫思维的患者在 1 ～ 5 年的随访中，接受 SSRIs 和 / 或 ERP 治疗的长期结果较差（Alonso et al.，2001）。一项计算机与临床辅助的大型多中心 ERP 治疗研究发现，那些有性 / 宗教强迫思维的患者治疗反应较差（Mataix-Cols et al.，2002）。同样，Abramowitz 及同事发现，陷入无法接受 / 禁忌强迫思维的强迫症患者，临床显著改善的比例最低，尽管与其他症状群没有统计学上的显著差异（Abramowitz，Franklin，et al.，2003）。最近一项基于两个联合治疗效果研究的回归分析发现，存在不可接受 / 禁忌强迫思维的 OCD 被试，治疗后的 YBOCS 评分降低显著少于以其他症状维度为主要症状的患者（Williams et al.，2014）。然而，另一项治疗结果综述得出结论，性 / 宗教强迫思维治疗效果不佳的结论是不可靠的（Knopp et al.，2013）。

有几个原因导致了令人厌恶强迫思维的不那么令人鼓舞的治疗结果（综述见 McKay et al.，2015）。ERP 倾向于关注外在强迫行为，这在令人厌恶的强迫思维中常常是不存在的。暴露于自发、内在的突然出现的侵入性思维也更具挑战性（Moulding et al.，2014）。核心的自我定义过程往往与令人厌恶的强迫思维相联系，因此患者可能更难以对他们的强迫思维采取客观的方式。因此，认知干预可能在治疗令人厌恶的强迫思维方面有更重要的作用（Lee，Kwon，et al.，2005；Rachman，2003；Williams，Crozier，et al.，2011）。

Freeston 及同事（1997）进行了一项针对无外在强迫行为的强迫症患者的 CBT 治疗效果研究。在接受大约 25 次 CBT 治疗会谈后，67% 的患者表现出明显的治疗后临床改善，但在 6 个月的随访中，这一比例下降到 53%。同样，O'Connor、Freeston 及同事（2005）将 26 名有强迫思维但无外在强迫行为的人随机分配到 12 次会谈的个体或团体 CBT 疗程中。治疗后分析显示，个体 CBT 中 68% 的患者得到显著改善，而团体 CBT 中 38% 的患者得到了改善。在 6 个月的随访中，两种治疗条件下患者的改善继续保持。研究人员注意到，分配到团体治疗方式的患者的拒绝率相当高（38%）。

Whittal、Woody、McLean、Rachman 和 Robichaud（2010）对没有外在强迫行为的强迫症进行了最严格的治疗结果试验。73 名被试被随机分配到不包含 ERP 的 12 次个体认知治疗会谈组、压力管理训练（stress management training，SMT）组和等待控制组。治疗后分析显示，认知治疗比 SMT 有更多优势，但在 6 个月和 12 个月的随访中，这种优势消失了。两种治疗方法都比等待组更有效。就临床意义而言，认知治疗组的被试有 59% 达到标准，SMT 组有 43%。这个差异没有统计学意义。随后的中介分析表明，功能失调性评价的变化是强迫症状变化的中介，尽管对时间序列的进一步分析表明，是强迫症状影响了个人意义评估，而不是相反（Woody et al.，2011）。最后，Belloch 及同事（2010）发现，无 ERP 的认知治疗对自发强迫思维比反应强迫思维更有效，自发组中 73% 的完成者在治疗后达到恢复标准。

最近的研究结果发现，对没有外在强迫行为的强迫思维的治疗效果可能比以前认为的更微妙。针对功能失调的认知评价、信念和心理控制策略的当代治疗方法，可能比只关注 ERP 的治疗更有效。然而，根据研究结果，在完成治疗的患者中，这些认知干预措施的显著改善率仅为 40% ～ 65%。很明显，令人厌恶的强迫思维的 CBT 治疗还有很大的改进空间。

结 论

虽然以令人厌恶的强迫思维为主要症状的患者并不多，但临床上有 25% 的样本具有这种症状。这对 CBT 治疗师来说是一个相当大的挑战。多数情况下，存在令人厌恶的强迫思维的患者并没有外在的强迫行为，而是依赖更广泛的心理控制策略来抑制痛苦。此外，对道德和自我定义的威胁是强迫思维的核心特征，这导致患者对强迫思维的评价高度自我失谐。TAF– 可能性和 TAF– 道德的信念被提升，导致了这样的结论：控制或抑制强迫思维是最重要的。减少焦虑或预防可怕的结果比避免令人厌恶的侵入性思维更为重要。此外，某些令人厌恶的强迫思维，例如宗教强迫思维或过度疑虑，对个案概念化和治疗提出了更大的挑战。

对令人厌恶的强迫思维的 CBT 治疗需要更多关注与自我和心理控制必要性相关的图式。实际上，关于令人厌恶的强迫思维的治疗效果的研究，都集中在药物治疗或 ERP 上。一般的研究结果是，药物治疗和行为治疗对令人厌恶的强迫思维的效果不如对清洗或检查的好。基于 CBT 评估模型的新一代效果研究报告了有希望的研究发现，但目前尚不清楚这些治疗是否比传统的行为治疗更好。目前还需要将令人厌恶的强迫思维为主要症状的被试随机分配到 CBT 组和 ERP 组，进行比较的结果研究。然而，考虑到令人厌恶的强迫思维的发生率很低，很难找到允许随机分配的足够大的样本，因此不太可能在未来几年内看到这种类型的研究。同时，对比认知干预和行为干预是否可行甚至必要，相关争论仍在继续，因为临床上的多数治疗都结合了认知和暴露策略。

对令人厌恶的侵入性思维现象学和治疗感兴趣的研究人员仍面临许多概念和方法学上的挑战。尽管如此，对于饱受这种症状折磨的强迫症患者来说，需要再多的循证知识和治疗都不为过。

第13章

对称、秩序和排列

案例介绍

伊莱恩（Elaine）自认是个完美主义者。她回忆说，自己从小就对秩序、平衡和整洁有强烈的偏好。她房间里的所有东西都被摆放得十分规整，当有东西的位置不对时，她就会感到不安，直到把它重新摆放妥当为止。伊莱恩的父母在这方面也尤其注意，以确保不会因误摆她的玩具、衣服和其他物品而使她不高兴。她拒绝让朋友来家里玩，以防止他们在玩耍时弄乱了她的房间。

十几岁时，伊莱恩变得更加注重对称和平衡。她开始担心自己使用右侧身体的次数多于左侧，并尝试通过更多地使用左手或将注意力更多地集中在视野的左侧来纠正这种感知到的不平衡感。在大学里，她最终不得不独自生活，因为室友会侵入她的私人空间、把她的东西放错地方。在许多方面，她的一丝不苟、组织严密、注重细节都为她的学业和会计事业提供了良好的支持。她非常有条理，以至于其他人开始依靠她来查找所需的信息。

伊莱恩的排序和重新整理带来的负面影响，在家里体现得最为强烈。孩子们造成的混乱和无序对她造成了极大的困扰。她的丈夫试图分担家务，但这对伊莱恩来说永远不到位。她会跟着他，“纠正”他收拾过的地方。例如，当他把脏盘子装进洗碗机时，伊莱恩会把所有东西重新排列，这样盘子、玻璃杯和餐具都朝着正确的方向。她不停地重新整理碗橱，因为她觉得没有把东西放到正确的位置。孩子们还没结束玩耍，她就不停地去接他们回家。伊莱恩每天晚上要花几个小时、周末花大部分时间整理东西。这种不断的秩序和重新整理给她的婚姻带来了压力。在工作中，人们觉得伊莱恩过于死板、固执，过于注重秩序，以至于她的工作效率受到了影响，因此她无法升职。伊莱恩试图控制她的排序和重新整理的行为，但每次努力都以失败告终。“事情不对”的感觉是如此强烈，以至于她不能简单地无视这种混乱并放松自己。任何不对的事情都“必须要纠正”。

伊莱恩是强迫症亚型的典型案例，它不同于本书讨论的所有其他强迫症的表现。这种类型的强迫症被称为**对称、秩序和排列**（symmetry，order，and arranging，SOA），与污染、怀疑 / 检查和令人厌恶的强迫思维相比，它具有不同的情感 - 动机特征（Summerfeldt，2004）。后面的症状表现是由对伤害的回避引起的，而 SOA 则是由深刻的不完美、不完整感或“不恰如其分”的体验（NJRE）所驱动的（如 Coles et al.，2003；Radomsky & Rachman，2004；Rasmussen & Eisen，1992；Summerfeldt，2004；Summerfeldt，Kloosterman，Antony，& Swinson，2014）。本章从这种强迫状态特有的临床特征入手，讨论了 SOA 的认知行为方法。接下来，回顾了支持 SOA 亚型症状独特性的研究。然后讨论了 SOA 的核心认知结构：不完整感。同时，介绍了 SOA 的认知行为模型，并讨论了 CBT 的个案概念化。这一章的结尾描述了在解决这一强迫症亚型的独特特征时 CBT 所需的调整。

临床特征

强迫症症状的异质性在以 SOA 为主的病例中最为明显。许多强迫症研究人员（最早可追溯到 Pierre Janet 在 1903 年的研究）都注意到，秩序和排列在核心动机过程的基础上可能与其他强迫行为（如洗涤和检查）有很大不同。尽管多数强迫症的表现与其他焦虑障碍类似，以减少或避免伤害为主要动机，但 Rasmussen 和 Eisen（1992）指出，患有 SOA 的个体不会体验到过分的焦虑，而是受到某种感觉的驱使，即“不恰如其分”、不完美或不完整感。Summerfeldt（2004）提出，避免伤害和不完整感是两个正交的连续维度，跨越不同类型的强迫症，并与不同的临床特征、易感性和因果因素相关。Coles 和 Pietrefesa（2008）认为，SOA 症状构成了一种截然不同的强迫症亚型，因为它们的动机是希望事情“恰如其分”，而不是减少焦虑或获得安全感。最近，Bragdon 和 Coles（2017）发现，强迫症患者在避免伤害和不完整感方面所处的水平是可以区分的。SOA 与其他亚型的基本动机差异表明，这种症状的因果模型和治疗方法与其他强迫症亚型有很大不同。事实上，有学者质疑 CBT 模型是否适用于以不完整感或 NJREs 而非焦虑减轻为主的强迫症症状表现（Cougle，Fitch，Jaconson，& Lee，2013；Summerfeldt et al.，2014）。

对称性强迫思维是指对个人想法、行为或环境中的不平衡、混乱或参差不齐的频繁的侵入性感知，这种感知与重新整理 / 排列以达到更完美、更平衡或更有序状态的欲望有关。秩序、重新排列、反复检查的强迫行为最常与对称性强迫思维相关。Summerfeldt（2004）指出，对称性强迫思维中明显的“不恰如其分”感可以涉及任何感官，包括视觉、听觉、触觉和本体感觉。不完整或不对称感最常表现为视觉感知，但也不应忽视“不恰如其分”的体验明显存在于其他感官中的可能性。

对称、秩序和重新排列是强迫症样本中最常见的症状。Rasmussen 和 Eisen（1992，1998）发现，32% 的强迫症样本报告了对称性强迫思维，28% 则专注于达到精确性。在 DSM- Ⅳ现场试验中，10% 的人有明显的对称性强迫思维，5.7% 的人有秩序性强迫行为（Foa et al.，1995）。此外，在美国全国共病调查中符合强迫症诊断标准的受访者报告中，秩序（9.1%）是第三常见的强迫行为（Ruscio et al.，2010）。鉴于该症状在强迫症患者中出现的概率，即使其他类型的强迫思维和强迫行为更为突出，临床工作者也应该评估 SOA 症状。

SOA 症状可以出现在非临床人群中，尽管频率、强度和对日常功能的干扰都较低。一项针对 2261 名加拿大人的社区调查发现，秩序（10.9%）是第二常见的强迫思维，但只有不到 3% 的样本报告自己有按照特定顺序做事的强迫行为（Stein et al.，1997）。新西兰的一项纵向社区研究报告说，32 岁的年龄组中有 10% 的被试符合对称 / 秩序的标准，使其成为第二常见的强迫症状维度（Fullana et al.，2009）。尽管对称 / 秩序症状表现出相当的时间稳定性，但该类型的患者患抑郁症的风险最低，并且没有严重的功能受损，也很少寻求帮助。SOA 的自我报告测量，如**对称、秩序和排列问卷**（Symmetry，Ordering and Arranging Questionnaire），表明非临床个体也认可许多问卷条目，他们在该量表上的得分与其他强迫症状的得分密切相关（Radomsky & Rachman，2004；Radomsky et al.，2006）。

Coles 和 Pietrefesa（2008）指出，SOA 症状可能代表了一种文化仪式的夸张形式。他们认为，秩序或排列作为具有价值或意义的社会功能，是一种常见的文化仪式。然而，当个体采取极端的强迫行为时，秩序和排列就失去了其社会功能，而更多受到内部动机（如，不完整感）的驱使，最终将个体与更广泛的社会隔离开（Coles & Pietrefesa，2008）。虽然 SOA 症状在不同文化的强迫症样本中都很常见，但频率不同，这表明他们的强迫症状表现受到一定的文化影响。在土耳其（Karadağ et al.，2006）和印度（Girishchandra & Khanna，2001）样本中，SOA 患病率与北美相似，但在埃及（Okasha et al.，1994）、伊朗（Ghassemzadeh et al.，2002）和中国（Li，Marques，Hinton，Wang，& Xiao，2009）强迫症样本中，SOA 患病率显著更高。在后面几项研究中，男性的 SOA 患病率高于女性，但也有其他研究表明，在强迫症状维度上没有显著的性别差异（Raines et al.，2018）。然而，SOA 症状模式具有跨文化的一致性，阿拉伯、波斯和中国文化背景下的强迫症患者对 SOA 的关注更多。

有证据表明，SOA 症状与早期发病的强迫症有关（Taylor，2011）。在巴西的一项 OCD 研究中，SOA 症状的发作较早，患者的临床病程也更稳定（Kichuk et al.，2013）。对中国强迫症患者的一项研究发现，在早期发病组中，SOA 症状更为频繁（Zhang，Liu，Cui，& Liu，2013）。其他研究表明，SOA 与一级亲属中较高的强迫症患病率以及更高的抽动障碍共病率相关（综述见 Leckman et al.，2010）。但这些发现并非总是得到验证。最近的一项强迫症研究没有发现 SOA 症状更严重的患者有更高的家族史发病率或更高的抽动障碍共病率，并且发病年龄实际上比之前报告的更晚，而非更早（Brakoulias et al.，2016）。

像其他 OCD 症状一样，压力生活事件的存在可能会加剧 SOA 症状。一项对 200 名强迫症患者进行的研究表明，患者在强迫症发病前一年至少经历了一次压力生活事件，并且 SOA 症状与严重生活事件之间的相关最高（Rosso et al.，2012）。这一发现表明，环境对 SOA 症状的发展过程有强烈的影响。

对有显著 SOA 症状的患者进行的临床特征研究可以得出一些结论。显然，对对称和秩序的关注在普通人群中很常见，并可能有一些适应价值。在某些方面，临床 SOA 是对非临床 SOA 的一种夸大，但由于它过于极端，并且受到独特的内部过程的驱动，以至于与正常的秩序和对称之间的连接不够自然。SOA

是一种跨文化现象，尽管文化差异似乎会影响其在强迫症样本中所占的比例。最后，发病年龄的差异、一级亲属中较高的家族患病率、抽动障碍的共病以及对环境影响的反应性支持了 SOA 构成一种单独症状亚型的论点，标准的 CBT 个案概念化和强迫症治疗方案可能不适用于这种亚型。

SOA 的独特性

对多数强迫症亚型的研究都假设一种连续谱的观点，即个体的强迫体验中各种症状的突出程度都不同。该假设提出了一个问题，即 SOA 症状是否相异于其他 OCD 症状，如害怕污染、检查、怀疑等。如第 1 章所述，许多研究都对此问题进行了探讨。尽管结果有些不一致，但在 YBOCS 症状清单的众多聚类和因素分析中，SOA 症状维度是最稳定的维度之一（见 Bloch et al., 2008; Mataix-Cols et al., 2005）。这种独特的症状维度已在不同国家的 OCD 样本中得到了重复验证（如 Kashyap, Kumar, Kandavel, & Reddy, 2017; Matsunaga, Hayashida, Kiriike, Maebayashi, & Stein, 2010; Zhang et al., 2013）。YBOCS 症状清单的贝叶斯结构方程模型发现了一个广泛的二阶因素，该因素被标记为**不完整感**（incompleteness），包括 YBOCS 症状清单中的大多数条目（如，保持秩序、计数、重复、囤积、对称、列清单；Schulze, Kathmann, & Reuter, 2018）。此外，与其他症状亚型相比，SOA 症状维度可能具有不同的共病（Hasler et al., 2005）、遗传相关性（López-Solà et al., 2016）和较少的神经生理异常（Lázaro et al., 2014）。

广泛的研究表明，SOA 症状与其他强迫症状维度不同。其临床意义在于，任何 OCD 评估都应包括 SOA 症状，而 CBT 治疗师可以预计会在各类 OCD 患者中找到不同程度的秩序和对称问题。尽管在构成该维度的特定症状条目上可能存在一些分歧，但 Schulze 及同事（2018）的结构方程模型研究表明，该维度的主要特征是不完整感，这也是 SOA 的 CBT 个案概念化的核心结构。

不完整感

Summerfeldt（2004）将不完整感描述为对个体行为或当前状态的“不恰如其分”感导致的令人不安或不满意的感觉。在进一步的阐述中，Coles 和 Pietrefesa（2008）指出，不完整是“一种因感觉到自己的行为或体验不充分或未完成而产生的痛苦感”（p.37）。多数研究人员认为不完整感与第 3 章中讨论的 NJRE 是同义的。尽管不限于 SOA 症状亚型，但不完整感被认为是 SOA 的主要情感 – 动机过程（Coles & Pietrefesa，2008；Rasmussen & Eisen，1992；Summerfeldt，2004）。在本章开始的案例中，伊莱恩希望重新整理丈夫已装入洗碗机的餐具的欲望是一种无法抗拒的感觉，原因是感觉丈夫处理得不够恰当。尽管她知道重新整理餐具会引起争吵，但她还是强迫自己，因为相比于必须忍受紧张的夫妻争吵，这种不满意的感觉更强烈。

Summerfeldt（2004）指出，不完整感主要是感觉 – 情感失调，认知评价和信念的作用是次要的。因此，有人认为由不完整感或 NJRE 引发的强迫症患者可能不适合 CBT。但是，不完整感的定义特征尚不为人所知，它与避免伤害的关系也仍在研究中。后一个问题具有相当大的理论和临床重要性。如果不完整感和避免伤害是截然不同的构念，那么这一发现将支持以下论点：CBT 仅适用于强迫症的焦虑相关表现。另一方面，如果这两个构念是相关的，那么为避免伤害而开发的 CBT 方法可能也适用于以不完整感为主导的 OCD 亚型（即 SOA）。

在三项研究中，Summerfeldt 及同事（2014）发现了不完整感维度结构完整性的证据，该维度与避免伤害维度是不同且共存的，**强迫症核心维度问卷**

（Obsessive-Compulsive Core Dimensions Questionnaire，OC-CDQ）的避免伤害和不完整感分量表具有良好的相关性（$r = 0.70$）。Pietrefesa 和 Coles（2008）的一项早期研究还报告了一个基于本科生样本的不完整感和避免伤害的双因素模型，但这两个维度存在高度相关（$r = 0.76$）。此外，基于大型非临床样本的元分析和后续研究发现，不完整感和避免伤害是具有中到高相关的不同维度（Taylor et al.，2014）。对非临床样本的进一步分析表明，不完整感与避免伤害有极高的相关（$r = 0.93$），而 NJRE 与避免伤害的相关性只达到中等水平（$r = 0.45$）。最后，最近一项基于 100 名强迫症患者的研究发现，**布朗不完整感量表**（Brown Incompleteness Scale）的行为和感觉分量表与 OC-CDQ 的避免伤害分量表之间存在低至中的相关，相关系数分别为 0.31 和 0.47（Boisseau et al.，2018）。鉴于避免伤害与不完整感之间存在中至高的相关，许多强迫症患者的强迫行为可能由两种动机过程驱动，而另一些人则可能完全由不完整感驱动。这表明 OCD 患者的动机过程存在很大的差异。在一项针对 85 例强迫症患者的聚类分析中，避免伤害和/或不完整感作为主导的情况存在明显的个体差异，其中只有 26% 的样本同时报告了较高的不完整感和避免伤害（Bragdon & Coles，2017）。

为了更好地理解不完整感与强迫症的功能关系，已有一些研究对不完整感进行了研究。Boisseau 及同事（2018）发现，不完整感是二维的，包括行为维度和感觉维度，行为特征代表着启动和完成任务的困难，因为需要把事情做到恰如其分，而感觉特征表现为感觉事情需要以某种方式进行。这两个维度都与强迫症状中度相关，尽管不完整感－感觉比不完整感－行为与避免伤害的相关更高。Bragdon 和 Coles（2017）报告说，那些仅表现为不完整感的组支持了更多关于完美主义的信念，更少的过分的责任感/威胁高估信念（也见 Belloch et al.，2016）。Pietrefesa 和 Coles（2009）表明，当大学生被要求执行某些任务，如在书架上整理书籍或挂照片时，不完整感与紧张/不适感、完美或“恰如其分”完成任务的需求尤其相关。在对临床和非临床样本中的不完整感和 NJRE 进行分析时，Belloch 及同事（2016）得出结论，不完整感可能代表一种能激发强迫行为的稳定倾向，而 NJRE 则根据经验赋予的意义激发个体的强迫行为。

以下两个实验研究梳理了不完整感的定义特征。Fornés-Romero 和 Belloch（2017）在非临床和强迫症样本中进行了不完整感 /NJRE 的诱发，表明症状诱发与更强的身体不适和反复检查的需求相关。此外，不完整感得分与实验任务期间的 NJRE 状态和身体不适相关。在另一项研究中，学生参与了一项任务，评估他们对对称和平衡的偏好及能力，高不完整感特质的特点是表现出更多对对称的关注和相关行为，以及对对称性高的图像的偏好，尽管在审美技巧上没有差异，例如评估图像的客观审美价值（Summerfeldt，Gilbert，& Reynolds，2015）。综上所述，对不完整感本质的研究表明不完整感可能：（1）具有行为和感觉因素的多维性；（2）具有更多的性格或特质属性；（3）与完美主义以及对平衡和对称的审美偏好密切相关；（4）引起不适感和检查的欲望。尽管多数研究人员强调不完整感和 NJRE 之间的重叠，但也有其他人认为 NJRE 更适用于理解强迫思维和不完整感作为强迫行为的动机（Belloch et al.，2016）。

研究表明，不完整感在强迫症中比其他疾病更为突出。例如，Ecker 和 Gönner（2008）在一个强迫症大样本上进行了分层回归，以表明在控制了抑郁、焦虑和症状严重性之后，不完整感与对称 / 秩序和检查有着独特相关。Starcevic 及同事（2011）发现，NJRE 能够更频繁地诱发 SOA 强迫行为（另见 Ferrão et al.，2012）。一项组间比较研究发现，相比于焦虑障碍与抑郁症，强迫症患者的不完整感更为明显，回归分析表明，强迫症的诊断以及抑郁情绪（较低程度）对不完整感的严重程度有影响（Ecker，Kupfer，& Gönner，2014a）。此外，NJRE 相关构念可能比信念更适合鉴别强迫症（Ghisi et al.，2010），并且诱发内疚可能会增加高内疚特质个体的 NJRE（Mancini，Gangemi，Peerdighe，& Marini，

2008）。

对于不完整感症状独特性的研究结果各有不同。一些研究报告了不完整感与 SOA 症状之间的显著联系（如 Ecker & Gönner，2008；Ecker et al.，2014a；Sibrava，Boisseau，Eisen，Mancebo，& Rasmussen，2016；Starcevic at al.，2011）。然而，不完整感也会增加检查性强迫行为（Cougle et al.，2013），并与强迫人格特征相关（Ecker，Kupfer，& Gönner，2014b）。

表 13.1 总结了关于不完整感的主要发现。

表 13.1　不完整感的主要发现

- 不完整感和 NJRE 是有关感觉 – 知觉动机的构念，在强迫症的发病机制中起着关键作用。
- 通常来说，洗涤、检查、重复、心理仪式等强迫行为是由避免伤害驱动的，而涉及秩序、重新排列和检查的其他强迫行为则是由不完整感 /NJRE 驱动的。
- 尽管不完整感和避免伤害是不同的情感 – 动机构想，但它们具有高度相关，并且可以共存于同一个体。
- 不完整感是强迫症 SOA 亚型的关键过程，尽管其相关性并不局限于这种症状亚型。
- 不完整感是一种稳定的性格特征，与完美主义、强迫人格特征以及对平衡和对称的偏好相关。然而，它对抑郁情绪、内疚和症状的严重程度也很敏感。
- 不完整感可能是强迫症 SOA 症状表现的易感因素，尽管这种观点还需要研究的支持。

显然，任何 SOA 模型都必须将不完整感作为激发强迫行为的关键过程。尽管有人质疑 CBT 模型是否与不完整感 /NJRE 引发的强迫症状表现有关（如 Cougle et al.，2013；Summerfeldt et al.，2014），但没有理由假设情感 – 动机构念与错误信念和评价的概念互不相容。正如下一节中将要介绍的，SOA 的认知行为概念化为不完整感和 NJRE 现象赋予了重要角色。

SOA 的认知行为模型

从前面的讨论中可以明显看出，需要对通用模型进行一些修改（见图 5.1），以提供适当的 SOA 认知行为概念化。图 13.1 给出了这种症状亚型可能的 CBT 解释。

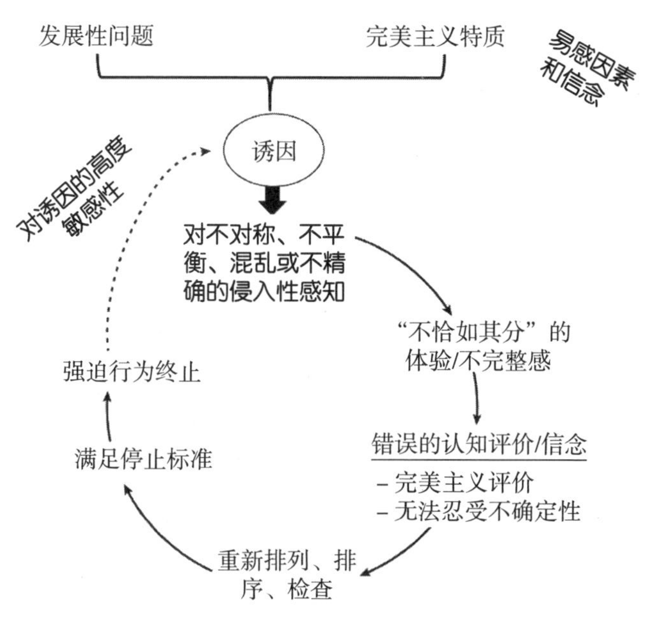

图 13.1　对称、秩序和重新排列强迫症的认知行为模型

本节重点介绍 SOA 的 CBT 概念化中需要进行的关键改变。同样，对支持 SOA 的认知行为概念化的研究进行了综述。可以看出，对于这种类型的强迫症状表现，CBT 概念化是合理可信、循证的，并且可为治疗提供信息。

易感因素

目前几乎没有关于SOA的病因学研究。Coles和Pietrefesa（2008）提出，SOA的临床水平可能代表了“未能消除的正常幼年习惯或文化行为模式的恶化”（p.39）。众所周知，像秩序和重新排列这样的重复行为，以及“恰如其分”的感觉，在幼儿时期很常见（Evans et al.，1997）。有学者推测，强迫症可能与幼儿时期的仪式行为处于一个连续谱上（Leonard，Goldberger，Rapoport，Cheslow，& Swedo，1990）。随着孩子长大并最终进入成年期，强迫性重复仪式的频率会降低，但不会完全消失。事实上，即使到了成年，对秩序的偏好依然强烈（Radomsky & Rachman，2004）。Reuven、Kahn和Carmeli（2012）报告说，儿童期口腔和触觉过敏与幼儿时期的仪式行为和成年期强迫症状的增加有关。这项研究提出了一种可能性，即SOA的临床水平可能代表了一种特定类型的“发育停滞”，在这种情况下，个体持续表现出幼儿时期对秩序和对称性的高度关注（Coles & Pietrefesa，2008）。对秩序和对称性偏好的个体差异很明显，因此对秩序、对称性和完整感的高度关注可能是临床SOA的易感因素（Belloch et al.，2016；Radomsky & Rachman，2004；Summerfeldt et al.，2015）。至少，研究者应该考虑发展的影响是否会导致SOA的发生。

有大量证据表明，完美主义与SOA之间存在联系。尽管强迫症的CBT研究倾向于将完美主义作为一组错误的信念 / 评价，这是强迫症的表层原因，但多数学者认为完美主义是一种核心的人格易感性，使个体更容易受到情绪的困扰（Egan et al.，2014；Hewitt，Flett，& Mikail，2017）。因此，有理由认为，完美主义可能在SOA症状维度的病因学中扮演了十分重要的角色。

研究一致显示了完美主义与强迫症之间的相关（如Frost & Steketee，1997；Rhéaume，Freeston，Dugas，Letartte，& Ladouceur，1995；综述见Frost et al.，2002）。

此外，完美主义与 SOA 中突出的特异性 OCD 特征有关，例如 NJRE、精确、秩序和不完整感（Aardema et al.，2018；Coles et al.，2003，2005；Martinelli，Chasson，Wetterneck，Hart，& Björgvinsson，2014）。但是，Moretz 和 McKay（2009）进行的一项中介研究表明，焦虑特质可能中介了完美主义与强迫症之间的关系。如第 1 章所述，许多患有 OCD 的患者会共病 OCPD，其中完美主义是核心的诊断特征。这一发现表明，完美主义是强迫症更普遍的一个重要特征。

不幸的是，目前还没有纵向研究表明幼儿时期的仪式行为或完美主义人格会使个体在成年后容易出现 SOA 症状。现有研究报告了显著相关，但缺乏因果关系或易感因素的证据。例如，甚至还不清楚完美主义是否比其他强迫症状维度更适合 SOA。因此，目前图 13.1 中提出的易感性构念只是推测性的。

侵入性感知

其他 OCD 亚型的 CBT 概念化将非意愿的侵入性想法、图像或冲动假定为主要的强迫思维现象。但是，SOA 的强迫思维是对不对称、不平衡或不精确的感知。通常，这种感觉是由外部环境中的某种刺激或情境触发的，例如看到桌上乱扔的杂志或一张没有笔直悬挂的照片。从这个意义上说，侵入性思维是对不对称或不平衡的感知，而不是认为事物杂乱无章。例如，虽然具有 SOA 症状的个体认为自己使用身体的一侧多于另一侧，但与其他强迫症患者相比，这种侵入性思维具有更感官、更直观的特点。相比其他强迫症状维度，对称性强迫思维更基于感觉的体验性质可能是 NJRE 和不完整感在 SOA 中发挥更为关键的作用的原因之一。

NJRE/不完整感

该模型的另一个显著特征是对称性强迫思维和错误评价 / 信念之间的 NJRE

和不完整感。SOA 的实证研究有力地证明了 NJRE 和不完整感在这一症状亚型的发病机制中的重要性。Summerfeldt（2004）在认识到不完整感对 SOA 的重要性方面做出了最大的贡献。她认为，对 NJRE/ 不完整感的解释在强迫症的发病机制中至关重要。因此，SOA 中错误解释的主要来源是感觉 – 情感紊乱，而非非意愿的侵入性思维或强迫思维。

在进一步的阐述中，Summerfeldt 及同事（2014）得出结论，对侵入性思维的错误评价以焦虑或伤害回避主导的强迫症状为特征，但与不完整感和 NJRE 无关。但是，对于这一结论的证据支持并不一致。例如，根据 OBQ-44 的得分，可将强迫症患者划分为高分和低分组。尽管在多数 NJRE 指标上，高信念组的得分显著高于低信念组，但在低信念组中，强迫症状与 NJRE 之间的相关更高（Chik，Calamari，Rector，& Riemann，2010）。不幸的是，具有 SOA 症状的个体是否误解了不完整感 /NJRE 困扰或非意愿的侵入性思维，尚无相关研究。

错误评价和信念

在 Summerfeldt（2004）关于不完整感和 SOA 的观点中，错误评价和信念仍然扮演着重要角色。鉴于这些评价可能集中在不完整感或 NJRE 上，因此 SOA 中的评价可能不同于那些在避免伤害的强迫症状中表现突出的评价。如图 13.1 所示，它认为完美主义、无法忍受不确定性和过分的责任感可能是最重要的，而对于与污染、怀疑或令人厌恶的侵入性思维相关的焦虑型强迫思维，有关威胁和想法的重要性 / 控制的错误评价更重要。

实证研究表明，SOA 可能具有不同的信念图式。Tolin 及同事（2008）发现，在强迫症样本中，只有 OBQ-44 的完美主义 / 不确定性分量表预测了 OCI-R 秩序的得分。同样，Fergus（2014）发现 OBQ-20 的完美主义 / 不确定性分量表显著预测了非临床样本中的 NJRE。此外，Belloch 及同事（2016）发现，OC-CDQ

不完整感分量表与非临床样本中的 OBQ-44 完美主义 / 不确定性密切相关，但这种相关在 OCD 样本中要弱得多。对强迫症样本的聚类分析显示，OBQ-44 责任 / 威胁显著较低，但在高度不完整感组中，完美主义 / 不确定性较高（Bragdon & Coles，2017）。这些初步发现表明，完美主义和 IU 信念可能与 SOA 及其动机构念（不完整感 /NJRE）尤其相关。在通用模型中提出的其他非适应性评价和信念，如过分的责任感、威胁估计和想法的重要性 / 控制，在 SOA 中似乎没有显著的作用。同样，心理控制的努力可能并非 SOA 发病机制中的相关因素。然而，需要实验研究来确定不完整感 /NJRE 的诱发是否只会导致易感个体对完美主义和不确定性的错误评价。

强迫排序行为与停止标准

多项研究表明，在易感个体中诱发不完整感或 NJRE 会导致不适感的增加，并促使个体进行秩序和重新排列的行为（Coles et al.，2005；Fornés-Romero & Belloch，2017；Pietrefesa & Coles，2009；Summerfeldt et al.，2015）。同样，不完整感的诱发可以引起检查的欲望（Cougle et al.，2013）。在这项研究中还不清楚的是，秩序 / 重新排列的欲望是只出现在不完整感特质或完美主义很高的易感个体中，还是不完整感的诱发在非临床个体中也有更普遍的影响。

如第 3 章所述，消除不完整感和 NJRE 的方式通常是终止强迫仪式的标准。对于在 SOA 症状中使用的停止标准，目前还需要更多的研究，如果仅假设个体会持续排序和重新排列的行为，直到达到完整、平衡和精确的感觉，未免过于草率。同时，我们可以假设，图 13.1 中描述的认知－感觉过程会对外部刺激产生更高的注意敏感性，这些刺激被感知为不完整或无序的状态。这种更高的环境敏感性可能是将 SOA 与其他强迫症状维度区分开的另一个因素。在其他症状维度中，个体对非意愿的侵入性思维表现出更高的敏感性。不可否认的是，这些侵入性思维可能由某些外部刺激触发，也可能相反。但是，与其他症状亚型相比，环境对 SOA 的直接影响更大。

SOA 的认知评估和个案概念化

针对主要症状为 SOA 的 CBT 个案概念化应全面评估:（1）外部和内部的诱发因素;（2）不完整感和 NJRE 困扰;（3）对完美主义和不确定性的评价和信念;（4）停止标准。以下简要综述了对 SOA 症状和不完整感 /NJRE 的几种自我报告测量方法，可作为个案概念化开展过程中的参考资源。

标准化测量

对称、秩序和排列问卷

对称、秩序和排列问卷（Symmetry，Ordering and Arranging Questionnaire，SOAQ；Radomsky & Rachman，2004）有 20 个条目，可用于评估与对称性有关的想法和信念，以及对秩序和排列强迫行为相关陈述的相信程度。SOAQ 是单维的，因此仅使用总分。它与其他强迫症自评量表具有很好的会聚效度，例如 VOCI 和帕多瓦量表 – 华盛顿州立大学修订版，其相关性高于抑郁或焦虑等其他症状（Radomsky & Rachman，2004；Radomsky，Ouimet，et al.，2006）。SOAQ 总分与 SOA 构念相关，例如 VOCI– 恰如其分分量表和帕多瓦 – 美容 / 打扮分量表。此外，据报道，SOAQ 与基于计算机的对称性和排列症状测量存在中度相关（Roh，Kim，Chang，Kim，& Kim，2013）。尽管 SOAQ 可能是 SOA 症状的最佳自评工具，但它缺乏强有力的临床验证，可能只有一部分条目是 SOA 特异性的（Gönner et al.，2010）。然而，当这一症状维度是个案概念化的一部分时，临床工作者应该使用 SOAQ。

NJRE 问卷 – 修订版

NJRE 问卷 – 修订版（Not Just Right Experiences Questionnaire-Revised，NJRE-QR；Coles et al.，2003）有 19 个条目，用于评估个体在过去一个月内不恰如其分的体验的程度。在提供了 NJRE 的定义和示例之后，受访者需要对 10 种日常情况下（如，穿衣服、锁门、叠衣服、挂照片）的 NJRE 频率进行评分。接下来，个体选择最近发生的 NJRE 条目，根据这些体验，完成对频率、强度、即时痛苦、延迟痛苦、思维反刍、反应欲望和责任的 7 个评分。前 10 个条目的总和为 NJRE– 数量（number）得分，而 7 个评分的总和则为 NJRE– 严重程度（severity）得分（见 Fornés-Romero & Belloch，2017）。或者，7 个 NJRE 评分可以单独处理，以对 NJRE 进行更具体的评估。各种研究表明，与焦虑或抑郁等非强迫性症状相比，NJRE– 数量得分与强迫症状（尤其是秩序和对称性）的相关更高（Coles et al.，2003，2005；Coles & Ravid，2016；Sica et al.，2015）。Fornés-Romero 和 Belloch（2017）发现，在非临床和强迫症样本中，NJRE– 数量与自由回忆的 NJRE/ 不完整感诱发的反应有显著相关。目前，NJRE-QR 是 NJRE 理论构念的最佳验证方法。

强迫症核心维度问卷

强迫症核心维度问卷（OC-CDQ；Summerfeldt et al.，2014）是一份评估状态或特质形式的 20 条目问卷。其中 10 个条目评估避免伤害，10 个条目评估不完整感，回答采用李克特 5 点评分，从 1 分（“完全不符合我的情况”）到 5 分（“完全符合我的情况”）。探索性和验证性因素分析都支持 OC-CDQ 的双因素结构（Summerfeldt et al.，2014）。本章先前综述的多数研究都使用 OC-CDQ 或精简版来评估不完整感。总体而言，研究验证了 OC-CDQ 的会聚效度和区分效度，尤其是特质版本。例如，Ecker 及同事（2014b）报告说，强迫症样本在简版 OC-CDQ 不完整感分量表上的得分显著高于抑郁或焦虑临床组。总之，OC-CDQ

是不完整感的最佳衡量标准，尽管状态版本可能能为临床提供更多信息。此外，Summerfeldt 及同事（2014）开发了一个更详细的不完整感访谈评估——**强迫核心维度访谈**（Obsessive-Compulsive Core Dimensions Interview，OC-CDI）——但在研究文献中很少被使用。

其他测量

临床工作者可能会发现有几种方法有助于评估 SOA 及其相关结构。**布朗不完整感量表**（Brown Incompleteness Scale，BINGS）具有 21 个条目，由临床工作者评分，以评估不完整感的两个维度：行为和感觉（Boisseau et al.，2018）。该量表与 OC-CDQ 不完整感分量表高度相关，与强迫症状的相关性比一般的痛苦更为强烈。**多维强迫量表**（DOCS；Abramowitz et al.，2010）的对称性分量表在强迫症和非临床样本中都具有很好的心理测量学特性，**温哥华强迫问卷**（VOCI）的恰如其分和不确定性分量表有助于 SOA 的评估（Thordarson et al.，2004）。对于完美主义的评估，35 条目的**弗罗斯特多维完美主义量表**（Frost Multidimensional Perfectionism Scale；Frost，Marten，Lahart，& Rosenblate，1990）具有良好的心理测量学特性，尽管错误和高个人标准分量表可能对强迫症最为敏感（综述见 Egan et al.，2014）。此外，OBQ-44（OCCWG，2005）的完美主义 / 无法忍受不确定性分量表也可用于评估与 SOA 密切相关的信念。

特殊评估

与其他症状亚型类似，CBT 临床治疗师必须在评估中包括自我监测、现场观察和症状诱发过程，以制定 SOA 症状学的准确认知个案概念化。下面介绍了两种具体的方法，这些方法根据 SOA 的不同特征定制，并通过案例进行了说明。

情境分析

对引发对称性强迫思维的外部和内部刺激有清晰的理解，这对于案例概念化至关重要。这些信息可以从临床访谈中获得，也可以通过让患者在两次会谈间自我监控对称性强迫思维的触发因素来获得。工作表 13.1 是基于焦虑症状亚型的情境记录和评分量表（见工作表 7.2）的修订版。

在确定了 SOA 症状的 10 ～ 20 个诱发因素后，就可以从最不困难的情况逐级排列到最困难的情况。该症状诱发等级基于患者不完整感 /NJRE 的强度以及实施秩序和重新排列的强迫行为的可能性评估。例如，Elaine 可能会把重新整理挂在衣橱中的衣服、折叠衣物、整理照片、重新装洗碗机、归档工作以及重新整理电子邮件列为诱发情境。然而，洗碗机、归档文件和折叠衣物的评分（两个评分都是 75 ～ 100 分）要比整理照片或邮件（30 ～ 50 分）高得多。显然，涉及某种形式的反应预防治疗应从后一种情况开始。

症状诱发

个体的 SOA 症状很可能是由会谈中呈现的相关诱发因素引起的。现场暴露不仅能为治疗师提供重要的观察数据，还可以要求患者实时评估自己的不完整感 /NJREs。例如，个体可能会被要求把注意力集中在办公室墙上挂着的一张没有对齐的照片、治疗师桌子上杂乱无章的文件、没有对齐的书或满桌凌乱的杂志上。可能有必要指导患者想象这种混乱发生在自己家里或办公室里，因为他人的混乱环境可能不会引发 SOA 症状。此外，还应指导患者将注意力集中于混乱的情境并持续几分钟，以确保有足够的机会诱发症状。在 5 ～ 10 分钟的集中注意力后，治疗师可以要求患者使用工作表 13.2 对不完整感 /NJREs 的各个方面和与刺激相关的认知评价进行评分。

SOA 症状诱发评分表可以提供关于不完整感 /NJRE 的详细信息、对于对这种体验的错误解释以及用于终止秩序和重新排列的强迫行为的停止标准。评分表可以作为一个家庭作业，让个体在自然情境中遇到 SOA 的诱发因素时，对自己的体验进行评分。如果治疗过程中的现场暴露没有诱发出任何 SOA 症状，这一点可能尤其重要。

在对核心症状过程进行评估后，治疗师就可以在图 13.1 中记录患者对每个过程的体验。这个认知个案概念化将是制定治疗目标的基础，并指导随后的 CBT 治疗。

特殊治疗应考虑的因素

基于前面的讨论，个体可能会认为，当情感 – 感觉失调是引起强迫症的主要动机过程时，基于暴露的干预和对错误信念评价的认知重建可能不那么有效。然而，如果对治疗方案进行某些修改，同样可以断言 CBT 对治疗 SOA 症状是有效的。

我们有理由相信,CBT 可以显著减少 SOA 中的症状。Coles 和 Ravid（2016）报告说，强迫症患者在进行了至少 14 次以 ERP 为重点的个体 CBT 后，NJREs 显著降低。对与各种症状维度相关的治疗结果的综述得出结论，ERP 可以有效治疗 SOA 症状，尽管只有少数研究检验了这个问题（Mataix-Cols et al.，2002；Starcevic & Brakoulias，2008；M. T. Williams et al.，2013）。在一项早期研究中，Abramowitz、Franklin 及同事（2003）发现，对称症状群的强迫症患者对 ERP 的治疗反应显著，但弱于伤害、污染和不可接受的思维症状群的患者。最近一项对强迫症 CBT 结果研究的元分析发现，不完整感在治疗后发生显著改善，尤其当治疗是为该构念量身定制时（Schwartz，2018）。

治疗不完整感/NJRE

Coles 和 Pietrefesa（2008）注意到，由于存在完美主义等 OCPD 特征以及缺乏害怕的后果（即避免伤害），主要表现为 SOA 的个体可能对传统 CBT 的反应较为一般。Summerfeldt（2004）认为，必须对传统 CBT 治疗强迫症的方法进行修改，以关注不完整感或 NJRE 的感觉 – 情感体验。在 Summerfeldt 的治疗方法中，ERP 可以应用于诱发不完整感 /NJRE 的情境和刺激，而不是恐惧或焦虑。她建议对治疗的认知部分进行以下五项改变。

1. 将错误的信念 / 评价视为不完整感 /NJREs 带来的结果，而非原因。
2. 关注对不完整感 /NJRE 的错误评价或解释。
3. 改变个体赋予不完整感的主观价值。
4. 将不完整感 /NJRE 的侵入性体验接纳为来自大脑的错误信息。
5. 矫正关于不完整感 /NJRE 的非适应性信念。

根据 Summerfeldt（2004）的建议，针对伊莱恩的 SOA 症状的治疗方案与针对污染、怀疑和令人厌恶的强迫思维的 CBT 有所不同。对于行为成分，可以根据与各种诱发因素相关的不完整感 /NJRE 的强度来使用逐级 ERP（见工作表 13.1）。就伊莱恩而言，治疗师会通过要求她容忍未对齐的照片并阻止整理电子邮件的行为来启动 ERP，直到一天或一周的结束。暴露将以行为实验的形式呈现，旨在检验不完整感或 NJRE 的感觉是否比预期的更容易忍受。在伊莱恩证明自己可以应对这些暴露而无须进行排序或重新排列的强迫行为后，治疗师将分配与更强烈的不完整感 /NJRE 相关的任务，例如随意地（把餐具）装洗碗机或将洗好的衣物展开数小时。

治疗的认知成分集中于个体对不完整感 /NJREs 的错误解释。这将从苏格拉底式提问开始，探索个体对不完整感的解释的本质。可以询问个体一些问题，例如：

“如果你觉得有些东西是未完成的或不恰当的，那会是什么感觉？”

“你总是试图纠正这种情况，还是有时可以忽略，即不会陷入这种不完整的感觉？”

“忽视或容忍不完整感 /NJREs 有多困难？这是否取决于环境，比如周围有其他人？”

“当体验到不完整感 /NJREs 时，如果什么都不做，你担心会发生什么？如果你抵抗秩序、重新排列或纠正任何困扰你的事情，会有任何不良后果吗？”

“在你的一生中，有没有一段时间，你从未想过事情是不是恰到好处的或完整的？”

这一系列问题的目的是帮助患者直面他们的信念，即，不完整感 /NJREs 是无法容忍的，因此必须进行排序或重新排列的强迫行为。在这种干预之后，可以布置行为家庭作业，要求患者收集数据，也就是接受他们的不完整感 /NJREs 的后果。他们是否比预期的更能忍受这些体验？基于第 9 章描述的威胁预测技术，可以要求患者在进行特定暴露时预测不完整感 /NJRE 的耐受性，然后记录暴露于 SOA 体验后的实际耐受性。

这项练习的另一个目的是矫正对结果的任何错误解释。例如，伊莱恩相信，如果不屈服于自己的情绪并重做或纠正某个情境，这将困扰她一整天，她的工作也会受到影响。为了验证这一点，可以设计一些行为实验，比如让文件和其他文档在办公桌上随意堆积到一天结束，或者让电子邮件累积在收件箱里，看看减少排序和重新整理的行为是否会干扰高效工作的能力。可以实施一个交替日实验，在这个实验中，她可以比较高 SOA 日和低 SOA 日的分心和工作效率。通过这种方式收集证据，挑战患者对与不完整感 /NJREs 相关的不利后果的误解。

完美主义

如图 13.1 所示，完美主义在 SOA 症状中扮演着关键的角色，包括易感性和维持因素。因此，对秩序和对称性强迫症的成功治疗必须包括针对完美主义的干预措施。尽管完美主义与其他障碍（如抑郁症）的 CBT 治疗效果较差存在相关（综述见 Egan, Wade, & Shafran, 2011），但针对完美主义的特定 CBT 治疗方案表明，当提供特异性干预时，可能会有显著改善（Egan et al., 2014）。为了有效治疗秩序和对称性强迫症，临床工作者需要将完美主义的 CBT 要素纳入 SOA 治疗方案中。Egan 及同事（2014）的 CBT 治疗手册为治疗完美主义的关键技术成分提供了最好的指导。

对自我价值制定的过高和僵化的成就标准，是完美主义中的一个非适应性认知因素，也应该包括在 SOA 的 CBT 中。Egan 及同事（2014）讨论了如何利用自我监控、识别认知偏差、证据收集、成本 – 效益分析、归纳推理和行为实验来挑战核心信念，该信念是对不切实际的表现标准的强化。对于存在 SOA 的个体，对不切实际的表现标准的处理可能会超出日常工作和关系的完美主义主题，扩展到更平凡的活动，比如需要保持整洁、井然有序和系统化的生活空间。例如，伊莱恩对自己的计划性、及时性和组织性感到非常自豪，认为“有能力的人都井井有条、效率很高”，任何对秩序的偏离都会威胁到她的个人价值。这种对秩序和效率的信念过于死板和普遍，甚至影响到最平凡的日常活动。显然，对于伊莱恩的强迫症的 CBT 需要解决她僵化、不切实际的效率和能力标准。

尽管在 SOA 中，排序和重新排列的强迫行为是对完美主义最常见的反应，但治疗师应该警惕与完美主义相关的其他补偿反应，例如寻求保证、回避、自我诋毁或过度工作。意识到自己的 SOA 症状后，患者可能会寻求其他人的保证，确保自己的表现足够好并避免 SOA 的诱发因素（如，伊莱恩的丈夫在她不在家的时候使用吸尘器，以减少她重做的可能性），或者对重新排列或纠正一些不正常或不平衡的事情的努力进行自我批评（如，伊莱恩会花几个小时整理，但仍然批评自己让房子“失控”）。对于多数日常活动来说，不切实际的表现标准往往会导致在这些活动上花费过多的时间，比如清洁、自我照料、整理和组织。例如，患有秩序和对称性强迫症的个体可能会花费大量时间来组织和重新排列工具、整理车间，以至于完成一个木工项目需要花费大量的时间。在这种情况下，进度的缓慢是由于 SOA 过程中的不完整感 /NJRE，以及关于整洁高效的车间的完美主义标准。有效的治疗需要解决完美主义和强迫症过程中导致的非适应性行为。

去个人意义和正常化

通常 SOA 症状并不是个体寻求治疗的主要原因。洗涤和检查的强迫行为比秩序和精确的症状更常见（Rasmussen & Eisen，1992），而在寻求强迫症治疗的人群中，具有显著对称性强迫思维和强迫排序行为的个体相当少见（如 Foa et al.，1995）。这意味着临床工作者可能会错过 SOA 症状，因为其他强迫症状，如清洗或检查强迫行为，占据了主导地位。此外，个体可能会淡化 SOA 症状的重要性，认为这种行为是一种个性上的怪癖或者是习惯，这种习惯不会对日常功能造成过分的困扰或干扰，因而不需要治疗。在这种情况下，需要进行彻底的评估，以确定 SOA 的表现是否达到治疗所需的个体痛苦 / 功能受损阈限。由于对秩序和对称的关注是完美主义和 OCPD 的特征，因此很难确定个体的 SOA 是否对日常生活造成了重大干扰。

治疗目标在 CBT 中很重要，治疗强迫症患者的挑战之一就是，确定什么是**正常**（normal）的。将**正常**洗手设置为治疗目标，或允许个体在离开家时只做一次检查是相对简单的。然而，定义**正常**整理、组织或重新排列更为困难。多数人都会花一些时间从事这些活动，对有序性、平衡性和精确性的偏好几乎是普遍存在的。毫无疑问，SOA 中的目标将包括提高对不完整感和事情不恰如其分的容忍能力。但对治疗目标进行更行为化的描述很难实现，比如让照片错位、更随意地把衣服放在一边、容忍杂乱无章的衣柜。

最后，与其他强迫症状表现相比，SOA 可能具有更大程度的情境特异性。只有在对患者有重要个人意义的情况下，对称和秩序的需要才显而易见。患者可能完全能够忍受杂乱无章的公共空间或他人的家 / 工作场所。SOA 症状可能只适用于对个人有重大意义的和患者有责任的情境。因此，CBT 治疗师在设计治疗方案时必须考虑到这些强迫症状的情境特异性。

结　论

对称性强迫思维和秩序 / 重新排列的强迫行为在强迫症样本中相当常见，尽管它们很少是促使寻求治疗的主要强迫症状。有相当多的证据表明 SOA 具有明显的症状表现，包括起病早、临床病程稳定。激发 SOA 症状的核心心理过程是不完整感或“不恰如其分”的体验，这使 SOA 的心理基础与其他基于伤害回避的强迫症状表现有很大差异。

Summerfeldt（2004）和其他学者提出了强迫症的双因素动机模型，一些症状的动机是为了获得完整感或“恰如其分”的感觉，而其他症状的动机是减少焦虑或恐惧。研究倾向于将不完整感和 NJREs 视为可互换的构念，并且它们与完美主义、OCPD 和 SOA 症状有很强的相关。不完整感 /NJRE 对强迫症的特异性水平高于伤害回避，因此被认为是秩序和对称性强迫症发病的关键因素。

尽管许多研究人员质疑 CBT 视角对 SOA 症状的适用性，但在修正的 CBT 概念化中，不完整感 /NJRE 是对不对称 / 不平衡的感知和对完美主义 /IU 的错误评价信念之间的中介（见图 13.1）。SOA 模型中的关键差异在于，错误评价涉及对不完整感 /NJRE 感觉 – 情感困扰的错误解释，而不是对令人厌恶的侵入性思维的错误解释，如通用模型所示（见图 5.1）。此外，与其他强迫症状亚型相比，过度的心理控制对 SOA 的发病机制影响不大。最后，有学者提出，秩序、重新排列、检查的强迫行为将一直持续，直到患者达到感觉阈限，即任务已经完整或“恰如其分”已经实现。当这种情况发生时，强迫行为就会停止，但整个过程强化了易感个体对无序、不对称和不平衡的注意偏向。

基于修正后的 CBT 概念化，SOA 治疗的重点是，通过逐级现场暴露于 SOA 诱发因素和对重做、重新排列和检查的强迫行为进行反应预防，提高患者对不完整感 /NJRE 的耐受。认知重建和行为实验的目标是个体的误解和信念，这些误解和信念在于对不完整感 /NJRE 的耐受、未能达到完美主义表现标准时的后果及练习更大程度的随意性和灵活性所带来的益处，以及对日常生活中的平凡任务的接纳。

工作表 13.1　秩序和对称诱发因素记录

指导语：使用下面的工作表列出通常会诱发你对于对称、平衡、有序或精确的关注的情境、物体或场景，然后完成对每种情境的等级评分。

诱发情境列表	不完整感或 NJRE 的感觉评分（0—100；0 = 完全没有，100 = 极度强烈）	排序、重新排列、重做或强迫检查的可能性（0—100；0 = 可以很容易地忽略，100 = 总是进行强迫行为）
1.		
2.		
3.		
4.		
5.		
6.		
7.		
8.		
9.		
10.		

注：NJRE 指的是“不恰如其分”的体验。

工作表 13.2 SOA 症状诱发评分表

指导语：向患者提供一种可能诱发 SOA 症状的情境、物体或刺激。该因素在工作表 13.1 中的评分应该处于中等水平且易于在办公室操作。鼓励患者想象自己家里或办公室杂乱无章，并密切关注这种杂乱的场景，持续几分钟。在关注诱发因素之后，请患者评估对以下维度的不完整感 / “不恰如其分”的体验。

评分维度	强度评分 （0—100；0 = 完全没有，100 = 极度强烈，不可抗拒）
1. 你觉得［此处填写诱发刺激］不完整或不恰如其分的程度如何？**（强度）**	
2. 在整个暴露过程中，你对［此处填写诱发刺激］的思考程度如何？**（反刍）**	
3. 你想做些什么来纠正混乱或不平衡的欲望有多强烈？**（反应欲望）**	
4.［此处填写诱发刺激］让你感到有多大程度的痛苦？**（痛苦）**	
5. 你觉得自己有多大的责任去纠正这种情境？**（责任膨胀）**	
6. 如果是你造成了［此处填写诱发刺激］，这在多大程度上违反了你的个人标准？**（完美主义）**	
7. 你在多大程度上觉得有必要确定已经对这种情境重建了秩序或正确性［此处填写诱发刺激］？**（无法忍受不确定性）**	
8. 你会在多大程度上对［此处填写诱发刺激］做出反应，直到觉得这种情境恰到好处或完整，并可以结束了？**（停止标准）**	

参考文献*

Aardema, F., Moulding, R., Melli, G., Radomsky, A. S., Doron, G., Audet, J-S., et a1. (2018). The role of feared possible selves in obsessive-compulsive and related disorders: A comparative analysis of a core cognitive self-construct in clinical samples. *Clinical Psychology and Psychotherapy*, *25*, e19-e29.

Aardema, F., Moulding, R., Radomsky, A. S., Doron, G., Allamby, J., & Sourki, E. (2013). Fear of self and obsessionality: Development and validation of the Fear of Self Questionnaire. *Journal of Obsessive-Compulsive and Related Disorders*, *2*, 306-315.

Aardema, F., & O'Connor, K. (2007). The menace within: Obsessions and the self. *Journal of Cognitive Psychotherapy*: *An International Quarterly*, *21*, 182-196.

Aardema, F., & O'Connor, K. (2012). Dissolving the tenacity of obsessional doubt: Implications for treatment outcome. *Journal of Behavior Therapy and Experimental Psychiatry*, *43*, 855-861.

Aardema, F., O'Connor, K. P, &Emmelkamp, P. M. G. (2006). Inferential confusion and obsessive beliefs in obsessive-compulsive disorder. *Cognitive Behaviour Therapy*, *35*, 138-147.

* 为了环保，也为了节省您的购书开支，本书参考文献不在此一一列出。如您需要完整的参考文献，请通过电子邮箱 1012305542@qq.com 联系下载，或者登录 www.wqedu.com 下载。下载过程中如遇到任何问题，可拨打 010–65181109 咨询。